● 高等医学院校教材

临床脱落细胞学检验技术

供医学检验技术专业用

主　编　黄泽智　赵晋英　陈海生　李一荣
副主编　段爱军　黄作良　刘　艳　龚道元　葛晓军
编　者（以姓氏笔画为序）

王　迪　复旦大学附属华山医院
刘　艳　吉首大学医学院
刘娟娟　中国科学院大学深圳医院（光明）
孙玉鸿　佳木斯大学附属第一医院
孙宏华　中山大学附属第七医院（深圳）
李一荣　武汉大学中南医院
何邵波　邵阳学院医学技术学院
陈海生　佛山科学技术学院
欧群洋　邵东市野鸡坪医院
张军格　宁波市象山县红十字台胞医院
周子钦　贵阳市第二人民医院
周玉利　浙江大学医学院附属杭州市第一人民医院
周晋星　南京医科大学第一附属医院/江苏省人民医院
庞冲敏　贵阳市公共卫生救治中心
赵成艳　大连医科大学附属第二医院
赵晋英　邵阳学院医学技术学院
胡　晶　重庆医科大学
茹进伟　乐昌市人民医院
钟方为　邵阳学院医学技术学院
段爱军　河南信合医院
姚　辉　邵阳学院附属第二医院
钱　芳　新疆维吾尔自治区妇幼保健院
徐　锋　广州凯普医学检验所有限公司
高海燕　哈尔滨医科大学附属第六医院
黄作良　邵阳学院医学技术学院
黄泽智　邵阳学院医学技术学院
曹　科　深圳市儿童医院
曹　喻　遵义医科大学附属医院
龚道元　佛山科学技术学院
梁　骥　桂林医学院
葛晓军　遵义医科大学第二附属医院
曾强武　贵阳市第二人民医院
雷庚伟　中陕核渭北中心医院
秘　书　何邵波　邵阳学院医学技术学院

北京大学医学出版社

LINCHUANG TUOLUO XIBAOXUE JIANYAN JISHU

图书在版编目（CIP）数据

临床脱落细胞学检验技术 / 黄泽智，赵晋英，陈海生，李一荣主编 . —北京：北京大学医学出版社，2023.6

ISBN 978-7-5659-2815-4

Ⅰ.①临…　Ⅱ.①黄…②赵…③陈…④李…　Ⅲ.①细胞脱离 – 医学检验
Ⅳ.① R446.8

中国国家版本馆 CIP 数据核字（2023）第 006911 号

临床脱落细胞学检验技术

主　　编：黄泽智　赵晋英　陈海生　李一荣

出版发行：北京大学医学出版社

地　　址：（100191）北京市海淀区学院路 38 号　北京大学医学部院内

电　　话：发行部 010-82802230；图书邮购 010-82802495

网　　址：http://www.pumpress.com.cn

E - m a i l：booksale@bjmu.edu.cn

印　　刷：北京信彩瑞禾印刷厂

经　　销：新华书店

责任编辑：刘云涛　　责任校对：靳新强　　责任印制：李　啸

开　　本：850 mm × 1168 mm　1/16　印张：18　字数：500 千字

版　　次：2023 年 6 月第 1 版　2023 年 6 月第 1 次印刷

书　　号：ISBN 978-7-5659-2815-4

定　　价：98.00 元

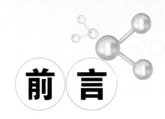

前言

脱落细胞学检验技术的实质是借助细胞形态学检验中发现的异常病理性改变以及细胞结构特征变化，帮助临床医生解决诊疗中的实际问题，这可能比病理检验更加快速、及时、全面。这种技术是其他任何先进仪器设备不可取代的检查手段，也是临床实验室最经典、最有效、最实用的临床诊断技术，目前已成为许多疾病诊断的"金标准"。该技术因方法简便、安全、快速，敏感性好，确诊率高，可信度强，且对患者近乎无创伤性，现已广泛应用于临床诊断、各类疾病鉴别诊断、疗效观察和预后判断等方面，对患者的诊疗意义重大。

临床脱落细胞学检验技术是一门理论性和实践性很强的学科，也是医学检验技术专业的核心课程之一。脱落细胞形态学诊断技能是医学检验技术人员的核心竞争力，是目前任何先进的自动化分析仪器不可替代的"硬核"检验技能。国内这方面的教材极少，多为图谱及专著，不便于教学。鉴于此，我们凭借多年的临床教学经验，组织了部分医学院校和临床一线的医学检验、病理学专家，严格遵照"三基"（基本理论、基本知识、基本技能）和"五性"（思想性、科学性、先进性、启发性、实用性）的编写原则，编写了《临床脱落细胞学检验技术》一书，旨在为医学院校医学检验技术及相关专业的学生、教职人员、广大临床检验人员提供一本实用的教材或参考书。

本教材内容分为3篇共13章，即临床脱落细胞学检验基础知识、器官组织疾病临床脱落细胞学检验和细针穿刺细胞学检验3篇，内容包括了浆膜腔积液、脑脊液、泌尿系统、宫颈/阴道、呼吸道、精液与前列腺液脱落细胞学及淋巴结、甲状腺、乳头溢液及乳腺、胰腺细针穿刺细胞学。涵盖从正常到异常、从基础知识到临床细胞形态学诊断，兼顾科学研究，融合国内外相关前沿知识，涵盖面较广，图文并茂，简洁直观，通俗易懂。

尽管我们努力追求完美，但由于脱落细胞种类繁多、形成机制复杂、细胞形态千变万化、编者的知识面和认识水平有限，本书承载的仅是脱落细胞形态学知识库中的一小部分，难免有疏漏之处，敬请同行专家和读者不吝指正！

黄泽智　赵晋英　陈海生　李一荣

2022 年 7 月

前 言

目 录

第三篇　细针穿刺细胞学检验

第一篇

临床脱落细胞学检验基础知识

第一章 绪 论

学习目标

1. **掌握：** 临床脱落细胞学检验的定义与应用价值、临床脱落细胞学诊断的原则、误诊的原因。
2. **熟悉：** 临床脱落细胞学诊断的应用评价、提高临床脱落细胞学诊断水平的方法。
3. **了解：** 临床脱落细胞学检验的发展史。

脱落细胞学（exfoliative cytology）是一门通过采集人体各部位特别是管腔器官表面的脱落细胞，或采用细针吸取病变组织获得的细胞，经染色后通过观察细胞的形态变化对疾病进行诊断的形态学检验学科，又名诊断细胞学（diagnostic cytology）、临床细胞学（clinical cytology）。这门学科是在组织病理学基础上发展起来的一门新兴学科，故又称为脱落细胞病理学（exfoliative cytopathology）。脱落细胞学有其特有的细胞形态学变化规律，与病理组织学改变的关系非常密切，只有两者结合才能对脱落的细胞形态作出正确的诊断。所以，脱落细胞学是病理学的一门分支学科，也是病理学的重要组成部分。

近几十年来，随着细针穿刺细胞学（fine needle aspiration cytology，FNAC）的迅猛发展，脱落细胞学的应用范围日益扩大。FNAC 是利用细针穿刺吸取病灶部位中的细胞等成分作涂片，观察其肿瘤与非肿瘤细胞形态改变和间质变化的一种细胞诊断学。在实施过程中，通过吸取患者体表可触及的肿块病变组织细胞，或通过 X 线、B 超、CT 及核素扫描等导向对深部脏器（如乳腺肿块和皮下组织肿物、淋巴结、甲状腺、肝、胰腺等）病变组织进行针吸，吸取微小组织成分（包括细胞、间质或其他伴随物）进行细胞形态学诊断，也可进行活细胞的一系列相关细胞学技术研究。FNAC 方法简便、安全、快速，敏感性好，确诊率高，可信度强，且对患者近乎无创伤性，现已成为临床疾病的重要诊断方法。

一、脱落细胞学检验的发展史

脱落细胞学检验已有一百多年的历史。早在 1838 年，Milleri 首先描述了肿瘤组织细胞在光学显微镜下的形态变化。1847 年 Pouchet 介绍了用阴道细胞涂片法观察月经周期的细胞学特征。1858 年德国病理学家 Rudolf Virchow 的《细胞病理学》（*Cytophatholbegy*）出版，引起了医学生物学基础的一次革命，被称为医学的经典。1860 年 Beale 首次报道在咽喉癌患者的痰中发现癌细胞。1864 年 Sanders 从膀胱癌患者尿中发现了癌细胞。1904 年 Dufour 在脑脊液中发现恶性细胞。1909 年 Marissi 用碱性溶液插管冲洗法，在 37 例胃和食管癌患者中发现 32 例有癌细胞。1914 年

Simon 和 Caussade 报道了细胞学的检查结果，在 25 例肿瘤患者中 24 例细胞学诊断为阳性。但由于当时细胞学染色技术不佳，诊断的准确率不高，未被临床重视和广泛采用。直到 1917 年，被称为现代细胞学之父的希腊医生 Papanicolaou（巴氏）发明了多彩染色法，俗称巴氏染色，突破了细胞学的技术难关，为细胞学的发展奠定了技术基础。1928 年 Papanicolaou 首先宣布用细胞学方法可诊断宫颈癌。1943 年巴氏出版《子宫癌阴道涂片诊断》（*The Diagnosis of Uterine Cancer by Viginal Smear*）一书，用阴道涂片的方法诊断子宫癌。1954 年巴氏编著了《脱落细胞学图谱》（*Cytological Atlas of Exfoliation*），从而开辟了脱落细胞学对癌的早期诊断的新纪元，使脱落细胞学成为一门真正的学科。目前，巴氏染色、涂片仍是早期诊断宫颈癌的关键手段，对宫颈癌的防治具有重要作用。

1930 年 Martin 和 Ellis 首先利用粗针（16～18 号）吸取活检，并采用病理组织学和细胞学的方法诊断肿瘤性疾病。但因粗针吸取创伤较大、并发症较多，且不适宜深部器官如肺的针吸，故未得到广泛的临床应用。近几十年来，由于影像学的发展，肿块的定位更加准确，FNAC 在世界各国迅速发展，1974 年 J. Zajicek 出版了针吸细胞学的专著 *Aspiration Biopsy Cytology*，使细胞学从单纯脱落细胞学发展成为应用范围更加广泛的一门学科。1961 年 L. G. Koss 编写的《诊断细胞学及其病理基础》（*Koss' Diagnostic Cytology and Its Histopathologic Bases*）一书的问世，使细胞学和病理学紧密地联系在一起，并逐步发展成为病理学的一个重要分支——细胞病理学（cytopathology）。

在 20 世纪 50 年代初期，杨大望教授引进了细胞学技术，在我国首先开展了细胞学诊断工作，并于 1958 年编著了《阴道细胞学》一书。20 世纪 70 年代以后我国细胞学发展迅速，《实用肿瘤细胞学》《胃脱落细胞学》《尿液脱落细胞病理学》《临床细胞学》等著作相继出版。在细胞学标本采集、诊断技术等方面均有许多创造和革新，食管细胞学、鼻咽癌细胞学等领域在世界上处于领先地位，这些都极大地推动了我国病理细胞学的发展。

特别是近几十年来，随着科学技术的发展，流式细胞学技术、PCR 技术、超微结构分析技术、免疫细胞化学技术、基因测序分析技术、染色技术、计算机自动阅片技术等的推广应用，脱落细胞学检验发展迅速，临床应用非常广泛，检测的自动化程度不断提高。主要表现在：①脱落细胞学诊断不再局限于对分泌物、体液及排泄物的检查，而是扩大到几乎全身所有的组织和器官。②脱落细胞学诊断不再只是针对上皮来源的恶性肿瘤，而是扩大到对全身所有肿瘤，如内脏器官的原发性肿瘤和转移性肿瘤均可由脱落细胞学作出明确的诊断。③脱落细胞学已不再是单纯对肿瘤性疾病进行诊断，目前已扩大到许多非肿瘤性疾病的诊断，特别是一些具有特殊细胞改变的特异性炎症如病毒感染的细胞学、结核病的细胞学诊断等。④脱落细胞学检验不再是一种单纯的诊断方法，目前已扩展到对癌前病变的演变、癌变过程的研究以及随访观察、疗效观察。

二、脱落细胞学检验的应用范围

脱落细胞学检验是病理学的一门分支学科，也是病理学的重要组成部分，在临床诊断、疗效观察、随访等方面具有极其重要的地位和作用。

1. **防癌普查** 定期有的放矢地检查某种癌症，可发现患者自己感觉不到症状的癌瘤，包括不少早期的恶性肿瘤，为早期治疗争取时间，大大改善患者的预后，如妇女的"两癌"筛查等。

2. **诊断癌瘤，发现早期癌，为早期治疗提供依据** 脱落细胞形态学检查是许多疾病诊断的"金标准"，是其他任何先进仪器设备不可取代的检查手段，也是肿瘤诊断的重要方法之一。特别在肿瘤早期，处于盲点时期，其他检查尚无明显发现，早期也无临床症状，或症状很轻，临床上易于忽略，此时若通过宫颈刮片、子宫内膜吸片、食管拉网、尿、浆膜腔积液、溢乳涂片、痰涂片、内镜刷片、针吸内脏和体表肿块等途径进行脱落细胞形态学检查，有可能得到唯一早期诊断的线索，从而找到癌细胞或肉瘤细胞，并能够进一步明确组织类型。例如在肺癌早期，X 线检查阴性，临床无症状，若做痰液涂片检查，有可能找到癌细胞，从而早发现、早诊断和早治疗。

3. 癌瘤治疗后随访　恶性肿瘤患者治疗后定期复查或确定是否复发，脱落细胞学检查是最方便的方法。同时，细胞学检查也可作为某些治疗手段的监测指标。

4. 认识癌前病变　细胞学诊断能够发现癌前病变，所谓癌前病变就是某些组织在一些致癌因素长期作用下，其发展为具有癌变潜在危险的某些形态变化，经过治疗可以转归正常。因此，为癌症防治提供形态学依据，是营养干预试验和药物阻断治疗癌前病变转归的重要监测指标。

5. 提示病原体感染与良性病变　脱落细胞学检验已不再单纯用于肿瘤性疾病，目前已扩大到许多非肿瘤疾病的诊断，特别是一些具有特殊细胞改变的细胞学诊断，如宫颈刮片发现线索细胞（clue cell）提示阴道嗜血杆菌感染，发现核周空穴细胞则提示人乳头瘤病毒（human papilloma virus，HPV）感染，淋巴结细针穿刺细胞学检查时依据一定形态特征提示化脓性炎症或结核性病变，针吸细胞也可做细胞培养、药物敏感试验等。

6. 评价器官功能　通过阴道涂片测定雌激素水平，可评估卵巢功能、指导内分泌疾病的治疗等。

三、临床脱落细胞学诊断的原则

脱落细胞学检验有时单独应用，例如临床疑为癌症的胸腔积液患者，不能作活检或支气管镜检查，只能抽胸腔积液查癌细胞确诊。此时必须结合临床其他检查结果，认真阅片和诊断。诊断肺癌、食管癌、胃癌或子宫颈癌时，往往同时夹取组织作活检，此时脱落细胞学诊断应与活检紧密结合，互补长短。当组织过小，未取中时，则可能切片阴性而脱落细胞学阳性。必要时可重做一次，以求确诊。临床脱落细胞学诊断的原则如下：

1. 切实掌握正常、良性病变及癌细胞的形态特点　病变细胞的形态千变万化，脱落后至制片过程中也存在人为影响，因此要对全片各种细胞进行比较。由于癌细胞的一切形态特征都是相对的，有时良性病变中个别细胞也会酷似癌细胞（群体来看则较易鉴别），因此，必须分析全片中各种细胞之间的关系。

2. 必须结合临床　包括患者一般情况、临床诊断、影像检查、病理检查或其他检查结果，有无接受过治疗等。

3. 诊断要客观　有把握的应予以肯定，在没有充分把握时，不可轻易下阳性的诊断。如有怀疑，可写"可疑"或"高度可疑"或"建议再做"等。疑难病例坚持动态观察，反复检查。若遇下列情况，则需重复取材送检：有可疑癌细胞者；阴性标本中坏死细胞多而结构清楚的细胞少，恐有遗漏者；细胞学诊断与临床完全不符者；治疗后有矛盾者。

四、临床脱落细胞学诊断的误诊原因

在临床脱落细胞学诊断的过程中，操作步骤繁多，任何一个步骤处理不当都可发生误诊。引

起误诊常见的主要原因有：

1. **编号错误** 凡申请单、报告单、标本、涂片编号都要仔细核对，如发生错误，将会造成医疗事故，必须引起高度注意。

2. **标本取材不佳，未找到具有诊断意义的特异性材料** 如食管球或胃球拉网时操作不当，未能采集到癌细胞；痰液制片时未能仔细选择痰液中的有效病理成分；制片过厚、过薄都影响诊断。

3. **标本不新鲜** 一般脱落细胞学标本必须在采集后 1 ~ 2 h 内制成涂片、固定，否则细胞自溶，影响诊断。

4. **染色过深或过浅** 染色过深，胞质或胞核均染成深紫色时容易误认为巨大癌细胞的裸核；染色过浅时，细胞与核的结构不清，容易漏诊。

5. **细胞污染** 涂片在固定或染色过程中，不断有细胞脱落在试剂中，如不及时过滤，脱落的癌细胞黏附到其他患者涂片上，从而发生误诊。

6. **观察不仔细** 未按操作规程进行移动涂片或移动过快、观察不仔细等。

7. **病变细胞分化良好** 分化良好的细胞与正常细胞不易区别，常易造成假阴性的诊断。

8. **临床病史不详** 癌症患者经放疗或化疗后，正常上皮细胞可有明显的形态学改变，与癌细胞十分相似，此时如病史未能提供有关资料，则很容易发生误诊。

五、脱落细胞学检验的临床应用评价

脱落细胞学检验的实质在于借助细胞形态学检验中发现的异常病理性改变以及细胞结构特征变化，来帮助临床医生解决实际问题，操作上比病理检验更加快速、及时、全面，但脱落细胞学检验也有一定的局限性。

（一）脱落细胞学检验的特点

1. **安全简便** 无创伤性取材或微创性取材，患者痛苦少，无不良反应，可多次重复取材；无需特殊设备，操作方便，可用于普查，费用低廉。

2. **标本取材范围广** 全身所有组织器官均可做脱落细胞学检查，且采集的细胞代表范围广。例如脱落细胞不止来自黏膜一个位点，可来自多处的黏膜位点，故可代表范围较大的黏膜脱落细胞，肾盂、输尿管和膀胱的肿瘤细胞均能在尿液细胞学涂片中检出，肺部、支气管、气管的肿瘤细胞均能在痰涂片中检出等。相反，活体组织检查则只代表一处。

3. **快速准确** 诊断迅速，准确性和检出率较高，一般均在 60% 以上；技术条件好、方法得当者，某些肿瘤可达 80%，有的可达 90% 以上（如子宫颈癌）。特别对早期癌，组织学活检无从取材、影像学探查不到时，脱落细胞学检查便显出其独特优势。

4. **应用广泛** 全身各系统器官几乎都能应用细胞学检查方法对疾病进行筛查、诊断，如鼻咽刮片、食管拉网、溢乳涂片、子宫内膜吸片、宫颈和阴道刮片、痰检、尿检、内镜刷片，以及甲状腺、肺、胸膜、肝、胰腺、前列腺、骨、皮肤和软组织肿物等。细胞学检查特别适用于大范围的防癌普查及对非肿瘤性疾病的诊断和鉴别诊断，也是观察癌前病变、癌变过程及用药、干预实验等随访观察的重要手段。

5. **对某些特殊疾病的诊断** 深部霉菌病、巨细胞包涵体病等，在涂片中若发现特征性细胞，即能确诊。

6. 难以获取组织病理诊断时，脱落细胞学可达到形态学诊断目的　对肺和纵隔或腹腔肿物不适宜手术的病例，经皮穿刺细胞学检查大部分能够明确肿物性质，但对组织类型的鉴别有困难，同时，可为放疗或化疗提供形态学诊断依据。

7. 可代替部分冷冻切片检查　如乳腺肿物细针穿刺细胞学报告确定是癌，术中一般不再做冷冻切片检查，缩短了手术时间。又如对某些部位肿物，活检困难时可行细针穿刺涂片诊断，视确诊性质决定手术方式。若形态不十分肯定，术中必须行冷冻切片检查。

（二）脱落细胞学检验的局限性

诊断时寻找组织碎片、细胞群、细胞团和单个细胞的形态结构以及彼此关系作为依据，虽然细胞未经脱水、包埋、切片处理，细胞结构清晰可辨，但是观察不到组织结构关系，在诊断上有时会存在片面性和局限性。

1. 有一定的误诊率　一般阳性检出率为 60%～90%，仍有 10%～40% 的假阴性。常见情况：①取材不满意降低诊断的敏感性，如收集的痰并非患者从肺深部咯出的，则不能找到癌细胞；食管拉网充气不足，摩擦不出癌细胞；晚期宫颈癌易出血，涂片中可能仅见血细胞和坏死物，则难以明确诊断；针吸肺巨大肿物仅从一个部位吸出少许细胞成分，从而造成诊断的片面性。②受肿瘤细胞的退变影响，恶性肿瘤生长迅速，往往发生变性和坏死，涂片中有时仅见坏死物、退变细胞碎片和退化性改变的细胞，结果不能明确诊断。③出现假阳性，将具有一定异型性的良性细胞误认为恶性细胞。有些细胞虽然是良性改变，但某些特征貌似恶性，可给诊断带来麻烦。例如不典型增生细胞、不典型组织修复细胞，常常出现大核仁、多核仁、偶尔见到核分裂象，其与低分化癌或腺癌鉴别困难，单纯疱疹病毒感染时细胞增大、多核和核内包涵体颇似癌细胞。据统计，假阳性率占 1%～3%。造成假阴性和假阳性的原因主要是脱落细胞学检查的局限性（只看单个或一小堆细胞，不能看组织结构）与脱落细胞学诊断本身难度较大。因此，遇到可疑或无把握的情况时应重复取材，仔细观察，通常需要经验丰富的人员复验。

2. 肿瘤难以定位　脱落细胞学诊断通常不能对肿瘤定位，需结合组织活检或影像诊断才能定位。例如尿液中发现癌细胞时不能确定在肾盂还是膀胱，需结合其他方法确诊。

3. 肿瘤分型有限　不易对肿瘤细胞作组织学分型，至少不如组织切片分型确切，特别是对一些低分化的肿瘤分型准确性较低。因此，细胞学诊断有赖于病理组织学诊断的证实。

六、本书主要内容与学习方法

（一）本书主要内容

全书分为 3 篇，共 13 章。第一篇为临床脱落细胞学检验基础知识，共 5 章，第一章绪论，第二章至第五章分别介绍临床脱落细胞学检验基本技术、正常脱落细胞学检验、良性病变的脱落细胞学检验、肿瘤脱落细胞学检验概述。第二篇为器官组织疾病临床脱落细胞学检验，共 6 章，分别介绍浆膜腔积液、脑脊液、泌尿系统、宫颈/阴道、呼吸道、精液与前列腺液脱落细胞学检验等。第三篇为细针穿刺细胞学检验，共 2 章，分别为概述以及淋巴结、甲状腺、乳头溢液及乳腺、胰腺细针穿刺细胞学形态等。在内容编写上，以典型器官组织疾病的细胞形态特征为主线，分别介绍正常、非肿瘤疾病、肿瘤疾病的细胞形态特点。为了拓展学生的临床医学视野与临床思维能力，本书设有"病例分析"。为便于同学们了解每章的教学重点及学习要求，复习和巩固所学知识，掌握每章学习方法，在编排形式上，每章前面都有"学习目标"，章后有"思考题"。在本书的最后附有参考文献和中英文专业词汇索引，以便查用。

（二）学习方法

临床脱落细胞学检验是医学检验技术专业的核心课程之一，也是一门理论性和实践性很强的学科。细胞形态学诊断技能是医学检验技术人员的核心竞争力，是目前任何先进的自动化分析仪器不可替代的"硬核"检验技能。因此，要学好这门课程，学生必须做到以下几点：

1. **加强基础理论与形态学的学习**　学习脱落细胞的正常形态，掌握良、恶性病变细胞学的基本知识及各种标本的采集、制片与固定、染色等基本技术是临床检验工作的重要任务。其中的知识面涉及解剖学、组织胚胎学、病理学、免疫学、分子生物学、临床检验基础学等。

2. **多思考，多动手，提高"镜下功夫"**　要高度重视细胞形态学检验的实验教学，加强操作技能训练，培养动手能力，提高"镜下功夫"。每例标本涂片中的细胞成分如癌、核异质、炎症增生、其他背景成分等不尽相同，这是因为：①病理形态学本身千变万化，而脱落细胞是病变组织的部分反映；②因条件不同，涂片中细胞变性的程度和性质各不相同，染色情况亦因条件不同而各异。因此，要理论结合实际，多思考，并在同一病例涂片中多做比较，例如某涂片中淋巴细胞变性肿大，染色较淡，若有未分化癌细胞，其大小和染色的标准就要有相应的调整；又如某例纤毛柱状上皮增生，同时片中浓缩退变细胞较多，浓染的裸核容易被误诊为癌细胞等。通过勤学苦练，提高阅片水平和分析问题、解决问题的能力及临床实践能力。

3. **要认识到脱落细胞学诊断的局限性**　脱落细胞学诊断有一定的误诊率，且对肿瘤难以定位、不易对肿瘤细胞作组织学分型，因此，在无充分把握时，宁可保守一点。不能肯定的报告对临床亦有参考价值，且还可以重做（细胞学的优点）、动态观察或送会诊，最后常能获得肯定结论。

4. **必须结合临床**　临床症状、各种实验室检查及影像诊断结果是作细胞学诊断前必须掌握的，具有启发作用，可避免盲目性。特别对可疑癌细胞，应动态观察，可能时重新涂片，或进行追踪。这样会提高诊断率，且可积累经验。

5. **强化质量意识**　检验结果是疾病诊断、治疗和疗效观察的重要依据，其质量是临床实验室的生命线。为了保证检验结果的准确性，提高检验质量，必须加强全面质量管理（total quality management，TQM）。

6. **注重专业素质的培养**　临床检验工作是一项严肃认真的工作，检验报告的准确性和可靠性直接影响到临床诊疗，所以医学检验工作者应具有高度的责任心，认真对待每一份标本，严格规范操作。同时，检验人员尽量亲自动手，如取材、固定、染色等，甚至穿刺等手术亦可亲自操作，要加强专业素质培养，不怕苦、不怕累，坚持实事求是、以人为本，诚实守信，具有敬业精神、高尚的医德医风以及救死扶伤的人道主义精神。

（黄泽智　李一荣　龚道元）

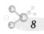

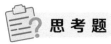 思 考 题

1. 什么是临床脱落细胞学？临床脱落细胞学检验有何临床意义？
2. 试述临床脱落细胞学诊断的优点与局限性。
3. 试述临床脱落细胞学诊断的原则、误诊的原因。
4. 如何提高临床脱落细胞学诊断的水平？

第二章 临床脱落细胞学检验基本技术

第一节 标本采集与保存

一、标本采集

（一）标本采集方法

根据采集标本种类可分别由患者、护士、临床医生或者细胞病理医生采集。

1. **自然留取标本采集** 正常情况下，人体很多器官尤其是体表和黏膜表面常有细胞更新脱落，有病变部位的细胞更容易脱落。人体的体表、各组织器官的表面及体内脏器脱落的细胞都属于自然排出物，如尿液（输尿管、膀胱脱落的尿路上皮细胞）、痰液（气管黏膜脱落上皮细胞）及乳头溢液（乳腺导管上皮细胞）等，其中都含有自然脱落上皮细胞。这类标本细胞常单个散在或有小团块，细胞随脱落的时间长短而易见退化变性。

采用洁净的容器直接收集尿液、痰液、前列腺液（按摩后留取分泌液）及乳头溢液等标本。

2. **体腔积液穿刺抽吸采集** 采用无菌操作，细针穿刺浆膜腔，抽吸腔内积液，如浆膜腔积液、脑脊液等标本采集。

3. **刷取、刮取采集** 通过人工机械方式刮擦人体器官黏膜表面的上皮细胞，包括刷取（支气管刷、食管镜、输尿管刷等）、刮取（宫颈、食管、乳头、皮肤等）、冲洗（盆腔、膀胱等）等，这类标本细胞比较新鲜、形态保存好，常可采集到成群、成团的细胞。

4. **灌洗采集** 向腹腔、盆腔等有腔器官灌注一定量的生理盐水进行冲洗，使其中的细胞成分脱落于液体中，收集灌洗液内细胞，如支气管灌洗液采样、支气管肺泡灌洗液采样等。

5. **摩擦采集** 用摩擦工具在病变部位处摩擦，擦取物直接涂片。常用的摩擦工具有线网套、气囊、海绵球摩擦器等。该法可对鼻咽部、食管和胃等病灶取材涂片。

6. **针吸穿刺吸取采集** 即应用负压细针穿刺病变器官或其中的肿物，抽吸出少量细胞涂片染色后进行镜检（也可能含有少量病变组织）。吸出的细胞完全是人为的"脱落"细胞，这类标本细胞新鲜、形态好，但细胞标本数量受病变性质及采集者操作技术影响。常用的有乳腺肿块或皮下软组织肿物的穿刺以及肿大的淋巴结或甲状腺、涎腺的穿刺等。甚至对肝、胰等器官的肿物亦可通过超声影像定位准确穿到病变部位，抽出细胞进行检查（如抽出组织，还可同时进行组织的病理切片检查）。

7. 其他　其他采集方法还有冲洗、直接印片、吸管吸取等。

（二）标本采集注意事项

正确采集标本是细胞学诊断的关键和基础。因此，标本采集时应注意以下事项：①采集方法应简便、实用，操作应轻柔，减少患者痛苦，防止严重并发症发生和肿瘤扩散。②准确选择采集部位，应在病变区直接采取细胞，必须采集到足够数量的细胞及有效成分。③标本必须保持新鲜，应快速送检，立刻制片，以防细胞自溶或腐败。④避免污染，应尽量减少血液、黏液等干扰物混入标本。⑤标本号标记清楚。

二、标本运送、接收与拒收

1. 标本运送　标本采集后应放入专用有盖、密封的容器内，并贴有唯一标识，连同患者信息填写完整、合格的检查申请单一并尽快送往临床实验室。如运送时间比较长，要冷藏保存及运送。

2. 标本接收　临床实验室工作人员应严格遵守标本接收制度，接收到标本及申请单后应详细检查申请单填写的必要信息是否清楚、全面，检查标本是否合格，并记录接收标本的时间和标本的状况，包括数量、颜色、浑浊度以及其他肉眼特征及标本固定与否。

3. 标本拒收　当申请单填写信息不清楚或者不完整、标本不符合检查要求时，应立即通知送检者，记录标本被拒收的原因和时间，以及被检者的姓名，并由送检者签字。拒收标本不能立即丢弃，应保存 5 个工作日。标本拒收有以下情况：

（1）送检申请单不符合要求：①没有申请单的标本；②同一患者的多个标本没有标明信息而导致标本混淆；③识别标记不唯一；④标本不是由具有行医资格的医护人员或正规单位采集的等。

（2）标本送检不符合要求：送检标本不符合预防标准，如装有感染性标本（血液、体液和组织）的容器破漏、涂片破裂完全不能修复等。

（3）送检标本不符合要求：如标本的情况不能满足检查的要求（液体标本数量不足），或不适合用于检查；因未及时固定（没有保存好）而腐败的标本不适合用于检查；接收时标本保存良好，后来因其他原因变为不满意或不适合检查标本。

三、标本保存

收到标本后应尽快进行处理、制片固定，如标本采集后不能立即制片，可在标本采集前在容器中加入保存液或标本采集后低温冷藏保存。

（一）保存液保存

保存液可以使标本保存数天甚至数月而无细胞的退变，起到防腐作用，维持标本中的细胞接近其生活状态时的形态结构，以利于正确诊断，但并非所有的标本均需加保存液。在不加保存液的情况下，有些标本内的细胞也能继续维持其细胞学形态特征，如浆膜腔积液本身便是细胞的培养基，在体外状态下其中的细胞也可以生存一定的时间；痰液中的黏液也可作为一层保护膜保护其中的细胞，这样的新鲜标本可不加防腐保存剂。采样后标本内细胞能维持其常态的时间长短，依标本的 pH、蛋白质含量、酶活性、是否存在细菌及标本所处的温度等情况而有所不同。

保存液的作用并非完全固定标本（完全固定的标本在涂片时细胞无法黏附到玻片上）。其缺点是可沉淀蛋白，使细胞呈球团状硬化、染色质凝结。

1. 50%乙醇保存液　为一种通用的体液标本保存剂，通常是加与标本体积等量的固定液以达到保存效果。胃冲洗标本可用 95% 乙醇进行有效固定。注意：禁用含有乙醚或丙酮的固定剂固定体液标本，因它们可使沉淀物硬化而难以涂片。

2. Saccomanno 保存液　本保存液由乙醇、聚乙二醇 1540 及蒸馏水组成。其中聚乙二醇 1540 在室温下为固体，而 43 ~ 46 ℃以上时变为液体。此保存液最初被 Saccomanno 用作痰液样本的预处理，以后逐渐用于其他部位标本的保存，现主要用于痰液及尿液样本的保存。

（二）冰箱冷藏保存

如标本采集后不能立即制片，标本应放在冰箱保存。低温可以降低细胞内酶的活性，从而减慢细胞的代谢速度、降低标本自溶的速度，同时可以减慢导致细胞损伤的细菌生长的速度。在室温 22 ~ 25 ℃条件下，4 h 内细胞一般可以维持其完整性，但尿液、脑脊液标本在 1 h 内开始变性。

1. 富含黏液的样本　如痰液的黏液也可作为一层保护膜保护其中细胞，可减缓细胞变性。因此痰液标本可在冰箱内 4 ℃冷藏 12 ~ 24 h 而不必加任何防腐保存剂。

2. 蛋白质含量很高的样本　浆膜腔积液本身是细胞的培养基，浆膜腔积液可以在 4 ℃冰箱内冷藏 24 ~ 48 h 而不必加任何防腐保存剂。此类标本量多时（大于 500 ml），甚至可以不加任何保存剂在 4 ℃冰箱内冷藏 1 周。

3. 含蛋白质、黏液少的样本　如尿液、脑脊液可不加任何保存剂在 4 ℃冰箱冷藏 4 ~ 8 h。

4. pH 较低的样本　如胃液的标本，为防止盐酸对细胞结构的破坏，一经采样应立即置入冰浴中，宜在几分钟内制片，否则应加保存剂。

（曹　科　龚道元）

第二节　标本的制备

标本采集后，应立即进行标本制备（即制片），也就是将标本（细胞材料）放在专用的玻片上，用推玻片或另一张玻片推或拉所制成的细胞涂片，使细胞材料尽可能均匀地涂抹在玻片上。制片的原则是涂片尽可能均匀，不宜太厚或太薄。涂片太厚，细胞聚集成团、重叠，难以观察细胞的微细结构；涂片太薄，细胞数量少，可能缺乏代表性。涂片时要注意避免来回反复摩擦，否则可能导致细胞破坏。

一、涂片制备要求

1. 用硫酸洗涤液及 75% 乙酸浸泡后的载玻片，确保清洁、无油渍。

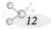

2. 涂片操作要轻巧，避免挤压以防止损伤细胞。涂片要均匀，厚薄要适度，太厚细胞难以辨认、太薄细胞过少均影响诊断。

3. 确保采集的标本新鲜，合格取材后及时制片。

4. 含蛋白质的标本可直接涂片。缺乏蛋白质的标本，涂片前先在载玻片上涂薄层黏附剂，以防止染色时细胞脱落，常用黏附剂为蛋白甘油（由等量生鸡蛋白清和甘油混合而成）。

5. 每位患者的标本至少涂两张玻片同时标上编号，以避免漏诊。

二、标本预处理

脱落细胞标本种类多，在标本预处理时要视标本类型来进行相关预处理。例如液体标本（胸腹水、尿液等）应浓缩，使癌细胞集中，可将标本以 3000 r/min 离心 5～15 min，取沉淀物涂片。若能自然沉淀则更好，有条件的也可用微孔滤膜过滤，透明染色检查。标本需新鲜，取得标本后，立即涂片固定，以免细胞自溶退变或污染杂菌。

三、涂片制备方法

（一）传统制片

传统制片起源于希腊医生 George N. Papanicolaou 对阴道细胞学的研究，是细胞学技术的基础。传统制片实际是标本采集和制片同时完成的制片法，简便、快捷、经济、易推广。传统制片可分为直接制片和离心制片。

1. **直接制片** 应用于宫颈，痰，乳头溢液，鼻咽、食管等标本的制片。

（1）宫颈涂片：先用棉签拭去多余的黏液，用取样器伸入宫颈口内，做圆周形搜刮后将刮取物均匀地涂在载玻片上固定。检查内分泌水平须取阴道壁上 1/3 处刮取物涂片，以上均由妇科医师操作完成。

（2）痰涂片：取痰液中异常部分，即血丝或灰色黏液的痰液，然后放在载玻片上，用另外一张载玻片盖上轻轻摩擦、固定，痰液不宜过多，也不宜用两张玻片反复摩擦，常规三次检查后发诊断报告。

（3）食管拉网：患者当天早晨禁食，将拉网器置入患者口中，缓缓插入胃内，大约 40 cm后即可，充气 20～30 ml 后，把拉网器缓慢拉出，保持拉网器与食管壁的摩擦，立即涂片固定。

（4）乳头溢液：沿着乳头分泌物的导管上方，均匀用力，挤出适量的分泌物涂片，潮干后及时固定。

2. **普通离心制片** 浆膜腔积液、心包积液、尿液、脑脊液、穿刺液等液体标本一般需要经过离心后涂片。

（1）标本量不少于 50 ml（脑脊液与穿刺液除外），一般采用 3000 r/min 离心 5～15 min。

（2）离心后将标本的上清液去掉，取出沉淀物中最上层的细胞层制片。

（3）涂片制作后，一定要自然风干固定，以防脱落。

（4）有些实验室制备细胞块，也需要利用细胞离心技术（见细胞块技术部分）。

传统制片技术应用了 30 多年，在制片中由于人工无法去除涂片中的血液和黏液，造成细胞重叠，对细胞学的诊断会造成一定的影响。

（二）不同标本类型涂片制备

1. 脱落标本涂片制备

（1）涂抹法

1）常规涂抹法：适用于稍黏稠标本，如鼻咽部标本。用竹棉签在载玻片上涂抹，由玻片中心经顺时针方向外转圈涂抹；或从玻片一端开始平行涂抹，涂抹要均匀，不宜重复。

2）吸管涂抹法：用吸管将标本滴在载玻片一端，然后将滴管前端平行置于标本滴上，平行向另一端匀速移动滴管即可推出均匀薄膜。此法亦适用于浆膜腔积液标本。

（2）推片法：适用于稀薄的标本，如血液、浆膜腔积液等。取离心后的标本沉淀物一小滴滴于载玻片偏右侧端，采用血涂片手工法进行制片。

（3）压拉涂片法：将标本夹于横竖交叉的两张载玻片之间，然后移动两张玻片，使之重叠，再边压边拉，同时获得两张涂片。该法适用于较黏稠标本，如痰液。

（4）喷射法：用配细针头的注射器将标本从左至右反复均匀地喷射在玻片上，此法适用于各种吸取的液体标本。

（5）印片法：将切取的病变组织用手术刀切开，立即将切面平放在玻片上，轻轻按印。此方法为活体组织检查的辅助方法。

2. 细针穿刺细胞标本涂片制备 当有胸腔、腹腔、心包腔及关节腔积液时，可用细针穿刺吸取部分积液做细胞学检查。此外，某些深部组织器官，如淋巴结、甲状腺、软组织、肝等亦可做细针穿刺吸取部分细胞进行涂片诊断。

（三）细胞离心制片机制片

细胞离心制片机是利用离心旋转的原理制备细胞涂片的一种仪器。目前常用的细胞离心涂片机外形很像一台离心机，实际上是兼有离心、过滤、旋转、转送等综合功能的制片机。细胞离心制片机的最主要功能是制备细胞含量较少标本的细胞玻片，如脑脊液、尿液等。

1. 细胞离心制片机的最主要部件

（1）转子：共有 8 个转子，可同时做多个标本。

（2）金属载板：将一洁净玻片放在金属载板上，载板两侧的沟槽恰好将玻片固定。玻片上放细胞漏斗（相当于离心管），漏斗的一侧呈平面状（即腹侧，有 3 个直径约 0.5 cm 的圆孔），可以与玻片相贴合。金属载板将玻片和细胞漏斗夹紧后插入转子中。向漏斗中加入含细胞的溶液（已离心的）数滴。机器旋转后，漏斗中的浓缩样品通过 2 个圆形小孔转移到玻片上，制片即完成。做一般染色的可用 95% 乙醇固定，如做免疫组化则使用生理盐水固定。

2. 制片后做免疫组化实验有几点说明

（1）针吸完毕，用生理盐水冲洗针头和针库，如果含血多，应该进行皂化处理。如果样品浑浊，应该用生理盐水稀释，直至略呈浑浊为止。

（2）呈血色或已要求皂化的样品用生理盐水洗后，1500 r/min 离心 15 min，其最后体积应与生理盐水洗前相同。

（3）标本中细胞数量的多少直接影响到制片机的制片效果，为达到最佳制片效果，可在制片前对样品细胞数量进行判断：取一张玻片，滴加样品和甲苯胺蓝各 1 滴，用高倍镜观察，如果每个视野观察到 5~10 个细胞，则样品符合制片要求。如果样品中细胞太多，需用生理盐水稀释，细胞太少，则需要适当增加样品的滴数。

（四）微孔薄膜过滤涂片技术

1956 年 Seal 最先将微孔薄膜过滤技术（microporous membrane filtration）应用于收集混悬液中的癌细胞，效果良好。微孔薄膜由植物纤维素制成，微孔布满膜面，占总面积的 98%。孔径大小规格不同，每片孔径相同，5 μm 孔径滤膜适用于细胞学检验。细胞被滤在薄膜的表面，经过染色、透明等步骤，而薄膜本身不着色且透明，故在显微镜下能观察细胞的形态。

（五）细胞块制备技术

细胞块（cell block）是细胞学标本制备技术中的又一个选择。在体液和针吸标本中，细胞块制备是一个非常重要的技术。细胞块制备的基本原理是将液体中的标本通过离心，细胞被高度浓缩，变成块状，用石蜡包埋后，再做成组织"切片"。

针吸时偶尔也有较大块组织碎片，可以直接送去包埋做切片。在细胞块制备过程中，经过浓缩和压紧，细胞和组织碎片随机组成组织学的模式。这种细胞和组织碎片还原成的细胞学组织切片，在某种程度上确实具有切片的特点。组织切片一方面可以在显微镜下观察形态学变化，另一方面可以做特殊染色以辅助诊断。许多实验室在做针吸时，一般都冲洗针头和针库，做细胞块组织切片。据报道，在针吸细胞学检验中，细胞块的阳性率高达 76%。

一些量较大的体液性标本，如果只做几张涂片，有可能癌细胞没有附在涂片上，而在剩余的体液中。如果将剩余体液的细胞做成细胞块就可能在"组织"切片中检出癌细胞。同一标本，涂片结果阴性而细胞块阳性的例子并不少见。因此，对可疑病例尽可能做细胞块以提高阳性检出率。

（六）液基制片技术

传统的巴氏涂片漏诊或误诊率较高，其主要原因是取材时细胞丢失和涂片质量差。基于此，细胞工程专家推出了一种制片新技术——液基薄层细胞学技术（thin-prep cytologic test，TCT），它通过技术处理去掉非诊断杂质，制成观察清晰的薄层细胞片，使阅片者更易观察，诊断准确性明显提高。这一新技术于 1998 年引入中国，是目前国际上最为先进的一种宫颈癌检测技术，可以早期发现宫颈癌，早期进行预防和治疗，大大提高了宫颈癌筛查的灵敏度和特异度。

液基制片技术保留了巴氏传统的取材方式，改进了制片技术，是细胞学技术发展的方向，为细胞学的准确诊断奠定了基础。液基制片技术适用于各种标本的制作，如宫颈、痰液、胸腹水、尿液脱落细胞学的检查。目前国内主要应用的是薄层制片技术和离心沉淀式液基薄层细胞学技术两种方式。

1. 薄层制片技术 薄层制片技术（thin layer preparation，ThinPrep，TP）是近年发明的薄层制片机制备细胞玻片的一种先进技术。这种新技术是将细胞学材料放进以乙醇为主的细胞保存溶液中，并配以乙醇消化液，适用于细胞学检测的各种标本。这种薄层制片机制备出的玻片，均匀地分布着很薄的一层细胞，克服了传统制片技术上存在的材料太厚、细胞重叠、炎症细胞等造成的模糊不清、染色不佳、诊断困难等问题。据文献报道，TP 制备的薄层片细胞分布较为均匀，不重叠，清晰，缩短了阅片时间，降低了假阳性、假阴性率，提高了诊断准确率，倍受细胞学界的青睐。由于薄层制片方法与传统涂片方法不同，在显微镜下的细胞学形态略有差异，所以，细胞学诊断医生在上岗前需要接受专门的培训。

在应用薄层制片技术时，需注意以下事项：

（1）妇科标本的取材由妇科医生完成，用采集器按通常的方法采集标本后，把采集器置入保存液的小瓶中刷洗，一般是上、下、左、右充分刷洗，注意采集器不能只沿着一个方向搅动。

（2）非妇科标本的采集要经过消化液溶解处理。

（3）把标本置入离心管中，加入 30 ml 消化液（适量标本），置振荡器中振荡 20 min 后，再转入薄层制片机慢速离心，600 r/min 离心 10 min。

（4）取出标本，弃去上清液，留下 2 ml 的细胞沉淀液转入保存液的小瓶中。

（5）体液标本要先快速离心，2000 r/min 离心 15～20 min。取其沉淀物上的细胞层置入 30 ml 的消化液中进行溶解，振荡，再慢速离心，弃去上清液，留下 2 ml 的细胞沉淀液转入保存液的小瓶中。

（6）脑脊液的标本无需经过离心，可直接倒入标本瓶中。

2. **离心沉淀式薄层细胞学技术** 离心沉淀式薄层细胞学技术不同于 TCT，它可同时处理同类多份标本，并且玻片制作完成后可同时染色，是一种类似机器人的自动制片机。它能自动完成标本的混悬，并将其移入盛有比重液的试管中以便进行梯度离心，以除去样本中非诊断性的细胞碎片、黏液、过多的炎细胞和血细胞，使有诊断价值的细胞富集于试管底部。

在应用离心沉淀式薄层细胞学技术时，需注意以下事项：

（1）妇科标本取材由妇科医生完成。按通常的方式采集标本后，需将毛刷的前半部分置入标本瓶中。

（2）非妇科标本需要进行前期处理：如液体标本要经过 2500～3000 r/min 离心 15～20 min，弃去上清液，取出沉淀物中最上层的细胞置入标本瓶中。

（陈海生 刘 艳）

第三节 标本的固定

一、固定的目的

固定的目的主要是保持细胞的自然形态，防止细胞自溶和细菌所致的腐败。固定液能沉淀和凝固细胞内的蛋白质并能破坏细胞内的溶酶体酶，从而使细胞结构清晰、易于着色和长期保存。因此，固定愈及时，细胞愈新鲜，染色效果就愈好。

二、常用固定液

（一）乙醚乙醇固定液

1. **优点** 该固定液渗透性较强，固定效果好，适用于一般细胞学常规染色，如巴氏染色、HE 染色等。

2. **配方** 95% 乙醇 49.5 ml，乙醚 49.5 ml，冰醋酸 1 ml。

（二）氯仿乙醇固定液

1. **优点** 该固定液又称卡诺（Carnoy）固定液，适用于固定血液较多的标本或核酸、糖原和黏蛋白等的染色。

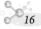

2. **配方**　无水乙醇 60 ml，氯仿 30 ml，冰醋酸 10 ml。

（三）95% 乙醇固定液

1. **优点**　该固定液制备方便，但渗透作用稍差，主要适用于大规模防癌普查。

2. **配方**　无水乙醇 95 ml，H_2O 5 ml。

三、固定方法

（一）带湿固定法

涂片尚未干燥即行固定的方法称带湿固定法（wet fixation）。该法适用于巴氏染色或 HE 染色，瑞氏染色则不用此法固定。在痰液涂片、阴道分泌物涂片和食管拉网涂片等较常用，而尿液和胃冲洗液因太稀薄，不宜使用。本法是在涂片尚未干燥，或只是边缘开始干燥时，即轻轻斜置放入固定液中进行固定。亦可将涂片平放，滴加固定液，待其自然挥发。此法固定细胞着色鲜艳，结构清楚，固定时间一般为 25 ~ 40 min。

（二）干燥固定法

干燥固定法（dry fixation）是标本制片后待其自然干燥，再进行固定。该法适用于瑞氏（Wright）染色、吉姆萨（Giemsa）染色，巴氏染色或 HE 染色则不用此法。主要用于稀薄标本如浆膜腔积液、尿液、胃冲洗液等标本的固定。固定时间一般为 15 ~ 30 min。

（三）Carnoy 固定法

氯仿乙醇固定液多用来处理某些特殊的标本，如多血的标本或核酸（DNA/RNA）、糖原和黏蛋白等的染色标本。由于该固定液穿透力强，固定时间不宜过长，3 ~ 5 min 之后再放入 95% 乙醇中固定。

四、质量保证

1. **固定液**　为防止细胞交叉污染，使用过的固定液必须过滤后才能再次使用。乙醇浓度用乙醇计校对，低于 90% 时要及时更换。

2. **带湿固定的重要性**　在标本新鲜时及时固定是保证染色效果的重要因素，一般标本制片后应立即固定，液体标本待其自然干燥后再固定。

3. **固定时间**　因固定液和标本的性质不同，固定时间有所差异，一般需 15 ~ 30 min。浆膜腔积液、尿液涂片因不含黏液，固定时间可以缩短；而痰液、食管拉网、阴道分泌物涂片因含黏液较多，涂片固定时间应适当延长。

4. **含血标本处理**　含血多的标本需要用溶解红细胞的固定液，否则易掉片或病理细胞被红细胞遮盖。

5. **涂片标本的运送**　标本固定 15 min 后，立即加甘油数滴于涂片上，装入密封小盒进行运送，实验室收到标本后，先将标本浸入 95% 乙醇中，使甘油溶去，再染色。

6. **标本的保存**　采集后的标本长时间不能制片时，低温保存或加入适当体积的固定液。不同标本放入不同的固定液。

（赵晋英　欧群洋）

第四节 标本的染色

一、染色的目的

染色的目的是借助于一种或多种染料，使组织和细胞内的结构分别着不同的颜色，这样在显微镜下才能清楚地观察细胞内部结构。观察者要熟悉各种染色方法的特点，才能正确地做出判断。

二、常用的染色方法

（一）瑞氏-吉姆萨复合染色法

1. 原理 细胞内各组分的化学性质不同，对瑞氏-吉姆萨染色液中的酸性染料和碱性染料的亲和力也不一样，染色后不同的细胞结构呈现不同的着色。瑞氏染料是由酸性染料伊红和碱性染料亚甲蓝组成的复合染料。血红蛋白、嗜酸性颗粒为碱性蛋白质，与酸性染料伊红结合，被染为粉红色。细胞核蛋白为酸性蛋白，与碱性染料亚甲蓝结合，被染为紫蓝色。中性颗粒呈等电状态，与伊红和亚甲蓝均可结合，染淡紫红色。吉姆萨染色液由天青色素、伊红、亚甲蓝组成，染色原理和结果与瑞氏染色法基本相同。吉姆萨染色液对细胞核着色较好，色泽纯正，但是对胞质的着色较差。为兼顾二者之长，选用复合染色法，即瑞氏-吉姆萨染色法（瑞-吉染色法）。

2. 试剂

（1）中性甘油：取甘油与水等体积混合，加酚酞指示剂 2～3 滴，用 0.1 mol/L 氢氧化钠溶液滴定至溶液显粉红色即可。

（2）试剂 A（Wright-Giemsa 染液）：包含 Wright 染料 1.0 g、Giemsa 染料 0.3 g、甲醇（AR 级以上）500 ml、中性甘油 10 ml。将 Wright 染料和 Giemsa 染料置洁净研钵中，加少量甲醇研磨片刻，再吸出上层混合液。如此反复几次，至 500 ml 甲醇用完为止。收集上层液体于棕色玻璃瓶中，每天早、晚各摇 3 min，共 5 天，存放 1 周后即可使用。

（3）试剂 B（磷酸盐缓冲液 pH6.4～6.8）：磷酸二氢钾（KH_2PO_4）0.3 g、磷酸氢二钠（Na_2HPO_4）0.2 g，加蒸馏水至 1000 ml，塞紧瓶口贮存。配好后测定 pH，必要时可用磷酸盐溶液校正 pH。也可配制成 10 倍浓缩液，使用时再稀释。

3. 简要操作 待涂片干透后，用蜡笔在其两端画线（以防染色时染液外溢），将玻片平置于染色架上，滴加试剂 A 2～3 滴（100～150 μl）于细胞涂片上，以覆盖整个血膜为宜，染色 1 min 再加试剂 B 4～6 滴于试剂 A 中（滴加量为试剂 A 的 2 倍），用洗耳球轻吹使两液体充分混匀，染色 10 min，流水冲洗，待干，镜检。

4. 染色结果、适用范围与影响因素

（1）染色结果：①涂片外观为淡紫红色，低倍视野下细胞分布、着色均匀。②成熟粒细胞胞质染为淡粉红色并可见颗粒，幼稚阶段粒细胞胞质染为蓝色并可见颗粒，淋巴细胞胞质染为天蓝色，单核及吞噬细胞胞质染为灰蓝色。③红细胞呈粉红色双凹圆盘状。④分化好的鳞癌细胞胞质多为淡粉红色，分化差的鳞癌细胞胞质染为深蓝色，腺癌细胞胞质多染为深蓝色并可见囊状大空泡，间皮细胞胞质染为淡蓝或深蓝色。⑤细胞核呈紫红色，染色质和副染色质清晰，粗细、松紧可辨。由于瑞 - 吉复合染色没有脱水过程，各种细胞核体积较大，核染色质清楚，固缩现象少见，见图 2-4-1、图 2-4-2。

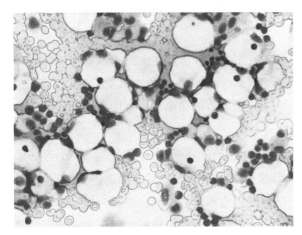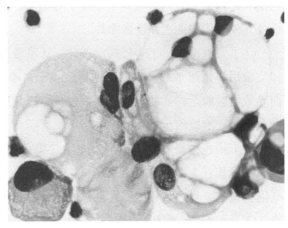

图 2-4-1　印戒样细胞　　　　　　　　　　　　　　图 2-4-2　腺癌细胞
（胸腔积液标本，瑞 - 吉染色，×400）　　　　　（胸腔积液标本，瑞 - 吉染色，×1000）

（2）适用范围：瑞 - 吉复合染色法融合了瑞氏染色和吉姆萨染色两种染色方法的优点，细胞核染色质结构和细胞质内颗粒较清晰，操作简便，可以快速得到检验结果。该法在细胞学中多适用于液体标本、穿刺细胞标本等。此外，有学者认为巴氏和 HE 染色均需要经过染色与脱水等诸多步骤，在脱水过程中有可能将精液中的有效成分脱落，不利于精液脱落细胞学的检出。因此，也推荐在进行精液脱落细胞学检验时，以瑞 - 吉染色法为宜。

（3）影响因素：染色过深、过浅与染液质量、血涂片中细胞数量、血膜厚度、染色时间、染液浓度及 pH 有关。

5. 质量保证

（1）血涂片：未干透的血膜不能立即染色，否则染色时细胞易脱落。血涂片应在 1 h 内染色或在 1 h 内固定后染色。

（2）瑞氏染液质量：新配制的染液染色效果较差，放置时间越长亚甲蓝逐渐转变为天青 B 越多，染色效果越好。可用吸光度比值（ratio of absorption，RA）作为瑞氏染液的质量评价指标，即 $RA=A_{650}/A_{525}$。新配制染液的 RA 接近 2，待 RA 降至 1.2 ~ 1.4 即可使用。瑞氏染液可适当加入甘油，并在贮存过程中密封严实，以防止甲醇挥发或氧化，影响染液质量。

（3）加染液与缓冲液：血涂片应水平放置；加染液至刚好覆盖全部血膜为宜，染液量要充足，以免蒸发后染料沉淀不易冲洗掉；加缓冲液后要充分混匀，染液与缓冲液两者比例适宜。稀释度越大，染色时间则越长，细胞着色均匀。反之，稀释度越小，则染色时间越短，其细胞着色较浓郁，但不鲜艳。

（4）染色时间：与染液浓度、室温、有核细胞多少及种类有关。染液淡、室温低、有核细胞密度大、血膜厚，则染色时间长。反之，染色时间短。冲洗前可先在低倍镜下观察有核细胞是否着色，核与胞质是否分明。因此，染色时间应视具体情况而定，特别是更换新染料时必须试染，摸索最佳染色条件。

（5）pH：细胞各种成分均由蛋白质构成，蛋白质是两性电解质，所带正负电荷的数量随溶液

pH 而定。对某一蛋白质而言，如环境 pH<pI（pI 为该蛋白质的等电点），该蛋白质带正电荷增多，易与酸性伊红结合，染色偏红；当环境的 pH>pI 时则带负电荷增多，易与亚甲蓝结合，染色偏蓝。因细胞着色对氢离子浓度十分敏感，因此要求玻片呈中性，缓冲液 pH 必须为 6.4～6.8，染色完成后用中性水冲洗血涂片。

（6）染液冲洗：①轻轻摇动玻片，让染液沉渣浮起，用流水冲去涂片上的染液，而不能先倒掉染液后再用流水冲洗，以免染料沉着于血膜上；②水流不宜太快，避免水流垂直冲到血膜上，而导致血膜脱落；③冲洗时间不能过长，以免脱色；④冲洗完后的血涂片应立即立于架上，防止剩余水分浸泡脱色。

（7）染色效果不佳的原因：血涂片染色不佳的常见原因有：①染料沉积，有大小不等的染料沉渣沉积在血膜上，使细胞内外都有散在沉积的紫黑色大小不一的颗粒，无法进行形态检查；②染色偏红，红细胞和嗜酸性颗粒偏红，有核细胞呈蓝紫色或不着色，无法进行有核细胞形态检查；③染色偏碱，血膜外观厚的部位呈绿色，镜下所有细胞呈灰蓝色，颗粒深暗，嗜酸性颗粒可染成暗褐色，甚至紫黑色或蓝色，中性颗粒偏粗、偏碱、染成紫黑色，造成细胞形态辨认错误。

（8）标本保存：标本涂片后，应立即染色，未染色的涂片保存时间不能超过 1 周。染色后的涂片，细胞颜色会逐渐变淡，需要时可重新复染，但复染效果不佳。因此，染色深的标本，保存时间相对要长些。

（二）巴氏染色法（Papanicolaou staining method，PAP 染色法）

1. **原理** 巴氏染色液中含有阳离子、阴离子和两性离子，具有多色性染色效果，因此，染出的细胞具有色彩丰富而鲜艳、细胞透明度好、结构清晰及显示细胞分化程度等特点。

2. **试剂**

（1）苏木素染液：用于染细胞核。

（2）橘黄 G 染液：主要作用于角化的细胞，对于宫颈、阴道上皮中非正常角化细胞和角化型鳞癌细胞的胞质都可染成鲜艳的橘黄色。

（3）EA-50 染液：由多种染料混合配制而成，包括伊红、淡绿和俾士麦棕染料。伊红染料作用于成熟的鳞状细胞的胞质、核仁和纤毛，颜色呈粉红色；淡绿染料作用于代谢活跃的细胞，如鳞状上皮副基底层和中层细胞、柱状细胞，颜色呈绿色或蓝绿色；俾士麦棕染料在胞质中不显示特殊的颜色。

（4）盐酸乙醇液：将胞质内黏附多余的苏木素染料去掉，使胞质染色更为鲜艳、清晰。

（5）稀碳酸锂：使苏木素及早显色。

（6）乙醇：50%、70%、80%、95%、100% 浓度，染色过程中起脱水作用。

（7）二甲苯：为透明溶剂，若二甲苯溶液出现颜色或变得浑浊，一定要更换新液。

（8）光学树胶：用于封片。

3. **简要操作** 固定（乙醚乙醇）→水化（依次从高浓度到低浓度乙醇、蒸馏水）→染核（苏木素，6 min）→分色（盐酸乙醇，浸 2～4 次，每次 1～3 s）→返蓝（稀碳酸锂 1～2 min）→脱水（依次从低浓度到高浓度乙醇，各 2 min）→染胞质（依次置于橘黄 G 染液 1～2 min、95% 乙醇中洗涤 2 次、EA-50 染液 2～3 min、95% 乙醇中洗涤 2 次）→脱水（高浓度乙醇过 2～3 缸）→透明（二甲苯过 2～3 缸，各 2 min）→封片（光学树胶）。

4. 染色结果、适用范围与影响因素

（1）染色结果：上皮细胞的核染成深蓝或紫蓝色，核仁呈红色。鳞状上皮过度角化细胞胞质呈橘黄色，角化细胞胞质呈粉红色，角化前细胞胞质呈浅蓝色或浅绿色；柱状上皮细胞胞质呈淡绿色；红细胞染成鲜红色，白细胞染成淡蓝色而核呈深蓝黑色；黏液染成粉红色或淡蓝色，见图2-4-3、图2-4-4。

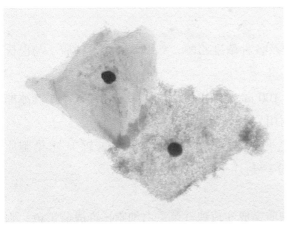

图 2-4-3　线索细胞（阴道分泌物，巴氏染色，×400）

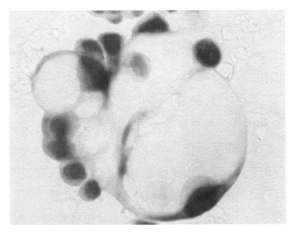

图 2-4-4　腺癌细胞（胸腔积液，巴氏染色，×1000）

（2）适用范围：巴氏染色法是阴道脱落细胞检查中最常用的染色方法，其最大好处是能很好地呈现出细胞核染色质的细微结构，而且分色明显、胞质透明、多彩鲜艳，适用于临床脱落细胞学检查，如浆膜腔积液、泌尿道及女性生殖道脱落细胞学检查，也同样广泛地应用于细针穿刺细胞学检查中。另外，此染色方法能很容易地辨认细胞质角化情况，这对鳞状上皮细胞癌的诊断尤为重要。

（3）影响因素：影响 PAP 染色的因素很多，其中最重要的是苏木素、橘黄 G、EA-50 染色时间的长短。此外，水温、水的 pH 和化学成分、溶液和染料的 pH、脱水剂的污染、未过滤溶液有染料颗粒存在、细胞涂片的质量（厚薄、空气干燥或湿固定）以及炎症细胞、血液、黏液、蛋白等存在与否均会影响 PAP 染色效果。

5. 质量保证

（1）载玻片：要保证玻片是清洁、干燥、无尘、无油脂的载玻片。

（2）苏木素染液：①染细胞核的时间随染料情况和室温而定。夏季或放置过久的染液容易着色，染色时间要略短；冬季或应用已久较稀释的苏木素染液及新配制的苏木素染液不易着色，染色时间要略长。通常苏木素染液可以使用较长的时间，每天增加少量的新鲜染液即可。②苏木素染液经过放置后，表面常浮有一层带金属色泽的染料膜，故在染色前需用滤纸滤过或粘去，防止染料膜附着于标本表面影响检查。

（3）盐酸乙醇分色：因分色作用在瞬间完成，时间切勿过长，完成后，随即用流水彻底冲洗，以防细胞核褪色。若苏木素染色太深时，可以适当延长分色时间。盐酸乙醇溶液至少每天要更换新试剂。

（4）返蓝：返蓝后需充分冲洗才不会影响标本制成后颜色的保存及胞质着色。稀碳酸锂溶液需每天更换新试剂。

（5）EA-50 染液和橘黄 G 染液：使用的时间要短于苏木素染液，最好每周更换新染液。否则，胞质染色灰暗，缺乏鲜艳色彩，也不易永久保存。

（三）苏木素 - 伊红染色法（HE 染色法）

1. 原理　苏木素 - 伊红染色法，又称 HE 染色法，是组织与胚胎学、病理学最基本的染色方法，使用广泛。苏木素染液为碱性染料，主要使细胞核内的染色质与胞质内的核糖体着紫蓝色，伊红为酸性染料，可使细胞质和细胞外基质中的成分着红色。

2. 试剂

（1）苏木素染液、1% 盐酸乙醇液、稀碳酸锂及各种浓度乙醇、二甲苯、光学树胶（与巴氏法相同）。

（2）伊红染液：将 0.5 g 的伊红 Y 完全溶解于 100 ml 蒸馏水中即可使用。如加入一小滴冰醋酸和少许的麝香草酚，可以增强染色效果，防腐耐用。

3. 简要操作　固定→染核（苏木素）→分色（盐酸乙醇）→返蓝（稀碳酸锂）→ 染胞质（伊红）→脱水（梯度乙醇）→透明（梯度二甲苯）→封片（光学树胶）。

4. 染色结果与适用范围、影响因素

（1）染色结果：上皮细胞核染成深紫蓝色，胞质染成淡玫瑰红色；白细胞核染成蓝黑色，胞质染成红色，红细胞染成淡红色，见图 2-4-5、图 2-4-6。

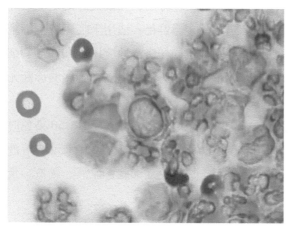
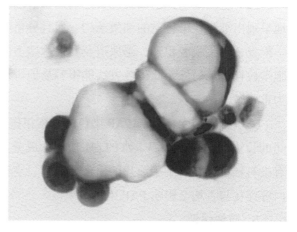

图 2-4-5　系统性红斑狼疮细胞　　　　　　图 2-4-6　腺癌细胞
（胸腔积液，HE 染色，×1000）　　　　　（胸腔积液，HE 染色，×1000）

（2）适用范围：HE 染色法步骤较简便，适用于各种上皮组织涂片标本。胞核与胞质对比鲜明，核染色清晰，染色效果稳定。

（3）影响因素：染色过深、过浅与染液质量、涂片中细胞数量、染色时间、分化时间、脱水透明彻底与否、染液浓度及 pH 等有关。

5. 质量保证　同巴氏染色法。

（四）Diff-Quick 染色法

1. 原理　Diff-Quick 染色法是 WHO 推荐的细胞学检查中一种常用的快速染色方法，一般在 90 s 内即可完成染色，是在瑞氏染色基础上改良而来，染色原理、效果与瑞氏染色相似。

2. 试剂　主要包括 3 种：固定液（溶解于甲醇的三芳基甲烷染料）、染色液Ⅰ（嗜酸性氧杂蒽）、染色液Ⅱ（嗜碱性硫氮杂苯）。

3. 简要操作　固定（将涂片浸入三芳基甲烷固定液中 15 s 或 95% 甲醇溶液 1 h）→将玻片垂直放在吸水纸上沥干→快速染色液Ⅰ染 10 s →快速染色液Ⅱ染 5 s →流水浸洗 10～15 次→脱水（梯度乙醇）→透明（梯度二甲苯）→封片（光学树胶）。

4. 染色结果、适用范围与影响因素

（1）染色结果：血膜外观呈淡紫红色，无染料沉渣，红细胞呈粉红色，白细胞核染成深紫红色，核染色质结构清楚，胞质中颗粒清楚，并显示出各种细胞特有的色彩，如中性颗粒染成淡紫红色、嗜酸性颗粒成橘红色、嗜碱性颗粒染成紫黑色或蓝紫色等，见图 2-4-7、图 2-4-8。

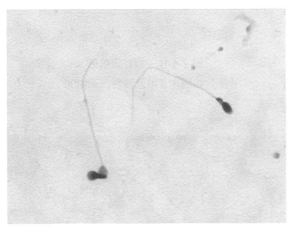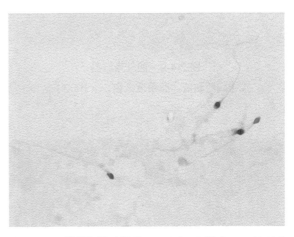

图 2-4-7　精子细胞（精液，Diff-Quick 染色，×1000）　　图 2-4-8　精子细胞（精液，Diff-Quick 染色，×1000）

（2）适用范围：主要用于阴道分泌物涂片、脱落细胞涂片及精液染色。多用于针吸现场分析，立即决定是否再吸取样。

（3）影响因素：同瑞氏染色法。

5. 质量保证　涂片需要自然干燥后才能进行染色；每一步都需要将玻片垂直放在吸水纸上沥干多余染色液；若是精液涂片应保证精液涂片推制均匀；精液充分液化，可减少涂片背景染色。

（五）其他染色方法

1. 亚甲蓝染色法　又称美蓝染色法，是单染色法的一种，简便易行，常作为细菌抗酸染色复合染液成分之一。在病理标本或其他组织标本用作核染色，与焰红作对比染色；还可用于小动物及神经组织活体染色；与曙红用于血细胞染色和鉴别培养基的制作，见图 2-4-9、图 2-4-10。

2. 墨汁染色法　它是一种重要的负染色法，是背景着色而菌体本身不着色的染色法，主要用于观察细菌及某种真菌的荚膜等。通常用于检查脑脊液或分泌物涂片中的隐球菌，显微镜观察可见黑色背景和透亮的隐球菌，该法具有方便、快速、经济等优点，是涂片中检查隐球菌感染的首选方法，见图 2-4-11、图 2-4-12。

3. 结晶紫 - 沙黄染色（Sternheimer-Malbin，SM 染色）、S 染色　这两种染色方法是活体染色法，根据标本中有形成分的化学性质不同，对染料的着色能力不一样，有形成分呈现不同颜色，结构更加清晰，易于辨认，而且不改变有形成分的原有形态，还可以鉴别活细胞、死细胞，常用于尿液中细胞和管型的鉴别，见图 2-4-13、图 2-4-14。

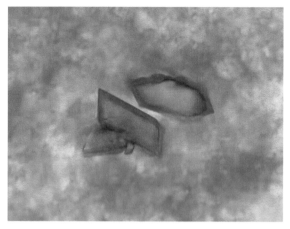

图 2-4-9　胆红素结晶
（胸腔积液，亚甲蓝染色，×1000）

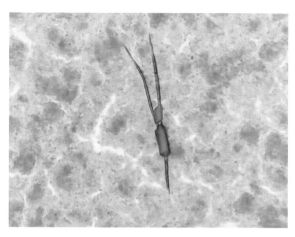

图 2-4-10　胆红素结晶
（胸腔积液，亚甲蓝染色，×1000）

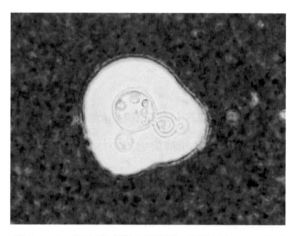

图 2-4-11　新生隐球菌（脑脊液，墨汁染色，×400）

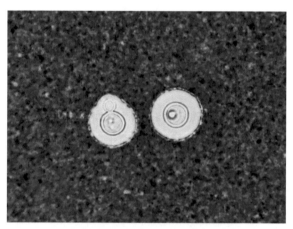

图 2-4-12　新生隐球菌（脑脊液，墨汁染色，×400）

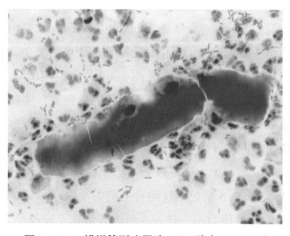

图 2-4-13　蜡样管型（尿液，SM 染色，×400）

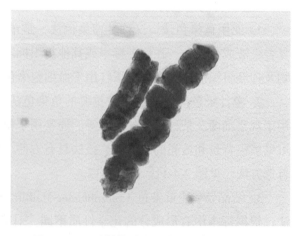

图 2-4-14　重叠管型（尿液，S 染色，×400）

三、方法学评价

（一）常用染色方法的比较

各种染色方法各具特色，为了方便应用，现将常用的 4 种染色方法的优缺点进行比较，见表 2-4-1。

表 2-4-1　4 种常用染色方法比较

项目	巴氏染色	HE 染色	瑞 - 吉染色	Diff-Quick 染色
固定要求	95% 乙醇固定	95% 乙醇固定	自然干燥	自然干燥
胞核特征	较易辨认核膜的光滑程度，核染色质状况及是否有明显的核仁	较易辨认核膜的光滑程度，核染色质状况及是否有明显的核仁	细胞质细致、结构清晰	不易辨认核膜的光滑程度、核染色质状况及是否有明显的核仁
核仁	可见，过染时不清晰	可见，过染时不清晰	浅染，淡灰色或淡蓝色	不易看到核仁
胞质特征	显示细胞质角化状况	不能显示胞质分化程度	显示胞质颗粒及包涵体，能清晰显示胞质分化程度	较易辨认胞质颗粒及包涵体
背景物质	不易辨认黏液、甲状腺胶质、肿瘤基质等背景物质及坏死	不易辨认黏液、甲状腺胶质、肿瘤基质等背景物质及坏死	较易辨认黏液、甲状腺胶质、肿瘤基质等背景物质及坏死	较易辨认黏液、甲状腺胶质、肿瘤基质等背景物质及坏死
特点	细胞病理常规染色法，特别适合鳞状上皮细胞及其病变标本	为组织病理、细胞病理常规染色法	为血液及骨髓、穿刺标本等常规染色，尤其适于鉴别淋巴组织肿瘤，对胞质中颗粒与核染色质结构显示较清晰	主要用于阴道分泌物涂片、脱落细胞涂片及精液染色
简便程度	步骤多，复杂，用时需要 1 h 以上	适中，30 ~ 40 min	简便快速，需要 10 ~ 15 min	简便快速，需要 20 ~ 30 min

（二）注意事项

1. 涂片后应立即固定，一般不超过 2 h，以防细胞浓缩、变性，从玻片上脱落。

2. 镜检后，务必用含醇醚混合液的擦镜纸轻轻拭去玻片上的油渍。

3. 如染色玻片需保存，染色可稍深或偏碱，以防止久置后褪色。

4. 编号归档时，玻片之间应有一定的间隙，最好以薄纸隔开，防止堆积和叠放。

5. 珍贵涂片如需长期保存，最好以树胶封固。

（赵晋英　段爱军）

第五节　涂片检查及结果报告

一、涂片检查

（一）人工显微镜检查

1. 核对涂片与送检单号码、姓名和病案号，阅读送检单上的病史及临床各项检查情况。

2. 先用低倍镜全片观察，当发现异常细胞时，再转高倍镜或油镜仔细观察细胞结构，明确性质做出诊断。

3. 按一定顺序观察涂片，为避免漏检，一般从左至右、自上而下移动玻片，仔细观察涂片的每一个部位，每移动视野及换行时，应与前一视野有一定的重叠，避免漏检，玻片的正确移动方法见图2-5-1。找到能说明诊断或辅助诊断的细胞成分以及值得讨论的细胞成分，并做好标记。

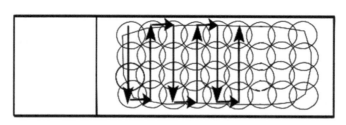

图2-5-1 玻片的正确移动方法

4. 瑞-吉染色阅片时需注意以下内容：细胞大小是否不等；核是否增大，是否畸形，核染色质是否浓集不均，是否有双核、多核；核仁是否增大、增多、明显畸形；胞质的量、颜色，胞质内是否有空泡、包涵体。在涂片染色较好、细胞分布均匀的部位，用油镜以"弓"字从片尾到中间的顺序分类计数100～200个有核细胞，并以百分比的形式报告。

5. 巴氏或HE染色阅片时要注意观察以下内容：正常细胞的成分、异常细胞的形态及名称、恶性细胞的形态及名称，细胞的排列形式，成群细胞的毗邻关系，单个细胞的核是否增大、畸形，核膜是否清晰、核仁的有无及数量、染色质粗细程度等，胞质的量及颜色，核质比是否增大，涂片背景细胞和其他成分。

（二）计算机自动阅片

1. 计算机辅助细胞学检测（computer assisted cytologic test，CCT）系统 也称细胞电脑扫描，具有以下特点：①对宫颈异常细胞具有高度敏感性，适合发现各种异常细胞，包括传统人工阅片容易漏诊的异常细胞、体积小的异常细胞及涂片上细胞散在分布的少量异常细胞；②对异常细胞诊断的准确性高，可高达97%以上，对宫颈上皮内瘤变、尖锐湿疣及癌敏感度极高；③具有多种用途，除能识别异常细胞外，还能从病原学方面作出诊断，如滴虫、念珠菌、单纯疱疹病毒（HSV）和人乳头瘤病毒（HPV）等，比传统人工阅片法更全面、实用、高效，临床应用价值更高；④使用TBS分类法诊断报告，为临床治疗提供指导性建议；⑤适用于人群的宫颈癌普查。

检测程序：该系统对传统的巴氏宫颈涂片在显微镜下进行电脑扫描，根据涂片面积大小，计算机可以将其分为3000～5000个区域，再分区扫描。分别采用200倍和400倍放大，最后筛选出128个最"异常"的细胞，通过自动对焦的数码相机录入计算机储存。细胞病理医生通过计算机显示屏阅读检出的128个细胞，如发现可疑细胞，可借助自动定位系统，在原始涂片上找到该细胞，由细胞病理医生在显微镜下对该细胞乃至整张涂片进行全面评估，按TBS系统诊断报告，即CCT最后诊断仍由专业人员审定，其诊断水平仍受检查人员经验和水平的影响，但它能减少对异常细胞漏检或因视力疲劳而增加的漏诊机会，可大大提高工作效率和诊断水平，省时省力。也有研究表明，CCT在二次筛选中的敏感性与专业的人工筛选相当，若用于初筛，其敏感性反而低于有经验的专业人员。在国外 CCT 仅用于实验室的质控，对人工筛查后的阴性涂片进行复查，以期检出可能存在的假阴性病例。

2. 计算机自动阅片装置——Autopap 初筛系统（Autopap primary screening system） 该系统既可用于对传统巴氏涂片的初筛，也可用于液基薄层细胞涂片。经 Autopap 初筛系统确认为正常端 25% 的病例可以不再经过人工复查，其余 75% 的病例需再经人工复查，方可做出最后诊断。

该系统的基本检测程序主要为：①预设免检范围：通过预先设计的标准，对宫颈涂片的细胞形态进行排队分级，操作者可以选择 0%～25% 的正常人群为免检范围，但不超过 25%，以避免漏诊；②系统自动标记和标记视野筛查：系统进行自动筛查时能在需要人工复查的玻片上确认出最"不正常"的 15 个视野，并在玻片上做标记，操作者只需检查这 15 个标记的视野做出诊断，称之为标记视野筛查诊断（papmap fields of view screening diagnosis），其中包括非典型细胞或更为严重的病变；③全玻片人工筛查：经标记视野筛查检出有非典型细胞或更严重病变的标本，要进行全玻片的人工复查，由此做出的诊断称为系统定位指导的全片筛查诊断（autopap location guided screening diagnosis）。该系统定位指导全玻片筛查诊断比全人工筛查和标记视野筛查的敏感性和特异性高，大大提高了工作效率。

3. ThinPrep 显微镜自动扫描（Thinprep imaging system，TIS） 可用于宫颈细胞学新柏氏（Thin Prep）玻片的初筛，有助于提高检测的敏感性和特异性，改善工作环境，提高工作效能，相当于双重筛查（dual screening），是一个"人机互补系统"。

检测程序：①全自动显微镜逐个视野扫描新柏氏 TCT 宫颈细胞学涂片，利用电脑分析，排除重叠的细胞以及非细胞成分的团块，在每例标本中选择出最可疑的 22 个视野并作电子标记。②细胞病理医生用自动定位显微镜复查已标记的 22 区域（fields of view，FOV），相当于全片面积的 20%。③如果在标记视野中发现可疑细胞，则应该对整个涂片进行人工复查后再做出诊断。

无论是自动制片系统还是自动阅片系统都日趋完善，产品成本也有进一步降低。高科技在细胞学发展中的应用已表现出了巨大优越性，学习运用新技术已成为必然趋势。

二、结果报告

细胞病理学完整的报告单应包括以下几方面：①一般资料，如患者姓名、性别、年龄、科室、病案号、标本号、送检医生姓名、标本取材、染色方法和收到日期、出报告日期等；②大体标本所见，如痰液、体腔积液、尿液及肿块等的颜色和性质；③显微镜下所见，如有无炎症和感染，有无恶性细胞、可疑恶性细胞、反应性细胞和增生细胞等；④细胞学的诊断和意见；⑤讨论与建议，如何进一步检查，并提供参考意见。

（一）瑞-吉染色报告

瑞-吉染色报告适用于空气干燥固定后的标本，有条件的单位推荐出具图文报告，报告包括常规和细胞学两个部分。

1. 常规部分 包括颜色、透明度、细胞总数、有核细胞计数及细胞分类计数百分比等。

2. 细胞学部分 包括图像、形态学描述、异常细胞的分级报告、提示或建议等。同时报告其他有形成分，如细菌、真菌、包涵体、寄生虫、结晶、脂肪滴及其他有价值的形态信息。

3. 形态学描述 对肿瘤细胞进行必要的形态学描述，包括细胞分布、细胞大小、细胞质量、胞质内容物、胞质颜色、核的大小及形态、核染色质情况、核仁数量与大小等。对其他异常细胞或有形成分进行必要的形态学描述。

4. **异常细胞的分级报告** 未查见恶性细胞、查见核异质细胞（低度和高度）、查见可疑恶性细胞、查见恶性细胞。如果能够确定上皮组织来源的恶性细胞则报告癌细胞；如果能够确定是造血淋巴组织恶性细胞则报告为白血病细胞、淋巴瘤细胞；如果不能确定来源，一律报告恶性细胞。

5. **提示和建议** 根据细胞数量、种类以及形态学变化，结合临床资料，向临床提供合理性提示或建议。

（二）巴氏染色/HE 染色报告

巴氏染色/HE 染色报告适用于湿固定的标本，诊断报告分类包括直接表述性诊断、分级报告和特殊类型标本的报告系统。

1. **直接表述性诊断** ①根据形态学观察和临床资料，对于某种疾病或病变作出明确诊断。偶尔在确实无法得到组织学诊断的情况下，临床医生可依据该诊断报告，结合临床情况尝试进行手术切除、放射治疗或化学治疗；②不能完全肯定的、不同程度的意向性诊断，临床医生可多次送检细胞学检查或做活体组织检查；③根据细胞的形态学不足以定性者，只提供形态描述性诊断；④送检标本不符合要求者，可告知无法作出细胞学诊断。

2. **特殊类型标本的报告系统** 宫颈细胞学诊断或甲状腺细针穿刺细胞学诊断使用 The Bethesda System（TBS）报告系统诊断，尿液细胞学诊断使用巴黎尿液细胞学诊断报告系统。

3. **间接分级性诊断** ①巴氏三级法：分为阳性、可疑和阴性。阳性为查见明确的恶性细胞，可疑为查见难以确诊的异型细胞，阴性为未查见恶性细胞。②巴氏五级法：分为恶性、高度可疑恶性、可疑恶性、非典型性和阴性。

细胞病理学诊断是诊断病理学的重要分支，在疾病诊治上具有与组织病理学相似的重要地位和作用，不允许出现错误的诊断和对诊断报告任意的解读，特别是不能出现假阳性报告。结合目前细胞病理学的发展现状，WHO 建议使用直接表述性诊断细胞病理学的报告模式，放弃使用巴氏三级法和五级法等数字式分级诊断，对于特殊类型检查则推荐使用相应的报告系统，比如宫颈细胞学和甲状腺细针穿刺细胞学使用各自的 TBS 报告系统，尿液细胞形态学使用巴黎尿液细胞学诊断报告系统。

三、细胞学诊断基本要求

1. **正确掌握细胞学形态诊断标准** 一般根据显微镜下细胞的大小、形态、结构以及必要的特殊染色，可以做出正确诊断。但癌细胞的形态特征是相对的，形态多种多样，加上细胞脱落后可发生退化变性或制片时造成的人为变形等，给诊断带来一定的难度。因此，阅片时要仔细观察全片，各种细胞相互比较，分析每种细胞之间的关系。

2. **对恶性细胞的诊断原则** 首先确定是否为癌细胞，再进一步分出癌细胞类型，给出正确结论。由于取材和观察到的是肿块表面的癌细胞及其分化程度，深部的癌细胞很少脱落，因此，用细胞学确定癌的分化程度相对困难。

3. **重视临床资料，树立局部与整体观，综合分析** 优秀的细胞病理学工作者应该具备良好的职业素质。只有临床知识丰富，在细胞病理诊断中不放过任何临床资料，才能做出一份完整的、令人信服的病理诊断报告。因此，在诊断过程中要特别关注下列问题：①患者性别、年龄、病程及病情进展、主要症状等；②肿块性质、发生部位、大小、形态、表面皮肤颜色、活动度、生长速度与周围组织粘连程度、有无触痛及囊样感等；③查看影像诊断及其他相关项目检查；④询问或查阅治疗过程及治疗效果；⑤肿块来源判断、肿块与器官的联系等。

4. 动态观察或会诊阅片 对可疑细胞应尽量加强复查、动态观察或会诊，以求定性。通过前后分析比较，常可得出诊断，但也不要勉强定性，必要时重新取材涂片。下列情况需复查：①涂片中发现可疑细胞，但尚难以做出结论者；②标本中变性、坏死细胞多而结构清楚的细胞少，有可能漏诊者；③细胞学诊断结论与临床明显不符合者；④涂片取材不当或制片技术不佳；⑤按细胞学诊断正规治疗后，病情无好转或反趋恶化者。

5. 联合应用现代病理诊断技术 肿瘤的细胞学诊断虽然主要是依靠常规染色下光学显微镜检查，但由于许多肿瘤细胞分化差，细胞的特性不明显，常规检查往往很难判断，尤其是癌细胞的分型诊断仍离不开其他检查手段，如免疫组化、流式细胞术及细胞 DNA 图像分析、电镜及其他分子生物学技术等。因此，正确地联合应用现代病理诊断技术，才能使细胞病理学诊断水平不断提高。

（茹进伟　黄泽智）

第六节　脱落细胞学检查其他技术

随着现代细胞生物学与分子生物学技术的飞速发展，细胞学检查从宏观形态学观察发展到胞质蛋白、RNA、染色体以及细胞核裂变的微核动态跟踪扫描，极大地丰富了临床脱落细胞学检查多维层面的技术与方法。正是这些新检验技术的诞生，确保了临床精准诊断和精准治疗理念的实施。

一、细胞化学技术的应用

细胞化学技术（cytochemistry）是集细胞学、化学、物理学、分子生物学、生物化学、免疫学等技术，在细胞涂片上，对目标成分进行定位、定性分析及其在细胞活动过程中的动态变化示踪。细胞化学技术包括经典细胞化学技术、酶细胞化学技术（enzyme cytochemistry）、免疫细胞化学技术（immunocytochemistry）以及示踪化学技术等。

（一）经典细胞化学技术

这是比较原始的方法。根据不同的检测目标，应用相应的染色试剂对细胞进行染色，例如瑞氏染色、吉姆萨染色、吖啶橙染色、PAS 染色、Dopa 氧化酶或者铁染色等。

（二）酶细胞化学技术

基本原理是在一定条件下，细胞内的酶与其底物相互作用，形成初级反应产物，通过捕捉剂在酶的反应部位进行捕捉，使最终反应产物在光镜下具有鲜明颜色从而显示出酶在细胞内的分布及确定酶活性的一种检测技术。捕捉剂有重金属、偶氮化合物等。

1. 酶细胞化学技术的方法与原理

（1）金属沉淀反应法

1）基本原理：酶的分解产物可与大多数金属如金、银、铜、铁、铅、钴等结合，利用其呈色反应，显示出酶反应的部位，从而证明某种酶的存在。

2）方法（碱性磷酸酶的重金属盐法）：①制备细胞涂片；②碱性磷酸酶孵育液（巴比妥钠、β-甘油磷酸钠、无水氯化钙、硝酸钴、硫酸镁、硫化铵）作用于涂片；③蒸馏水漂洗；④2%硝酸钴水溶液作用于涂片；⑤蒸馏水漂洗；⑥1%硫化铵水溶液（现配用）浸泡；⑦蒸馏水冲洗后封固；⑧结果：碱性磷酸酶活性部位呈棕黑色。

（2）偶氮法

1）基本原理：底物在酶作用下产生的分解产物与重氮盐结合，引起偶氮偶联反应，形成不溶性偶氮色素，以此对酶进行定位。常用的底物是萘酚系列化合物，如萘酚 AS-BI、萘酚 AS-D、萘酚 AS-TR 等会显示不同的颜色。

2）偶氮色素法：孵育液与细胞涂片的反应有两种，①同时偶联法：酶在分解底物时生成无色的初级反应物，后者立即与重氮盐偶联，生成有颜色的偶氮色素；②后偶联法：为了防止重氮盐对酶的抑制作用，先让酶与底物作用，产生分解产物沉着，然后再浸于重氮盐溶液中形成偶氮色素。结果：酸性磷酸酶活性部位呈红色，核呈蓝色或绿色。

（3）单纯色素形成法：在酶作用下，使底物的无色化学物质在作用的局部形成色素沉着，从而达到定位酶的目的。常用的方法有：

1）四唑盐法：含有四唑盐或双四唑盐的底物混合液在脱氢酶的作用下，从底物分离出的氢离子与无色的四唑盐或双四唑盐相结合，形成红色或蓝色的双甲臜色素，该色素沉着于酶作用部位，从而显示酶的存在部位。该法主要用于显示各种脱氢酶。

2）靛蓝形成法：又称吲哚酚法，是以酯型吲哚酚化合物为底物，酶作用于这些底物分解出吲哚酚，在氧存在的情况下生成靛蓝颜色，即标识酶所在部位。

2. 酶细胞化学技术的应用　酶是蛋白质，所以酶细胞化学技术中需用新鲜组织材料。在甲醛固定及石蜡包埋的组织中蛋白质会失去活性，因此酶细胞化学技术的应用受到了限制。值得指出的是，某些酶在临床诊断及研究领域仍被广泛应用。例如骨骼肌相关酶（用于诊断肌病）、乙酰胆碱酯酶（用于诊断先天性巨结肠）、氯乙酸酯酶（用于辨认骨髓髓细胞系统的细胞和肥大细胞）以及酸性磷酸酶等。另外在不同的 pH 孵育液中显示 ATP 酶可以识别Ⅰ型与Ⅱ型肌纤维，其分布方式与数量的变化在诊断神经性疾病、肌源性营养不良及强直性营养不良中具有重要作用。为了评价肌纤维的健康状况，琥珀酸脱氢酶作为标志酶检查线粒体功能依然是有效的方法。

酶蛋白在甲醛固定及石蜡包埋的过程中会失去活性，但变性的酶蛋白仍然具有免疫原性，由此发展了免疫细胞化学技术。

（三）免疫细胞化学技术（酶免疫、荧光免疫）

免疫细胞化学技术是利用抗原抗体结合的特异性，应用酶、荧光素、金属离子或者同位素标记抗体，通过显色对细胞膜或细胞内抗原（多肽、蛋白质以及其他大分子）进行定位、定性及定量研究。

1. 免疫细胞化学技术原理

（1）抗原抗体：免疫细胞化学技术可以检测各种具有免疫原性的物质，如蛋白质、多肽、核酸、多糖和磷脂等，也能检测在培养细胞中人为表达的重组蛋白质分子。抗体包括单克隆和多克隆抗体，针对抗原的抗体称为第一抗体，针对第一抗体的抗体称为第二抗体。

（2）标记物：免疫细胞化学技术是用已知的抗体检测组织与细胞中相应的抗原，但抗原抗体复合物在显微镜下看不见，必须用特殊的标记物对抗体或抗原抗体复合物进行标记，才能使抗原抗体复合物在显微镜下具有可见性。常用的标记物有以下几种：①荧光素标记：异硫氰酸荧光素（绿色荧光信号）、罗丹明 B200（红色荧光信号）等标记已知抗体，再与组织或细胞中的相应抗原结合，通过荧光显微镜检测对抗原进行定位。②酶标记：如辣根过氧化物酶（horseradish peroxidase）等标记已知抗体，再与组织或细胞中的相应抗原结合，利用酶细胞化学方法定位抗原。③胶体金标记：胶体金标记抗体与相应的抗原结合，形成显微镜下可见的电子致密的金颗粒。常用的胶体金颗粒直径为 5～60 nm。④亲和物质：亲和物质是一种有多价能力的物质，不仅与另一种亲和物质有高度的亲和力，而且可与抗体蛋白及各种标记物如荧光素、酶、胶体金等结合，因而可以通过荧光显微镜或底物显色反应等定位靶分子。常用的亲和物质系统有生物素 - 亲和素系统、葡萄球菌 A 蛋白 - 免疫球蛋白系统。⑤铁蛋白：将铁蛋白通过一种低分子的双功能试剂与抗体相结合，它既保留了抗体的免疫活性，又具有显微镜下可见的高电子密度核心。

2. 免疫细胞化学技术的实验方法

（1）标记抗体：利用分子间电荷等作用力或使用交联剂，将抗体与标记物连接在一起。也可购买商品化试剂。

（2）标本准备：应用多聚甲醛对细胞涂片或者细胞培养片（细胞爬片）的标本固定，此时要确保细胞结构完好才有利于光学显微镜检测。电子显微镜检测的标本多选用多聚甲醛与低浓度戊二醛（0.05%～0.5%）混合液。电镜免疫细胞化学反应可在未经包埋的组织片上进行，称包埋前技术；也可在超薄切片上进行，称包埋后技术。

（3）抗原与抗体的反应：①直接法：用标记的特异抗体直接与相应抗原反应的方法称为直接法。②间接法：用未标记的第一抗体与组织 / 细胞中的抗原结合，再用标记的第二抗体与第一抗体结合，间接检测组织中的抗原。这种方法因为在第一抗体上可以结合多个标记的第二抗体，所以其灵敏度比直接法更高。

3. 免疫细胞化学技术的应用

（1）细胞膜表面抗原和受体的检测：①T、B 淋巴细胞及其亚类表面抗原的检测：T、B 淋巴细胞及其亚类有多种不同的分化抗原或标志 CD 分子，因此将待测细胞和 CD 抗原的单克隆抗体相互作用，然后采用荧光标记的抗单克隆抗体和结合于细胞表面的单克隆抗体进行反应，检出的阳性细胞的细胞膜在荧光显微镜下可见斑点状荧光。②细胞膜受体的检测：许多细胞膜具有镶嵌在质膜中的糖蛋白或糖脂，它们与配体的特异性结合引发细胞内相应的生物化学反应，使细胞发生形态、功能、增殖等各种变化，这类糖蛋白或糖脂被称为受体，例如激素受体、神经递质受体、免疫调节因子受体、细菌毒素等。利用特异性单克隆抗体与细胞膜的受体结合，通过酶标技术或荧光标记技术显示细胞膜抗原的有无或抗原的分布情况可以推断细胞的起源、良恶性以及分化程度等。

（2）细胞内大分子、肿瘤组织 / 细胞的肿瘤标志蛋白、糖类肿瘤抗原等的检测（以肿瘤标志物为例）：肿瘤标志物是由肿瘤细胞本身合成、释放，或机体对肿瘤细胞反应而产生或升高的一类物质，主要包括蛋白质类、糖类、酶类以及激素类肿瘤标志物。它们可以分布在肿瘤细胞表面、细胞内或细胞外。应用酶免疫或荧光免疫细胞化学技术检测某些肿瘤标志物，有助于确定肿瘤组织类型、预后判断及临床特征的分析，例如肝癌患者的 AFP 明显升高，消化道肿瘤患者的 CEA、CA199 等明显升高，卵巢肿瘤的患者会出现 CA125 的升高，乳腺癌患者的 CA153 升高等。

（四）放射自显影技术

将标记放射性同位素的化合物引入生物体、组织、细胞或生物大分子，经过一定时间孵育后将其制成切片、涂片或者转移至固相膜支持物上，然后与照相乳胶接触。放射性元素产生 α 粒子和 β 粒子与照相乳胶发生作用，形成黑色银粒沉淀。根据放射性同位素的位置，以及乳胶银粒的数量实现对检测目标定位与定量分析。

1. 放射自显影技术的基本操作

根据实验目标，选择同位素（^{14}C、^{3}H、^{32}P、^{35}S、^{131}I 或者 ^{125}I 等）。

（1）应用同位素标记化合物。

（2）标记的化合物与生物组织、细胞或分子孵育。

（3）制备切片、涂片或将待测分子转移至固相薄膜。

（4）与乳胶或感光胶片接触，置于暗盒进行曝光。

（5）显影和定影。

（6）光学显微镜、电子显微镜或者其他成像系统完成定位及定量分析。

2. 示踪观察　因为细胞内的大分子 DNA、RNA、蛋白质以及多糖等都含有碳、氢、磷以及硫原子，所以实验室常选用 ^{14}C、^{3}H 或 ^{32}P 作为示踪剂，用来研究上述生物大分子在机体、组织和细胞中的定位分布、染色体超微结构、RNA 的表达、细胞内蛋白质合成分泌的动态观察等。

（五）绿色荧光蛋白技术的应用

绿色荧光蛋白（green fluorescent protein，GFP）发射的荧光，用肉眼或荧光显微镜可以检测，同时可以定量。因此 GFP 已经成为一种快速、简便、经济的示踪蛋白，主要用于发育细胞学、药物筛选、临床疾病诊断分析等。

1. 用于细胞内蛋白质的动力学研究　光漂白荧光恢复法（fluorescence recovery after photobleaching，FRAP）和光漂白荧光损失法（fluorescence loss in photobleaching，FLIP）是两种用于研究细胞内蛋白质相互作用的技术。FRAP 主要是通过对细胞内特定的点或区域进行强烈的光照，使荧光发生光漂白作用，再通过相同时间间隔的光影像采样记录下荧光恢复的动力学过程。FRAP 不仅可以确定细胞器上的蛋白，还可以确定流动蛋白的滞留时间。转录 mRNA 前体的剪切、DNA 的修复中蛋白质复合体操作机制都可以用这种方法来研究。FLIP 是对细胞的一个区域进行持续性的光漂白，再对光漂白区外荧光的损失进行监控，即可获得一些标记蛋白之间的相关性信息。目前，体外通过改变光照点的大小和固定细胞来研究光漂白作用的可逆性，但这与活细胞的环境有一定的差距。

另外一种可以用来研究细胞内反应动力学的方法就是荧光相关光谱术（fluorescence correlation spectroscopy，FCS）。这种方法是首先通过聚焦照射在细胞内形成一个一定大小的光洞，光洞中荧光探针的移动会引起荧光的波动，通过校正计算出荧光颗粒的平均滞留时间和平均数量，再根据已知光洞的大小和平均光滞留时间就可以计算出扩散蛋白的动力学参数。

2. 对肿瘤细胞的生长和转移的示踪　以往采用抗肿瘤细胞特异性抗原、抗体进行免疫组化分析，操作较为复杂，且对抗原性有较高要求。利用 β 半乳糖苷酶（Lac Z）作为标记基因转染肿瘤细胞，操作较为复杂，且需要底物分子。而用 GFP 就可以准确而简便地对肿瘤细胞进行示踪。利用 GFP 的荧光可以清楚地识别在周围正常细胞背景下少量甚至是单个的肿瘤细胞。

3. 蛋白质分子的定位　对活细胞的酶活动研究，例如酶的磷酸化作用、蛋白水解作用等以前多用免疫细胞化学技术完成。GFP 融合蛋白显像技术可以更全面地对活性酶蛋白的活动进行跟踪研究，GFP 同时是细胞间信号传递的动态标记分子，可以跟踪观测 Ca^{2+} 和 cAMP 第二信使水平的变化，甚至细胞间隙 pH 的变化等。目前，蓝绿色荧光蛋白（cyan fluorescence protein，CFP）和黄色荧光蛋白（yellow fluorescence protein，YFP）两种突变体的组合也常用于活细胞的双色显示。

二、分子生物学技术的应用

分子生物学技术的诞生是生物学领域的一次重大革命。该技术帮助人类从细胞形态学到亚细胞结构、细胞核染色体微观变化到整体基因测序，使临床疾病的精准诊断与个性化治疗得以实现。分子生物学技术主要包括核酸分子杂交技术、PCR 技术、基因工程技术、芯片技术以及高通量测序等。

（一）核酸分子杂交技术

依据核酸变性、复性的原理，用一段已知序列的单链核苷酸标记（放射性同位素或化学发光物质）为探针，通过复性等过程检测待测样品中是否存在与其互补的核苷酸序列的方法称为核酸分子杂交技术。依据标记的核酸不同分为：DNA 探针检测 DNA 的 Southern 杂交、应用 DNA 或RNA 做探针分析 RNA 的 Northern 杂交以及将标记的核酸探针与固定在细胞或者组织中的核酸进行分析的荧光原位杂交等。

1. Southern 杂交

（1）基本操作：待测核酸标本的提取制备→核酸标本电泳分离→待测核酸分子转移至固相膜上→应用标记的 DNA 探针进行杂交反应→放射性自显影或化学发光分析结果。

（2）临床应用：①遗传病、肿瘤基因序列的缺失、易位、点突变、扩增或者重排等诊断；② DNA 图谱分析。

2. Northern 杂交

（1）基本操作：提取制备总 RNA 或目标 mRNA →标本电泳分离→转移 RNA 标本至固相膜上→应用标记的 DNA 探针进行杂交反应→放射性自显影或者化学发光分析结果。

（2）临床应用：①检测特定基因在 mRNA 水平上的表达状况；②筛选某些疾病诊断的候选基因。

3. 荧光原位杂交（fluorescence in situ hybridization，FISH）　20 世纪 80 年代在放射性标记技术的基础上，应用羧基荧光素（carboxyfluorescein，FAM）、异硫氰酸荧光素（flourescein isothiocyanate，FITC）、花青（cyanine3，Cy3；cyanine5，Cy5）或四氯 -6- 羧基荧光素（tetrachloro-6-carboxyfluorescein，6-TET）等发光物质标记探针，形成了新的非放射性分子标记的细胞学检测技术——荧光原位杂交技术。

（1）FISH 的基本原理：用非核素标记已知序列的单链核酸做探针，与样品中待测的单链核酸序列依碱基互补原则结合成双链，在染色体上形成双链杂合体的位点，通过荧光的示踪作用实现基因异常的定位检测。

（2）探针的种类：主要有染色体单一序列探针（单拷贝探针）、染色体涂染探针（chromosome

painting prober）、染色体简单重复序列探针（simple repetitive probes）、多色复合染色体探针、端粒 /
亚端粒 DNA 探针等。

（3）FISH 基本操作过程：细胞或者组织固定→探针与标本的变性处理→将已经变性的探针
滴于变性、脱水的标本载玻片上→封闭后置于湿盒中杂交→洗脱→封片→荧光显微镜分析结果。

（4）FISH 的临床应用：放射性标记的探针在实验过程中要求条件比较苛刻、不稳定、每次
实验需要进行新的探针标记、有污染及对人体有伤害。而 FISH 的优势在于荧光试剂经济、安全、
探针稳定、定位准确、能快速得到结果、灵敏度与放射性探针相当。多色 FISH 通过在同一个核
中显示不同的颜色而实现同时检测多种序列、不仅显示细胞分裂期染色体数量或结构的变化，也
用于显示间期染色体基因的改变。基于上述诸多优点，FISH 被广泛使用。

1）用于染色体数目改变的诊断：着丝粒特异探针以及全涂染探针的 FISH 对于非整倍体异常
的诊断已经成为临床某些项目的常规诊断方法。精子、绒毛 / 羊水、卵裂球以及间期细胞的特异
探针可以显示细胞核不同颜色点的数目，由此诊断染色体是否有非整倍体存在。目前 FISH 对高
危非整倍体 13、18、21、X 和 Y 异常的筛选已经作为常规项目用于产前诊断，见图 2-6-1。

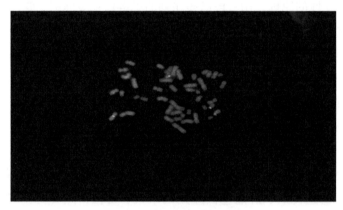

图 2-6-1　外周血 FISH 图像

（绿色荧光信号：X 染色体着丝粒　　　蓝色荧光信号：18 号染色体着丝粒）

优点：①由于不需要培养细胞的过程，着丝粒特异探针以及涂染探针的 FISH 对于非整倍体
异常的诊断用时短于常规的细胞遗传学方法。② FISH 既可以分析中期分裂象细胞又可检测间期
细胞，使检测细胞的数目比常规染色体检测方法多达数倍，因此低比例的嵌合体也容易被检测
得到。

2）用于染色体结构畸变的诊断：①肿瘤细胞染色体融合基因的检测：大多数肿瘤细胞存在
染色体结构的改变，例如慢性粒细胞白血病（CML），应用双色（红色、绿色）复合染色体探针
FISH 检测细胞间期核中的 Ph 染色体，会显示一个红色信号标记在 22 号染色体中的 BCR 基因，
而绿色信号标记在 9 号染色体的 ABL 基因，由此诊断 t（9；22）融合。后来发现在急性淋巴细
胞白血病（ALL）、急性髓性白血病（AML）等也存在 bcr/abl 的融合基因；双色 FISH 不仅用于
CML 的融合基因诊断，对于微小残留的检测以此跟踪治疗效果、确定化疗方案等都会提供可靠
的参考。目前在膀胱癌、食管癌、肺癌等的诊断也得到了应用。②染色体微细结构改变的检测：
临床某些疾病（Wolf-Hirschhorn 4p16.3 又称 4 号染色体缺损综合征、Kallmann syndrome Xp22.3
又称卡尔曼综合征等）都存在染色体微小缺失或重复序列。染色体单一序列探针不仅用于待测

DNA 片段在染色体上的定位，而且有效用于染色体微小缺失或者重复、染色体断裂点的检测。亚端粒的重组是精神发育迟滞的主要原因，端粒 / 亚端粒 DNA 探针已经用于确定该疾病染色体末端序列的缺失、重组或重复的检测。

FISH 在染色体上的基因定位以及染色体结构改变的精细检测，是对经典核型分析及显带技术的拓宽与补充。随着光谱核型分析（spectral karyotype，SKY）、多色 FISH 以及微阵列（microarray）的完善与普及，在肿瘤学、遗传学、产前诊断、药物治疗的跟踪等领域 FISH 将展示更广阔的应用前景。

（二）聚合酶链反应（polymerase chain reaction，PCR）技术

在 DNA 聚合酶的催化下，模板、引物和四种 dNTP 在适当的条件下，经变性、退火和延伸的过程使 DNA 实现大量的扩增，称为 PCR 技术。目前在常规 PCR 技术的基础上已经派生种类繁多的新型 PCR 技术，本节主要介绍以下几种。

1. 反转录 PCR　反转录 PCR（reverse trandcription PCR，RT-PCR）是以 RNA 为模板扩增产生 cDNA 的方法，也是对组织以及细胞中获得的目标 RNA 或总 RNA 进行定性及定量的最有效方法。

（1）RT-PCR 操作：①提取组织或细胞中的总 RNA 或 mRNA。②在反转录酶的作用下将 RNA 或 mRNA 反转录成 cDNA，再以 cDNA 第一链为模板进行 PCR 扩增，在 Taq DNA 聚合酶作用下合成 cDNA 第二链。③以 cDNA 第一链和第二链为模板，PCR 扩增获得大量的 cDNA。RT-PCR 使 RNA 检测的灵敏度得到极大提升，使微量 RNA 标本的检测分析成为可能。

（2）RT-PCR 的应用：①组织 / 细胞基因的转录水平的检测。②细胞中微量 RNA 病毒的检测。③合成 cDNA 探针。

2. 实时定量 PCR　利用荧光信号的变化实时监测 PCR 扩增反应中每个循环扩增产物量的变化，通过 Ct 值和标准曲线的分析实现对起始模板定量研究的方法，或对特定靶标进行检测，称为实时定量 PCR（real time quantitative PCR，RT-qPCR）。根据标记的荧光不同又有 SYBR Green 法和 TaqMan 探针法。

（1）SYBR Green 法基本原理：SYBR 与双链 DNA 结合，变性时无荧光，当延伸结束阶段采集荧光信号，应用 SYBR Green 熔解曲线进行结果分析。该方法的优点是适用于任何 DNA 模板、探针设计简单、方法灵敏和经济适用，但要求引物具有高度特异性。

（2）TaqMan 探针法基本原理：在探针的 5′- 端标记报告基团（Report，R），如 FAM 等，3′- 端标记荧光淬灭基团（Quencher，Q），反应过程中 R 发射的荧光能量被 Q 基团吸收，无发光，当 R 与 Q 分离时发射荧光。Taq 酶有 5′-3′ 核酸外切酶作用可以水解探针。该方法的优点是对目标序列的特异性高、重复性好和整体设计简单。

（3）RT-qPCR 的应用：对上呼吸道、泌尿生殖系统等感染的病毒（如新冠病毒）或其他微生物可以实现基因定性 / 定量检测；细胞内基因差异表达的相对定量分析、芯片评估和耐药性等研究与应用。

3. 原位 PCR　1990 年 Hasse 等人集合细胞原位杂交定位的能力和高度特异敏感的 PCR 技术的优点建立了原位 PCR（in situ PCR）技术。原位 PCR 既能分辨鉴定带有靶序列的细胞，又能标示出靶序列在细胞内的位置，为临床某些疾病的诊断提供了新的分子和细胞水平检测技术。

（1）原位 PCR 的操作方法

细胞固定：脱落细胞、新鲜组织、血细胞或石蜡包埋组织等，通过多聚甲醛固定于载玻片上，保持组织细胞的良好形态结构，经历蛋白酶的消化，使细胞膜和核膜有一定的通透性，有利于 PCR 扩增所需的各种成分渗入细胞内或核内。

1）PCR 原位扩增：如果检测目标是 mRNA，需要反转录生成 cDNA，再进行 PCR 扩增。

2）变性处理：PCR 结束后加热或用 NaOH 变性解链。

3）杂交：应用地高辛、生物素（biotin）、过氧化物酶（HRP）或荧光物质如异硫氰酸荧光素（FITC），花青（cyanine，Cy2，Cy3，Cy5）等标记的探针进行原位杂交。

4）显微镜检测分析。

（2）原位 PCR 的应用：原位 PCR 的特点是在细胞原位对低拷贝数的特异基因序列进行扩增与检测。被检测的基因主要有外源性基因和内源性基因。①外源性基因（感染性基因），例如新冠病毒、HIV、HPV、EBV、HSV 及 HCV 等。既可对新鲜的脱落细胞进行检测，也可对保存的组织标本进行回顾性追踪。②固有基因、基因变异的检测，例如遗传病 β 地中海贫血基因检测。

4. 其他 PCR 技术　主要包括多重 PCR（multiplex PCR，M-PCR）、重组 PCR（recombinant PCR）、差示 PCR（differential PCR，d-PCR）、随机引物 PCR（arbitrary primed PCR）、引物修饰 PCR、不对称 PCR（asymmetric PCR）、突变阻滞扩增系统 PCR（amplification refractory mutation system PCR，ARMS-PCR）等。

PCR 技术自诞生以来主要应用于肿瘤、遗传病和感染性疾病的诊断，其中对感染性疾病诊断尤为突出。对核酸序列明确的病毒都可以对其微量的感染进行明确诊断，例如新冠病毒、HIV、HPV 等，这对于疾病的预防、诊断与治疗具有重要的临床意义。

三、流式细胞技术在脱落细胞诊断学中的应用

流式细胞技术（flow cytometry，FCM）是集光学、计算机、细胞化学、细胞免疫学以及流体力学等于一体，对单细胞进行自动分析和分选的技术。自 20 世纪 70 年代开始应用至今，该技术对细胞体积、细胞表面抗原、细胞内胞质抗原、DNA 与 RNA 含量等可在短时间内完成大量细胞的检测，实现对单一细胞诸多信息的采集、储存和数据定量分析以及对细胞亚群进行准确分选。因此在临床血液学、免疫学、肿瘤学以及药物学等被广泛应用。

（一）流式细胞技术的基本原理

流式细胞技术是一种对处在快速直线流动状态中的细胞或生物颗粒进行多参数、快速定量分析和分选的技术。流式细胞仪是在流式细胞术基础上发展起来的一种仪器，主要由光源、液流通路、信号检测传输和数据的分析系统组成。目前主要用于外周血白细胞、骨髓细胞以及肿瘤细胞等的检测。

（二）流式细胞技术的操作概述

1. 准备适量的细胞（$5 \times 10^5 \sim 1 \times 10^6$ 个）。

2. 依据实验要求制备一抗缓冲液。

3. 应用含有一抗缓冲液的悬浮细胞、冰育 30 min～1 h。

4. 应用抗体稀释液或者 $1 \times$ PBS 洗涤、离心后弃上清液（如果直接使用标记探针，可以直接

进入第 7 步）。

5. 应用荧光素偶联的二抗溶液重悬细胞、避光冰育 30 min。

6. 应用抗体稀释液洗涤、离心弃上清液。

7. 200 ~ 500 µl 抗体稀释液重悬细胞后进行流式细胞仪分析。

（三）流式细胞技术的应用

1. 应用的标本 血液、培养的悬浮细胞、各种体液、新鲜实体瘤的单细胞悬液等。

2. 进行淋巴细胞亚群分析 细胞膜免疫表型分析是最重要的流式细胞分析内容之一。很多细胞亚群的检测和分选都以细胞膜的免疫表型特征为依据，例如采用三色标记的单抗可对 T 淋巴细胞亚群 ThCD3$^+$CD4$^+$CD8$^-$ 与 ThCD3$^+$CD4$^-$CD8$^+$ 进行分类；成熟 B 细胞的标志分子，如 CD19、CD20、CD21 和 CD22 等的分析可以用于观察 B 细胞活动状态；采用 CD3、CD16、CD56 的三色荧光抗体实现对 NK 细胞的分析。

3. 白血病分型 ①急性髓细胞白血病（AML）的亚型鉴别：AML 目前有 M_0—M_7 亚型。各亚型细胞具有的特征性标志是 FCM 的临床分型的基础。例如 M_0（急性髓系白血病微分化型），常用的标志分子为 CD13 或者 CD11b；M_6（红白血病）较少见而且特征不明显，一般以血型糖蛋白 A，CD13、CD33、CD34 作为鉴别的分子标志，在 CD45-SSC 图上显示主要为红系成分；M_7（急性巨核细胞白血病）则以 CD41 和 CD61 作为主要鉴别的标志。②急性淋巴细胞白血病（ALL）的分型检测：ALL 分为 B-ALL 和 T-ALL，前者主要表型为 CD19、CD20、CD22 和 CD24 等，多数也有 CD10 阳性，在 CD45-SSC 图上出现在淋巴细胞和单核细胞区域。T-ALL 的主要分子标志 CD2、CD5、CD7 等用于 FCM 的鉴别。

4. 细胞内成分的分析 例如急性髓系白血病原始细胞胞质中髓过氧化物酶（MPO）是最为准确的系列标志，而急性 B 淋巴细胞白血病的白血病性细胞胞质中 CD69a 是其特异性标志，均可采用 FCM 进行鉴定。

5. PCR-FISH 这是将分子表型分析与免疫表型分析技术相结合，检测细胞中特异性核酸序列或特异基因变异的新方法。检测方法：①待测细胞先与特异性细胞亚群的单克隆抗体结合；②固定并渗透细胞；③应用特异引物进行核酸序列 PCR 扩增；④应用荧光素标记的寡核苷酸探针进行原位杂交（FISH）；⑤应用细胞亚群单抗的荧光素标记的第二抗体反应；⑥流式细胞仪进行数据分析。这一检测技术在血液细胞中 HIV 的测定以及对 AIDS 的病程监测具有重要价值。

6. 微小残留病灶检测 用于化疗药物治疗过程的跟踪与评价，为避免复发提供重要信息。

四、凝胶电泳用于脱落细胞的检测分析技术

应用 PCR 偶联琼脂糖凝胶电泳技术可对口腔黏膜脱落细胞、尿道脱落细胞以及泪道上皮脱落细胞进行检测。微量目标 DNA 或 RNA 首先通过 PCR 进行大量扩增，然后经过琼脂糖凝胶电泳即可进行结果的比对分析，该方法经济、简单且实验条件易获得。

（一）PCR 偶联琼脂糖凝胶电泳技术

1. 标本收集与处理 收集受试者口腔颊部、鼻黏膜、阴道脱落细胞或晨尿等，应用磷酸盐缓冲液（PBS）洗涤后移去上清液，再悬浮于 PBS 并立即置于 –80 ℃冰箱中保存备用；手术获得

的肿瘤组织作为阳性对照；设置阴性对照组或内参照。

2. PCR 扩增产物

（1）依据检测的目标不同，应用相应的试剂盒提取总 RNA 或 DNA。

（2）PCR 扩增产物：如果是 mRNA 作为目标扩增，需要先进行第一条 cDNA 链的扩增，然后再进行双链 DNA 的扩增。

3. 琼脂糖凝胶电泳　依据目标扩增产物的核酸长度，选择适当浓度的琼脂糖凝胶，例如 1.0%、1.2%、1.5% 或 2.0%。依据凝胶浓度的不同选择其他电泳条件，如时间、电压等。

4. PCR 偶联琼脂糖凝胶电泳技术应用　PCR 偶联琼脂糖凝胶电泳技术已应用于某些肿瘤细胞的检测，如膀胱癌尿液中 CK20 的检测。尿液中 CK20 检出率与病理分级的升高呈正相关性，高、低分化组间差异有显著性意义。该技术有助于提高膀胱癌的阳性检出率，监测膀胱癌的病程。该技术也可用于其他疾病脱落细胞的检测。

（二）单细胞凝胶电泳

单细胞凝胶电泳（single cell gel electrophoresis，SCGE）可用于评估精子、泪腺上皮、口腔颊黏膜上皮、鼻腔上皮和胃上皮等细胞 DNA 的损伤，这种简单、快速的方法在国内外均有较多的应用报道。方法简介如下：

1. 应用材料　常规琼脂糖、低熔点琼脂糖、溴化乙锭、Tris、二甲基亚砜（DMSO）、Triton X-100 和 RPMI-1640、NaOH 和 NaCl。

2. 标本采集　泪液、精子或者口腔颊黏膜上皮的脱落细胞采集后，立即与 0.5% 低熔点琼脂糖（low melting point agarose，LMPA）混合，37 ℃保存。

3. 凝胶制备与标本电泳

（1）制备常规琼脂糖凝胶。

（2）用移液器将标本点加到琼脂糖凝胶上面后，用玻璃盖片盖住凝胶。

（3）凝胶置于预冷的托盘 1 min。

（4）取下盖玻片，在常规琼脂糖凝胶上面加低熔点琼脂糖，形成低熔点胶层。然后将凝胶载片浸泡在预冷的碱性溶解液中（2.5 mol/L NaCl、100 mmol/L EDTA-Na、10 mmol/L Tris-Base、10% DMSO 和 21% Triton X-100，pH10）4 ℃ 1 h，凝胶放置在水平电泳装置上静置 20 min，电泳 20 min（25 V 300 mA）。整个过程避光操作。

4. 电泳后处理　温和取出凝胶载玻片，用 0.4 mol/L Tris、pH7.5 中和 pH。凝胶载玻片分 2 次用无水乙醇脱水，各 10 min，溴化乙锭染色。

5. 检测应用荧光显微镜分析 DNA 迁移　以 μm 为单位测量 DNA 迁移图像（彗星）长度（至少 25 个细胞）。采用 Mann-Whitney U-test 对彗尾图像、彗星头部区域进行统计分析。由于检验结果反映的是受试者个体的细胞均值，因此单位的报告是个体，而不是细胞。

6. 技术应用　SCGE 或彗星试验是在单细胞水平上检测 DNA 链断裂的一种敏感和快速的方法。可用于检测长期暴露于高浓度臭氧环境人群的鼻腔、口腔与泪道黏膜上皮细胞内 DNA 损伤的评估。

（1）口腔颊黏膜细胞的检测：如利用从非吸烟者（9 个供体）和吸烟者（11 个供体）脱落的细胞进行 SCGE 分析，发现吸烟组的 DNA 图像长度范围（89.30 ± 16.18 μm）明显大于非吸烟组

（52.01±10.43 μm）。

（2）泪腺上皮细胞的检测：泪腺上皮细胞可通过微创手术获得，一滴泪珠中就有足够的细胞用于检测。

（3）前景展望：SCGE 应用于白血病细胞、精子细胞和胎盘细胞等均已进入临床试验阶段。

五、微核检测技术在脱落细胞的检测应用

Howell 和 Jolly 在动物红细胞中首次报道了微核（micronuclei，MNi），由于 MNi 可以随着细胞的分裂进入子细胞，因此也称为豪 - 乔小体（Howell-Jolly body），常见于人类巨幼红细胞贫血、镰状细胞性贫血、暴露于电离辐射的受试者、叶酸或维生素 B 缺乏患者的血细胞中。

目前研究者认为微核形成的原因可能包括：①细胞在有丝分裂所需蛋白质及其检查点的遗传缺陷。② DNA 修复酶的遗传缺陷。③过度暴露于化学诱变剂。④过度暴露于电离辐射。⑤过度代谢过程产生的内源性基因毒素等。这些因素导致在有丝分裂期间未能分离到细胞两极的整个染色体或染色体片段遗留在胞质中，这些滞后的染色体被排除在子核之外，并被包裹在它们自己的膜中形成 MNi，见图 2-6-2、图 2-6-3。MNi 的包裹可能导致染色体破碎，重新整合排列或部分DNA 遗失，继而增加染色体不稳定性，甚至导致非整倍体性染色体异常。寻找有效的 MNi 检测方法对贫血、免疫功能低下、癌症、不孕不育以及其他疾病的诊断治疗具有重要的意义。

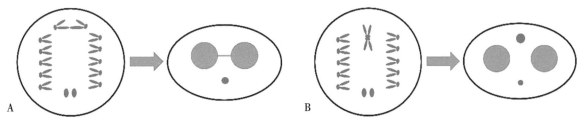

图 2-6-2　NPBs（染色单体分离不完全或端粒末端融合所致）　　图 2-6-3　双核 -MNi（染色体分离发生错误所致）

（一）胞质分裂阻滞法微核实验

胞质分裂阻滞法微核实验（cytokinesis–block micronucleus，CBMN）的基本操作：

1. 培养细胞。

2. 抑制胞质分裂：3.0～6.0 μg/ml 细胞松弛素（Cyt-B）处理细胞培养物 24～30 h。

3. 检测细胞中肌动蛋白微丝环的形成（标志点）。

4. 收获细胞，对细胞核异质进行观察计数。

（1）细胞一次核分裂后 DNA 损伤标志物：双核 -MNi、双核 - 核质桥（nucleoplasmic bridges，NPBs）、双核 - 核芽（nuclear buds，NBUDs）；非分裂单核细胞：单核 -MNi；单核 - 核芽。

（2）细胞毒性生物标志物：其中核分裂指数包括单一细胞、双核细胞、多核细胞、凋亡细胞、坏死细胞。

（二）CBMN 方法的意义

1. 在双核细胞阶段可以有效测量源自双着丝粒染色体的 NPBs 的形成。这些染色体异常是由端粒末端融合或 DNA 断裂的错误修复或染色单体完全分裂失败引起的。

2. NBUDs 是染色体不稳定的另一个指标，是染色体结构异常但并没有得到修复的表现。

3. 同一细胞内的 MNi、NPBs、NBUDs 可揭示染色体不稳定标志物彼此之间的高度相关性及其所代表的桥断裂的细胞遗传学表型。

4. 单核细胞、双核细胞和多核细胞的比例提供了细胞增殖和细胞抑制的指标。

（三）CBMN 方法的应用

CBMN 检测是一种多端点细胞遗传学技术，可以测量数种染色体畸变和有丝分裂期间的染色体异常分离。

1. **在癌症风险评估中的应用** 呼吸道脱落细胞的 MNi 检测：由于呼吸道是最易于接触毒性气体的通道，而脱落细胞又容易获得，这为 MNi 检测提供了方便条件，所以口腔、鼻、支气管以及肺的脱落细胞 MNi 检测，为癌症风险评估带来重要意义。

2. **用于不孕不育的风险评估** 男性外周血淋巴细胞中的 MNi 和精子细胞中的 MNi 有正相关性；女性外周血淋巴细胞中的高频率 MNi 与流产、子宫内生长抑制、先兆子痫等相关，因此 CBMN 作为临床不孕不育的风险评估会提供科学的证据。

3. **其他疾病的风险评估** 神经系统的退行性变疾病，例如帕金森病、阿尔茨海默病、心血管病以及糖尿病等均有 MNi 频率的增加，因此可用于相关疾病的风险评估。

（梁　骥　徐　锋）

第七节　临床脱落细胞学检验的质量管理

一、填写送检申请单

送检申请单实质上是临床医生与检验实验室之间达成的意向服务协议，其目的在于使检验项目与结果满足临床疾病诊疗的需要。检验申请的基本原则是针对性强、及时、信息齐全。临床脱落细胞学检验申请单应包括以下基本内容，应准确描述。

1. **患者信息** 除了患者的姓名、性别、年龄、科室等基本信息外，还应该包括患者的临床诊断。这些信息是检验人员审核检验报告的依据。

2. **医生信息** 应包括医生姓名、科室、申请时间（院外委托标本需注明委托单位）。此信息主要用于特殊情况下检验人员能快速联系到临床医生。

3. **标本信息** 应包括标本类型、有无添加剂、标本采集部位及时间等。此信息有助于检验人员评价标本是否合格。

4. **项目申请信息** 送检标本具体需要做什么项目检查是检验申请的核心内容，即送检目的。

二、检查和签发报告

（一）涂片观察的方法

因涂片中各细胞分布比较凌乱分散，显微镜观察时需按一定的顺序进行全片阅读，即从左至右，自上而下，逐个视野进行观察，以防漏检。细胞学涂片观察常常是先低倍镜观察涂片中各种细胞成分，当发现异常细胞时，再转换高倍镜或者油镜仔细观察细胞结构，最终做出正确的诊断，观察时若遇到有疑问的细胞请做好标记，并请有经验者一起会诊。

正确涂片、观察方法的具体内容详见本章第五节。

（二）细胞学诊断要领

1. 必须掌握正常细胞、良性病变细胞及恶性肿瘤细胞的形态特点。由于病变细胞形态千变万化，加上脱落后的变化以及人为制片带来的影响，会给诊断带来一定的难度，因此，阅片时一定仔细观察全片，并对各种细胞加以比对。恶性细胞的形态特征都是相对的，大量出现时一般较容易鉴别，若良性病变时个别细胞形态酷似恶性细胞则比较难诊断，此时需要分析涂片中每种细胞之间的关系。

2. 诊断时必须结合临床，包括患者的一般情况、临床诊断、标本采集部位及时间、其他相关辅助检查等。

3. 对患者认真负责，诊断无把握时应多次取材检查。下列情况需重新取材：①有可疑癌细胞者。②标本中坏死细胞多而结构清楚的细胞少，恐有遗漏者。③细胞学诊断与临床完全不符者。④治疗后观察有矛盾者。

在无充分把握时，不可轻易下阳性的肯定诊断。如有怀疑可写"可疑"或"高度可疑"或建议重新取材检查等。经验不足的检验人员要特别细心、虚心、实事求是，在实践中不断总结经验，提高诊断水平。

（三）报告单的签发

建立复检制度。对低年资技术员初筛涂片的 10% 需要由上级医生进行复检，阳性及未能确诊的涂片应由有经验的细胞病理医生复检及签发。

三、登记和归档

脱落细胞学检验属细胞病理学检验，其登记和归档参照病理学检查的要求执行。

（一）登记

脱落细胞检查报告单发放前需进行登记，以备各类查询；在报告发放过程中需注意避免各种原因引起的差错，也应注意保护患者的隐私。

（二）归档

脱落细胞学检验需归档的资料主要包括：①细胞学检查申请单。②已制备好的细胞涂片。③与报告单有关的文字资料、图片资料。④电子信息资料：如计算机数据库资料。将这些资料进行归档，主要用途有以下几项：①用于患者在诊断后的医疗过程中对疾病进行复查、核实、随访及比较。②该资料是诊断的依据，是与医疗活动相关的鉴定、公证、保险、司法案件中重要的物证材料。③是医学生和从事细胞学检验工作人员的学习资料。④可作为科研人员的课题材料进行回顾性研究，是一个实际意义上的标本库。由此可见，对临床脱落细胞涂片标本及其相关资料进行归档，对医、教、研三方面都具有重要的意义，应该严格管理、合理使用。

四、质量保证

正确的诊断是决定合理治疗的前提。许多深部肿瘤的诊断依赖于细胞学诊断，包括提高诊断的敏感性和特异性、降低假阴性、减少可疑率、降低假阳性率等，是细胞学诊断质量控制的一个极为重要的问题。

1. 标本采集 各类标本中应出现有效细胞成分才能称为满意的标本。如痰涂片应该看到尘细胞才是真正的深部痰，宫颈涂片内应含有宫颈管柱状细胞等。

2. 制片技术 涂片时尽量避免来回摩擦损坏细胞，应将标本均匀地抹在载玻片上，至少占玻片的2/3，以保证有足够的细胞数量。涂片厚薄应均匀，太厚，细胞过多重叠以致影响观察；太薄，细胞数量太少，影响检出率。

3. 阅片和诊断 细胞病理学工作者一定要本着对患者极端负责的精神，认真、细致地观察每一张涂片，绝不能疏漏。从事细胞病理学工作者应该经过高水平及标准化的培训，不定期地接受继续教育训练，以便更好地提高理论和临床诊断水平。诊断过程中尽可能与组织学相对照（包括活检、手术标本和尸检），对与组织学不相符的病例进行复检和讨论，尽可能地参考过去细胞学和组织学检查的结果。

4. 复查 复查是防止漏诊的一个重要环节，可邀请上级医生或多人阅片或专家会诊。

5. 复习与总结 定期对过去的细胞学涂片进行复习，是继续教育、提高细胞学诊断水平最有效的途径之一。

6. 随访 达到早期诊断、及时治疗的目的，同时也是在实践中提高自己判断能力、取得经验的有效方法。

（刘 艳）

 思 考 题

1. 临床脱落细胞学检验标本采集方法有哪些？
2. 简述临床脱落细胞学检验常用的染色方法及评价。
3. 简述临床脱落细胞学检验结果报告的方式。
4. 临床脱落细胞学检验应用的技术有哪些？
5. 如何做好临床脱落细胞学检验结果的质量保证？

第三章　正常脱落细胞学检验

学习目标

1. **掌握：**几种常见的脱落上皮细胞形态学特点、脱落上皮细胞退化变性的分类及形态学特点。
2. **熟悉：**复层鳞状上皮细胞由底层到表层细胞形态的变化规律，涂片中背景成分的形态学特征。
3. **了解：**各种细胞的退变方式。

细胞和细胞间质组合在一起构成组织。人体有四种基本组织，即上皮组织、肌肉组织、神经组织和结缔组织，每种基本组织都由特殊的细胞构成。在光学显微镜下，大多数正常细胞经染色后，可以按照组织类型和来源进行分类。根据细胞学特点，一般将细胞分为上皮细胞和非上皮细胞。

第一节　正常脱落上皮细胞

一、上皮组织

上皮组织由排列紧密的细胞及少量间质组成，其细胞形态较规则，细胞间质少。上皮组织按其功能和结构不同，可分为被覆上皮、腺上皮和感觉上皮。在脱落细胞涂片中最常见的上皮组织是被覆上皮组织，主要分为复层鳞状（扁平）上皮、柱状上皮、假复层柱状上皮、移行上皮和间皮五种。

二、正常被覆上皮细胞形态

（一）复层鳞状（扁平）上皮细胞

被覆于全身皮肤、咽喉、口腔、食管、阴道、子宫颈外口、肛门等部位。一般由 10 多层排列紧密的上皮细胞组合而成，从底层到表层，组织学大致分为 3 层：基底层、中层和表层。从底层到表层，细胞形态总的变化规律为：体积由小到大；细胞核由大到小，最后消失；核染色质从疏松到致密、固缩；细胞质由少到多；核质比由大到小，最后消失。

1. 底层细胞

（1）基底层细胞：位于鳞状上皮的最底层，紧邻基底膜，为单层立方或低柱状细胞。基底细胞是未分化的幼稚细胞（干细胞），具有很强的增殖能力，不断补充表层脱落的衰老细胞，故又称为生发层细胞。

形态特点：①瑞 - 吉染色：细胞体积小，直径 12 ~ 15 μm，呈圆形；胞质较少，呈深蓝色；核质比为 1 :（0.5 ~ 1）；核为圆形或椭圆形，居中，直径 8 ~ 10 μm，染色质细而均匀，见图3-1-1A。②巴氏染色：细胞呈圆形或卵圆形，胞质深染，呈深蓝、暗绿或灰蓝色，染色质呈细颗粒状，均匀分布，见图 3-1-1B。③HE 染色：胞质呈粉红色。

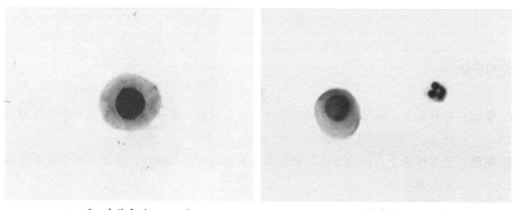

A. 瑞 - 吉染色（×1000）　　　　　　　　B. 巴氏染色（×1000）

图 3-1-1　宫颈复层鳞状上皮基底层细胞

（2）副基底层细胞：在基底层之上，由 2 ~ 3 层细胞组成。

形态特点：①瑞 - 吉染色：细胞呈圆形，直径 15 ~ 30 μm；胞质较基底层细胞略多，呈深蓝色；核与基底层细胞相似，为圆形或椭圆形，直径 8 ~ 10 μm，染色质呈细颗粒状，均匀分布；核质比为 1 :（1 ~ 2），见图 3-1-2A。②巴氏染色：细胞呈圆形或卵圆形，边界清晰，胞质呈淡绿或灰绿色，染色质呈均匀细颗粒状，见图 3-1-2B。③HE 染色：胞质呈淡粉红色。

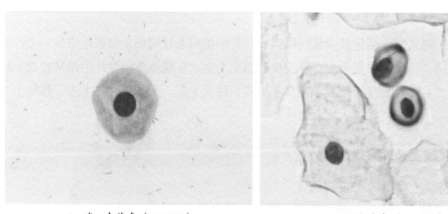

A. 瑞 - 吉染色（×1000）　　　　　　　　B. 巴氏染色（×1000）

图 3-1-2　宫颈复层鳞状上皮副基底层细胞

2. 中层细胞　位于鳞状上皮中部，由多层细胞组成，脱落后的细胞形态多样。

形态特点：①瑞 - 吉染色：细胞呈圆形、卵圆形、多边形、菱形，直径 30 ~ 40 μm；胞质较丰富，透明，呈浅蓝色；核圆，居中，与红细胞大小相似，染色质呈均匀细颗粒状；核质比为 1 :（2 ~ 3），见图 3-1-3A。②巴氏染色：胞质呈淡绿或灰蓝色，染色质呈细颗粒状，均匀分布，见图 3-1-3B。③HE 染色：胞质呈淡红色。

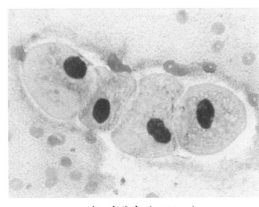

A. 瑞 - 吉染色（×1000） B. 巴氏染色（×400）

图 3-1-3 宫颈复层鳞状上皮中层细胞

3. 表层细胞 位于鳞状上皮的表层，是最成熟的鳞状上皮细胞，细胞扁平。细胞呈多边形或多角形，直径 40～60 μm；胞质透明，边缘可卷褶；核固缩，小而深染。根据细胞的角化程度，又分为角化前细胞、不全角化细胞、完全角化细胞。

（1）角化前细胞

形态特点：①瑞 - 吉染色：胞质呈淡蓝色，随着细胞的角化，颜色进一步变浅；胞核直径 6～8 μm，颜色稍深，染色质较均匀但深染，见图 3-1-4A。②巴氏染色：胞质呈淡蓝或淡绿色，见图 3-1-4B。③ HE 染色：胞质呈浅红色。

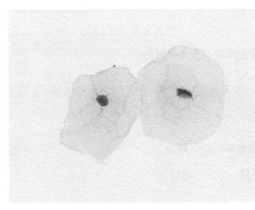
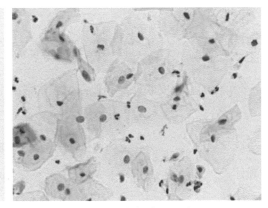

A. 瑞 - 吉染色（×1000） B. 巴氏染色（×400）

图 3-1-4 宫颈复层鳞状上皮表层角化前细胞

（2）不全角化细胞

形态特点：①瑞 - 吉染色：胞质呈淡红色，胞核明显固缩，直径约 4 μm，染色质浓集深染，核质比 1∶5 以上，见图 3-1-5A。②巴氏染色：胞质呈粉红色，见图 3-1-5B。③ HE 染色：胞质呈浅红色。

（3）完全角化细胞

形态特点：①瑞 - 吉染色：胞质极薄，可出现皱褶或卷角，染色呈粉红色；胞核淡影或消失，见图 3-1-6A。②巴氏染色：胞质呈杏黄或橘黄色，见图 3-1-6B。③ HE 染色：胞质呈淡红色。

在正常涂片中，底层细胞不易见到，当有溃疡、糜烂或阴道萎缩性变化等才能见到底层细

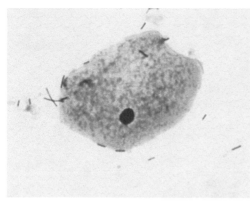

A. 瑞-吉染色（×1000）　　　　　　　B. 巴氏染色（×400）

图 3-1-5　宫颈复层鳞状上皮表层不全角化细胞

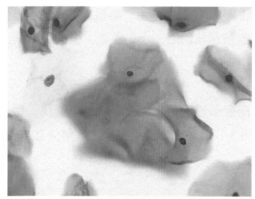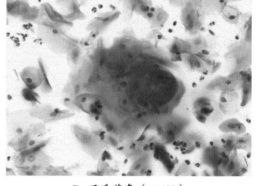

A. 瑞-吉染色（×1000）　　　　　　　B. 巴氏染色（×400）

图 3-1-6　宫颈复层鳞状上皮表层完全角化细胞

胞。完全角化细胞除皮肤外，其他部位正常情况下均无此细胞。各层鳞状上皮细胞形态特点见表 3-1-1。

表 3-1-1　鳞状上皮细胞形态变化规律

项目	底层→中层→表层
细胞体积	小→大
细胞核	大→小→消失
核染色质	细颗粒状，浅染→固缩，深染
核质比	1:0.5→1:5 以上
细胞质	嗜碱性→嗜酸性，巴氏染色由深绿色→红黄色，HE 染色由深红色→浅红色

（二）柱状上皮细胞

主要分布在鼻腔、支气管、胃肠黏膜、子宫颈管、子宫内膜及输卵管等部位。根据细胞排列方式分为单层柱状上皮、假复层纤毛柱状上皮和复层柱状上皮；根据功能可分为纤毛柱状上皮细胞、黏液柱状上皮细胞和储备细胞。细胞常呈柱形，其长轴与上皮表面垂直，不同器官的柱状上皮细胞高低不同，但都是由基底部未分化的储备细胞分化而来。

1. 纤毛柱状上皮细胞

形态特点：①瑞 - 吉染色：细胞多呈栅栏样排列，圆锥形，顶端宽平，表面有密集的纤毛；胞质呈淡蓝色，纤毛为淡红色；胞核圆形或卵圆形，位于细胞中下部，直径 8 ~ 12 μm，顺长轴排列，染色质呈均匀细颗粒状，染色较深，见图 3-1-7A。②HE 染色：胞质和纤毛均呈淡红色，胞核呈蓝紫色，见图 3-1-7B。

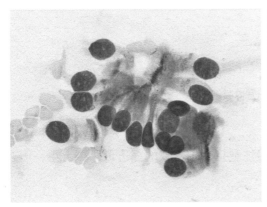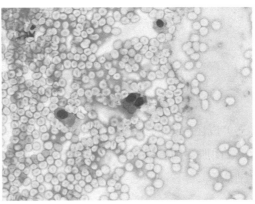

A. 瑞 - 吉染色（×1000）　　　　　　　　B. HE 染色（×400）

图 3-1-7　纤毛柱状上皮细胞

2. 黏液柱状上皮细胞

形态特点：①瑞 - 吉染色：细胞肥大，呈卵圆形、圆柱形或锥形；胞质丰富，含有大量黏液，着色浅淡而透明，呈淡蓝色；胞核呈卵圆形，位于细胞基底部，其大小、染色与纤毛柱状上皮细胞相似，有时可见核被黏液空泡挤压呈月牙形，见图 3-1-8A。②巴氏染色：胞质呈淡绿色，见图 3-1-8B。③HE 染色：胞质呈淡红色。

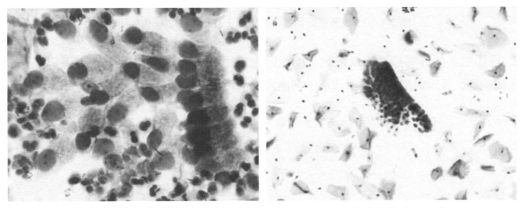

A. 瑞 - 吉染色（×1000）　　　　　　　　B. 巴氏染色（×200）

图 3-1-8　黏液柱状上皮细胞

3. 子宫内膜细胞

形态特点：①瑞 - 吉染色：细胞体积小，呈圆形、卵圆形或多边形；胞质呈深蓝色；染色质呈均匀细颗粒状，核膜清楚，核仁常见，见图 3-1-9A。②巴氏染色：胞质呈深绿色，见图 3-1-9B。③HE 染色：胞质呈深红色。

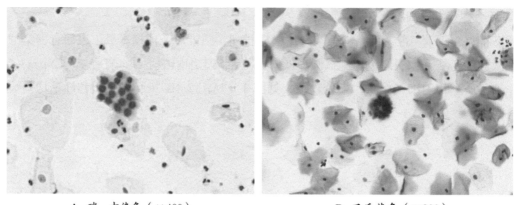

A. 瑞 - 吉染色（×400）　　　　　　　　　B. 巴氏染色（×200）

图 3-1-9　子宫内膜细胞

（三）成团脱落的上皮细胞

1. 成团脱落的基底层鳞状上皮细胞　基底层细胞呈大小一致的多边形，核大小、形态较一致，核距相等，呈蜂窝状，见图 3-1-10。

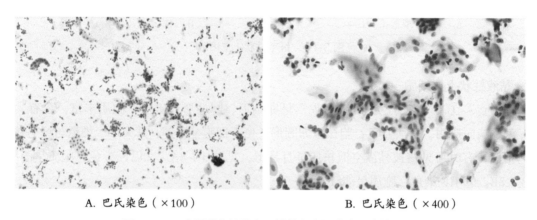

A. 巴氏染色（×100）　　　　　　　　　B. 巴氏染色（×400）

图 3-1-10　成团脱落的基底层鳞状上皮细胞（雷庚伟供图）

2. 成团脱落的纤毛柱状上皮细胞　细胞融合成团，细胞间界线不清，细胞核聚合在中央、重叠形成核团，核团周围为胞质融合带，细胞团表面可见纤毛，见图 3-1-11。

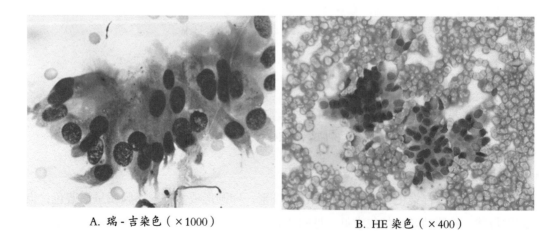

A. 瑞 - 吉染色（×1000）　　　　　　　　B. HE 染色（×400）

图 3-1-11　成团脱落的纤毛柱状上皮细胞

3. 成团脱落的黏液柱状上皮细胞　细胞体积较大，密集成团，呈蜂窝状。胞质内含大量黏液，使胞质透明而淡染；核距较远，也呈蜂窝状。在细胞团边缘部分的细胞有时呈典型的栅栏状排列，见图 3-1-12。

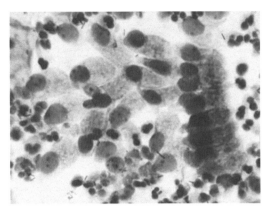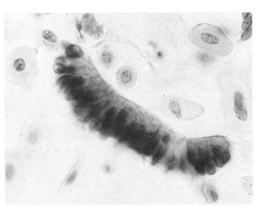

A. 瑞 - 吉染色（×1000）　　　　　　　　B. 巴氏染色（×400）

图 3-1-12　成团脱落的黏液柱状上皮细胞

（胡　晶　段爱军　曹　喻）

第二节　脱落上皮细胞的退化变性

细胞由于缺氧、营养不良以及黏液酶的作用，导致细胞界线不清而发生的变性坏死统称退化变性（简称退变）。标本放置过久、固定不佳或制片中用力不当、用药等情况下，细胞均易发生退化变性。标本中的细胞出现退化变性，无论良性还是恶性细胞均不能用于诊断，需重新取材制片。细胞退化变性分为肿胀性退变和固缩性退变两种。

一、细胞退化变性分类

（一）肿胀性退变

1. **原因**　可能与细胞膜能量不足，引起细胞内钠、水潴留和酸度增加有关。

2. **形态特点**　细胞内水分明显增加，胞质肿胀，体积可增大 2～3 倍，边缘模糊不清，胞质内出现液化空泡，空泡变大可将胞核挤压至一边，呈肾形、月牙形、印戒样或泡沫状细胞；胞核肿胀，核膜不清，染色质模糊不清，淡染呈云雾状；最后胞膜逐渐溶解消失，胞质溢出，剩下肿胀的淡蓝色裸核亦逐渐溶解消失，见图 3-2-1。

（二）固缩性退变

1. **原因**　可能与细胞器和染色质脱水有关。

2. **形态特点**　细胞体积变小，皱缩变形，胞质脱水，染色变深；胞核固缩，核染色质聚集、致密，形成无结构的深染团块，使胞核与胞质之间形成空隙，称核周晕。最后胞核破裂成碎片或溶解为淡染的核阴影，直至消失呈无核细胞，称影细胞，见图 3-2-2。

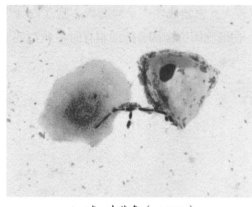

A. 瑞 - 吉染色（×1000）　　　　　　B. 巴氏染色（×400）

图 3-2-1　肿胀性退变的上皮细胞

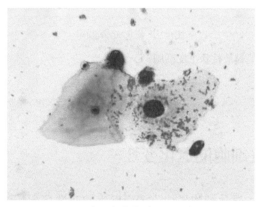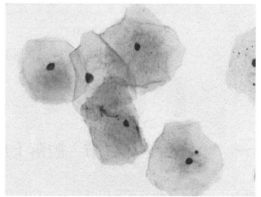

A. 瑞 - 吉染色（×1000）　　　　　　B. 巴氏染色（×400）

图 3-2-2　固缩性退变的上皮细胞

二、各种细胞退变方式

1. **复层鳞状上皮细胞**　表层细胞常表现为固缩性退变，可见核固缩、碎裂、浓染，核边增厚、核周晕形成，胞质可见异常颗粒；底层和中层细胞退变常表现为肿胀性退变。

2. **柱状上皮细胞**　较鳞状上皮细胞更易发生退变，肿胀性退变时表现为细胞肿胀、纤毛脱落，胞核、胞质出现空泡；固缩性退变时，胞体为长椭圆形、小锥形、三角形或胞质横断分离，形成无核纤毛丛和无纤毛的细胞残体，胞核、胞质固缩退变，有时需根据残存的终板和锥形外观来判断纤毛柱状上皮细胞。

三、退化变性细胞在涂片中出现的意义

1. **提示细胞死亡**　一般无实际意义，无论良性或恶性细胞出现退化变性，只表示细胞已死亡，均不能用于诊断。

2. **提示标本质量差**　大量出现，表示标本不合要求，是取材不当或放置过久，未及时固定所致。

3. 造成误认　由于核肿胀、固缩变性深染及胞质出现空泡、肿胀等，在形态学上易引起误认，特别是初学者。

（胡　晶　段爱军）

第三节　涂片中的背景成分

涂片中上皮细胞以外的成分称为背景成分。背景成分主要有血细胞、组织细胞、吞噬细胞、黏液、坏死物及异物等。

一、非上皮细胞

1. 红细胞　在涂片中常见，因其无核并有双凹圆盘状结构，易于辨认。其直径一般为 6～8 μm。片中红细胞的多少除与病变有关外，亦可能与取材时所受到的损伤有关。

2. 中性粒细胞　①瑞 - 吉染色：直径 10～12 μm。②HE 染色：细胞经固定、脱水后直径约 8 μm。涂片中如果出现大量的中性粒细胞，则表示病变部位有炎症，故又称为炎症细胞、脓球。值得注意的是中性粒细胞易发生退变，退变时分叶核高度肿胀，染色浅，胞质溢出而呈裸核，特别是成团出现时常会被误认为变性的癌细胞。

3. 嗜酸性粒细胞　①瑞 - 吉染色：直径 10～15 μm。②HE 染色：直径约 9 μm。胞质含有大量的嗜酸性颗粒而染成红色，核常分为两叶。涂片中易见，表示与炎症、变态反应、寄生虫感染或淋巴瘤等疾病有关。

4. 淋巴细胞　①瑞 - 吉染色：直径 6～15 μm。②HE 染色：直径 4～5 μm。核呈圆形、肾形或有切迹，染色质呈粗块状，着色较深。胞质甚少，像裸核。在涂片中可作为与其他细胞比较大小的"标尺"。大量出现时可表现为细胞大小不一，易与未分化癌细胞相混淆，但淋巴细胞团中间常夹杂中性分叶核，且细胞不呈镶嵌状结构。在涂片中淋巴细胞增多，常见于慢性炎症。

5. 浆细胞　瑞 - 吉染色：细胞大小 10～20 μm，胞质较多，偏于一侧，略呈嗜碱性，可见有空泡，靠近核处有一半月形淡染区，为发达的高尔基复合体。核大小像淋巴细胞，浓密的染色质排成车轮状。通常在慢性炎症病灶中比较多，在脱落细胞涂片中，主要是由于黏膜炎症灶的浆细胞向外渗出，故可见到。

6. 吞噬细胞　瑞 - 吉染色：细胞呈圆形、卵圆形，大小相当于内、外底层细胞，相差悬殊。常呈片、线条状、带状排列。核呈圆形、卵圆形或不规则，偏位，染色质呈细颗粒状。胞质丰富，有大小不一的空泡，呈泡沫状，胞质内常吞噬有异物。吞噬有大量异物时，染色较深，易被误认为异常细胞；细胞核常不规则、偏位，胞质有空泡，易被误认为腺癌细胞，需加以鉴别。

7. 组织细胞　瑞 - 吉染色：其形态结构很像巨噬细胞，但体积略小，有吞噬功能，但吞噬现象不明显。正常涂片很少见，炎症时可较多出现。其大小变异较大，特别是在炎症反应时，其核大且不规则，同时胞质发生退变而显得不清晰时，常易被误认为癌细胞。

8. 多核巨噬细胞　瑞 - 吉染色：相当于鳞状上皮表层细胞大小或更大。核多个或数十个，常呈堆、重叠排列，或排列呈环状、马蹄状，核大小、形态、染色与吞噬细胞相似。胞质丰富，有大小不一的空泡或吞噬有异物。要注意与多核癌细胞相鉴别，前者细胞核大小、形态和染色质结构较均匀一致。

二、其他背景成分

1. **坏死组织碎屑** HE 染色：为红染无结构颗粒状物，涂片中若出现大量坏死物质，首先应考虑癌的可能，癌性坏死为完全性坏死，周边常可见到残存固缩的癌细胞核。其次考虑为结核，其坏死也为完全性坏死，周边部位可发现多核巨细胞或上皮样细胞。若为一般炎症性坏死，常伴有大量中性粒细胞和变性碎裂的中性粒细胞。

2. **黏液** 常见于黏膜涂片中，染成浅蓝色，为无结构丝状物，常呈团块状、片状、云雾状。

3. **染料沉渣** 以苏木素沉渣多见，呈深蓝色小团块，边缘不清楚，无结构。注意勿误认为裸核癌细胞。

4. **细菌团** 涂片中也常出现，一般蓝染，多为非致病菌。如阴道分泌物涂片中出现的阴道杆菌。

5. **真菌** 有时涂片中可见真菌，其是否有致病性，要结合患者情况判断，一般多为寄生性的。

6. **污染** 制片过程中可发生污染，如棉花纤维等，应加以识别。涂片中偶然见到植物细胞，这可能来自口腔、食管、胃的食物残渣，或空气中的粉尘落入涂片所致。植物的幼嫩部分如瓜瓤、花粉等，由于其细胞生长快而又没有成熟的细胞壁，甚似癌细胞，易造成误诊。

三、注意事项

1. 背景细胞并非"脱落"的细胞，主要来源于血液或组织，在病理情况下多见。

2. 脱落细胞学检查是诊断上皮组织疾病，背景细胞的出现只是上皮组织病变时伴随出现的细胞，它对上皮细胞病变不能确诊，但对病变性质有协助诊断作用，如有出血、大量中性粒细胞和坏死物出现，使涂片背景变脏时，常提示有恶性细胞存在，此时又称为"阳性背景"。

3. 背景细胞（如红细胞、中性粒细胞与淋巴细胞等）可作为上皮细胞核增大程度的判断标尺。因为各种良、恶性疾病时，上皮细胞的核均会发生体积改变，而背景细胞的体积一般没有变化。

（何邵波　黄泽智）

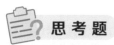 **思考题**

1. 试比较三层复层鳞状上皮细胞的形态学特点。
2. 试比较三种柱状上皮细胞的形态学特点。
3. 各类细胞退化变性的形态学特点有哪些？
4. 涂片中的背景成分主要有哪些？对于背景成分的观察需要注意哪些事项？

第四章　良性病变的脱落细胞学检验

人体各组织器官的细胞可因内在或外在因素作用造成细胞损伤，从而引起细胞脱落。良性病变是相对于恶性肿瘤病变而言的疾病，常由炎症和其他理化因素作用而引起，表现为细胞退化变性、坏死、增生、再生、化生等，掌握其脱落细胞的形态特征，对做出正确的细胞学诊断是十分重要的。

第一节　炎症时脱落细胞的一般形态

炎症局部组织有变质、渗出、增生3种基本病变，上皮细胞在不同的炎症时具有不同的反应。急性炎症时主要表现为变性、坏死和渗出。慢性炎症时主要表现为增生、再生、化生以及有不同程度的退化变性。

一、上皮增生、化生、再生及脱落时细胞形态

（一）增生

非肿瘤性的增生（hyperplasia）常指上皮细胞在慢性炎症或理化因素等持续刺激下，细胞分裂增殖增强，数目增多且伴有细胞体积的增大，表现为增生的组织和器官弥漫性增大，或出现单发或多发增生性结节。

1. 鳞状上皮细胞增生　鳞状上皮细胞增生常为底层和中层，成团脱落，细胞特征为胞核增大，核质比增大，胞核形态基本正常，核分裂活跃，可见双核或多核，少数染色质形成小块，但仍呈细颗粒状；胞质相对减少，见图4-1-1。鳞状

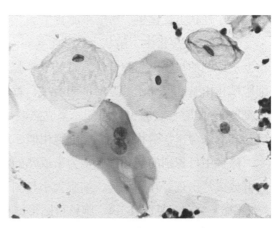

图4-1-1　鳞状上皮细胞增生（巴氏染色，×400）

上皮增生现象，常见于口腔、阴道和痰液涂片中。

2. 纤毛柱状上皮细胞增生 纤毛柱状上皮细胞增生时表现为体积增大；胞核肥大，呈卵圆形，可见双核、多核，核大小一致，染色质粗大，深染；胞质丰富；常成团、成堆分布，游离端可见纤毛，见图 4-1-2。

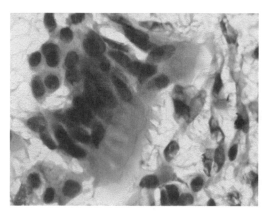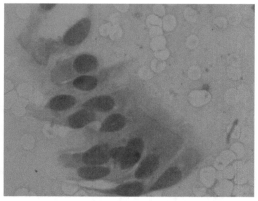

图 4-1-2　纤毛柱状上皮细胞增生（瑞 - 吉染色，×400）（石祥供图）

3. 储备细胞增生 储备细胞增生常成团脱落，排列紧密，细胞特征为胞体小，呈圆形或不规则形；胞核呈圆形，居中，直径约 8 μm，核大小一致，核染色质略深；胞质较少，见图 4-1-3。

（二）化生

化生（metaplasia）是指已分化成熟的组织在慢性炎症或理化因素刺激下，形态和功能上转变为另一种成熟组织的过程。化生的产生是该组织中具有干细胞样的分裂增殖和多向分化能力的未分化的幼稚细胞、储备细胞等发生转分化的结果。化生的意

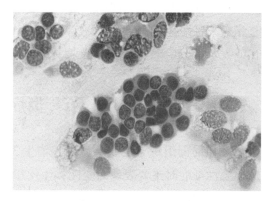

图 4-1-3　储备细胞增生（瑞 - 吉染色，×1000）

义在于预防性适应，增强组织对不良环境的抵抗力，但若慢性炎症或理化因素刺激持续存在，可引起细胞癌变。化生通常发生在同源性细胞之间，即上皮细胞之间或间叶细胞之间，包括鳞状上皮化生、柱状上皮化生、嗜酸细胞化生。

1. 鳞状上皮化生 鳞状上皮化生（squamous metaplasia）是由柱状上皮的储备细胞转变为鳞状上皮细胞的过程，简称鳞化，常见于鼻腔、鼻咽、支气管、子宫颈管、子宫内膜等部位。组织细胞鳞化由基底层开始，逐渐推向表层，首先是储备细胞增生，化生为基底层细胞（即未成熟鳞化细胞），此时在表层可见部分原来成熟的柱状上皮细胞，当鳞化细胞发育到中层，尤其是表层后，其形态与正常鳞状上皮表层细胞相似，难以区分。

涂片中可识别的鳞化细胞常为未成熟的鳞化细胞，与正常鳞状上皮基底层细胞形态不同，多成群或成片出现，互相粘连，细胞大小与副基底层细胞相似，呈圆形、卵圆形或多边形，也可有"蜘蛛样"突起，见图 4-1-4；胞核呈圆形或椭圆形，染色质结块，可见核仁；胞质中等，呈强嗜酸性，有时可见空泡和少量黏液。涂片背景可见各种炎症细胞。

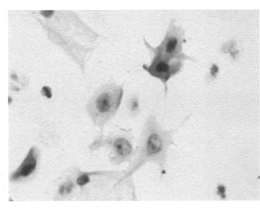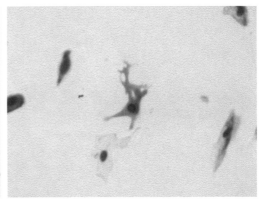

图 4-1-4　鳞化细胞（巴氏染色，×400）

2. 柱状上皮化生　柱状上皮化生是指柱状上皮细胞、移行上皮细胞或鳞状上皮细胞转化为另一种柱状上皮的过程，如膀胱的移行上皮化生为柱状上皮，食管下段的鳞状上皮化生为柱状上皮等。

3. 嗜酸细胞化生　某种情况下，唾液腺、甲状腺、乳腺以及支气管壁腺体等部位的细胞，发生形态改变，细胞特征为：胞体呈立方形或柱形，胞质丰富，内含大量大小不一的嗜酸性颗粒，称为嗜酸细胞化生。桥本甲状腺炎时可见到嗜酸化生细胞，此类细胞胞核呈毛玻璃样，胞质呈嗜酸性，提示有癌变风险。

（三）再生

再生（regeneration）是指局部组织损伤或死亡后，由邻近的正常组织中同类细胞的生发细胞分裂、增生、修复的过程。再生上皮细胞未完全成熟，易脱落，成片的细胞排列方向一致，但不规则，胞质边缘有裂隙，小裂隙是诊断再生的依据之一。涂片中可见再生上皮细胞和增生活跃的基底层细胞，再生细胞特征为：胞体增大；胞核增大，大约为中层鳞状上皮细胞胞核的2倍，可见双核、多核，染色质结块，深染，核仁显著增大、增多；胞质略呈嗜碱性；伴有数量不等的炎症细胞。

二、炎症时脱落细胞的一般形态改变

（一）鳞状上皮细胞

炎症时，脱落的鳞状上皮细胞底层和中层变化比较大。表现为胞体异形性明显增强，呈梭形、星形、不规则形；胞核增大，比正常大 0.5 ~ 1 倍，核膜增厚，核轻度畸形，可见核固缩、核碎裂和凋亡，染色质呈粗颗粒状，见图 4-1-5；炎症导致底层、中层鳞状上皮细胞成团脱落时，大多数细胞形态正常，核外形、大小一致，染色正常。

（二）柱状上皮细胞

炎症时，纤毛柱状上皮细胞变化明显，常成片、成排脱落。表现为体积减小，多呈锥形；胞核缩小，仅为正常核的1/2，核轻度不规则，可见双核或多核，核固缩，核染色质深染；胞质呈深蓝色。

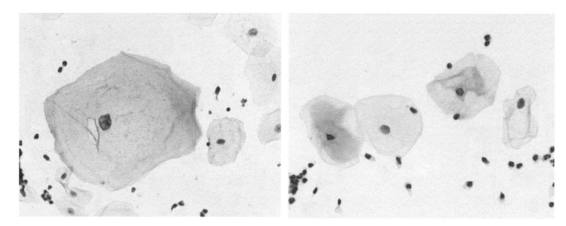

图 4-1-5　炎症时的鳞状上皮细胞（巴氏染色，×400）

（三）病毒感染导致的上皮细胞形态改变

1. 单纯疱疹病毒感染　单纯疱疹病毒（herpes simplex virus，HSV）是疱疹病毒的典型代表，根据抗原性的差别，分为 HSV-1 和 HSV-2，HSV-1 主要感染呼吸道，HSV-2 主要感染生殖道黏膜，与宫颈癌有关。单纯疱疹病毒感染的鳞状上皮细胞，早期可出现细胞核中度或重度增大，偶见核呈空泡化，可见多核巨细胞，病毒感染时可有圆形淡染区，易被误认为癌细胞；在核中心可出现大小不一的嗜酸性包涵体；胞质呈嗜碱性，不透明玻璃样变性，也可见包涵体。

2. 巨细胞病毒感染　巨细胞病毒（cytomegalovirus，CMV）是疱疹病毒组的一种 DNA 病毒，可感染全身器官和组织，常侵犯婴幼儿，具有潜在致癌可能。常在肾小管上皮细胞、滤泡上皮细胞、支气管上皮细胞中见到被感染的细胞肿大，并可见巨大的核内包涵体。细胞特征为：胞体肿大变圆，核变大，胞质与核内可出现周围有"亮晕"的 1 个或多个嗜酸性包涵体，核内包涵体巨大，直径 8 ~ 10 μm，胞质包涵体较小。有时与单纯疱疹病毒感染形态相似，区别点在于巨细胞病毒感染并无多核现象。

3. 人乳头瘤病毒　人乳头瘤病毒（human papilloma virus，HPV）是乳多空病毒科、乳头瘤病毒属的一种，引起人皮肤和黏膜不同程度的增生性病变，常感染生殖道黏膜，如良性疣、乳头状瘤以及尖锐湿疣，某些型别还有致癌潜能，如子宫颈癌、皮肤癌。涂片中可见上皮细胞胞体肿大，胞核增大，核质比增大，宫颈涂片常见鳞状细胞化生，伴炎症细胞。

4. 人多瘤病毒　多瘤病毒是一种闭合环状双链 DNA 病毒，目前发现 10 余种，其中 BKV（BK virus，BKV）和 JCV（JC virus，JCV）分布较广，BKV 主要从肾组织和生殖器官中检出，JCV 常从尿液中检出，与结直肠癌、前列腺癌等有关；McPyV 与梅克尔细胞癌（Merkel cell carcinoma，MCC）有关。当 BKV 或 JCV 感染肾小管上皮细胞或尿路上皮细胞时，此类细胞称为诱饵细胞（decoy cell）。细胞特征为上皮细胞体积明显增大；胞核增大，呈毛玻璃样，染色质常边缘化，可见嗜酸性包涵体充满整个胞核；胞内出现大小和形态多样化的病毒包涵体，多见于肾移植与长期服用免疫抑制剂患者，还可见于服用类固醇药物、糖尿病、恶性肿瘤患者的尿液中。尿液中诱饵细胞常规监测可作为器官移植后感染 BKV 简便且经济的筛查方法，若在肾移植患者尿液中大量出现，常提示移植失败，见图 4-1-6。

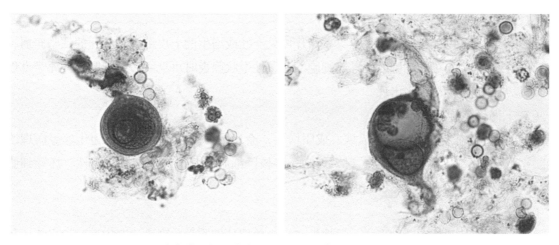

图 4-1-6　尿液中的诱饵细胞（Sternheimer 染色，×400）（郑智弦供图）

三、各种炎症时的脱落细胞形态特征

炎症按病程可分为急性、亚急性、慢性三种。慢性炎症又分为继发性慢性炎症和原发性慢性炎症，前者如大叶性肺炎后的慢性肺炎，后者则由特殊病原体引起，其局部主要由具很强吞噬能力的巨噬细胞组成，常呈慢性经过。

（一）急性炎症

急性炎症反应迅速，持续时间短，以变质和渗出为主，前者可见于急性肝炎，后者常表现为中性粒细胞大量浸润。

1. 以变质为主的急性炎症　脱落细胞特征为：胞体增大，胞核有严重的退化变性。涂片中常伴有大量中性粒细胞，可见细胞碎片、无组织结构的网状或团块状的纤维蛋白、红细胞以及淋巴细胞等，见图 4-1-7。

2. 以渗出为主的急性炎症　分为浆液性炎、纤维性炎、化脓性炎以及出血性炎。根据疾病的类型不同，涂片中可有大量纤维蛋白、数量不等的中性粒细胞、细胞碎片或脓细胞、细菌、组织坏死碎片以及大量红细胞等，见图 4-1-8。

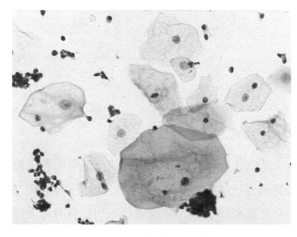

图 4-1-7　急性炎症时的脱落细胞（巴氏染色，×400）（以变质为主）

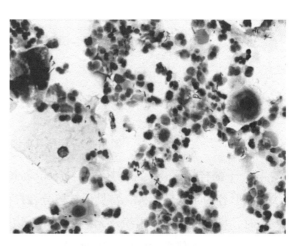

图 4-1-8　急性炎症时的脱落细胞（巴氏染色，×400）（以渗出为主）

（二）亚急性炎症

临床较少见，一般见于寄生虫感染。涂片可见变性或增生的上皮细胞和坏死的细胞碎屑，常伴有嗜酸性粒细胞、单核细胞以及淋巴细胞。亚急性甲状腺炎时可见巨多核细胞，坏死型淋巴结炎时可见浆细胞样单核细胞出现。

（三）慢性炎症

慢性炎症以增生为主，细胞成堆、成团增生，涂片中细胞以增生、再生和化生等病理改变为主，常伴有浆细胞、淋巴细胞、组织细胞、多核巨细胞等其他炎症细胞，变性、坏死细胞较少见。

（四）肉芽肿性炎症

病变部位有特征性肉芽肿形成，呈慢性经过。单纯从细胞学角度来诊断肉芽肿性炎症比较困难，除非在涂片中找到特殊病原体。结核病是最常见的肉芽肿性炎症，以形成结核结节为特征，并常发生干酪样坏死。组织学上结核结节由类上皮细胞、朗格汉斯细胞和淋巴细胞组成，中央常发生干酪样坏死。涂片中可见以下成分：

1. **类上皮细胞**　类上皮细胞由单核巨噬细胞分化而来，为分化的分泌细胞；在结核病中的类上皮细胞是由组织细胞吞噬结核分枝杆菌后变形而形成的。细胞形态特征为：胞体呈不规则的圆形、多边形或梭形，大小 15～30 μm；胞核呈圆形、卵圆形、月牙形、杆状等，染色质呈疏松颗粒状，核仁小，1～2个；胞质丰富，呈淡蓝色，可见空泡。

2. **朗格汉斯细胞**　朗格汉斯细胞是一种来源于骨髓、存在于皮肤及淋巴结等部位、由多个类上皮细胞融合而成的细胞。细胞形态特征为：胞体呈不规则的圆形，大小 35～200 μm；胞核特征与类上皮细胞相似，数目常为数个或几十个不等；胞质呈灰蓝色，退化坏死的病例中可见红蓝双染的胞质，偶见色素颗粒及空泡，见图 4-1-9。

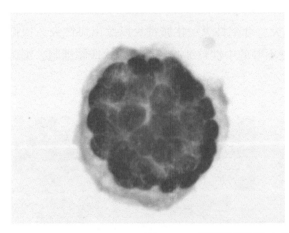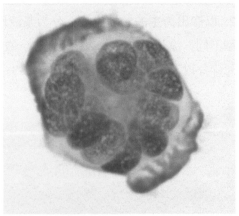

图 4-1-9　朗格汉斯细胞（瑞-吉染色，×1000）

3. **干酪样坏死**　干酪样坏死（caseous necrosis）是指病灶因含大量脂质，坏死区呈黄色干酪状，故形容为干酪样坏死，常见于结核分枝杆菌侵犯的淋巴结组织。对淋巴结针吸细胞行病理学检查时，可见大量坏死组织及无结构的颗粒物质，呈红蓝双染，涂片背景着色不均，有时可见淋巴细胞碎核，如伴继发感染或脓肿，可见较多的中性粒细胞。涂片中若找到退化不全的结核结节及类上皮细胞，有利于结核病的诊断。

4. 其他细胞 在结核涂片中还可见到较多的淋巴细胞及单核细胞。

（刘娟娟 胡 晶）

第二节 上皮细胞非典型增生和角化不良

一、上皮细胞非典型增生的脱落细胞形态

上皮细胞非典型增生（dysplasia），又称为核异质（dyskaryosis），是指脱落细胞核发生异常改变但细胞质分化正常的细胞。细胞学改变常表现为核增大、核畸形，双核或多核，染色质增多且分布不均，核膜增厚，核的边界不整齐等。上皮细胞非典型增生常见于鳞状及柱状上皮细胞，通常认为属于癌前病变，早期筛查和发现有助于某些癌症的早期预防，例如子宫颈上皮细胞非典型增生也称作子宫颈上皮内瘤变（cervical intraepithelial neoplasia，CIN），CIN 可在 10 ~ 20 年间进一步发展为子宫颈癌，CIN 的诊断对子宫颈癌的预防至关重要。

根据非典型增生细胞形态变化的程度，分为轻、中、重度。轻度非典型增生主要细胞学改变包括细胞核轻度增大、略深染，核质比正常或轻度增大，胞核正常或轻度畸形；中度非典型增生主要细胞学改变包括细胞核中度增大，可伴畸形，核质比增大，染色质深染，分裂象较多；重度非典型增生细胞核明显增大，常伴畸形，核质比明显增加，染色质明显深染，细胞大小不一。轻度非典型增生细胞来源于炎症刺激时的细胞变异，故称炎性核异质；重度非典型增生细胞可能是由于慢性炎症刺激所致，少数病例可发展为癌或者本身就疑似癌旁细胞，所以又称癌前核异质。

掌握良性与恶性细胞的鉴别要点是细胞学诊断的基础，涂片中出现异常脱落上皮细胞时，需要与恶性细胞进行鉴别，然后做出相应的诊断，见表4-2-1。

表 4-2-1 良性与恶性细胞鉴别要点

	良性细胞	恶性细胞
异常有丝分裂	无	有
细胞质	中等量，可有核周晕	少量至中等量
细胞核大小与形态变化	变化轻度	变化显著
染色质结构	可有少数染色质集结，显示细颗粒状或者网状。除固缩退变外，不呈现墨水滴状	不规则粗颗粒或片块状，期间有透明间隙。有时可见墨水滴状
核质比	轻度至中度增大	显著增大
核仁	1 ~ 2 个，轻度增大	呈现多个，有时巨大
细胞核畸形	轻至中度	多数显著
核膜	轻度增厚	增厚明显，而且厚薄不均

（一）鳞状上皮的非典型增生

鳞状上皮细胞非典型增生常见于女性生殖系统、乳腺、呼吸道及消化道等组织器官，是鳞状细胞癌（squamous cell carcinoma，SCC）的癌前病变。鳞状上皮细胞非典型增生大致可按核异质

程度分为轻度、中度和重度。不同组织在分类上可有具体规定，子宫颈和食管等部位的鳞状上皮细胞非典型增生发生率较高。

1. 轻度非典型增生

（1）形态学诊断标准

1）细胞大小：与表层或中层鳞状细胞相似或增大。

2）细胞核：核大小至少是中层鳞状上皮细胞核的 1.5 倍，低级鳞状上皮内病变（low-grade squamous intraepithelial lesion，LSIL）细胞可达 3 倍以上，见图 4-2-1。核深染，形状不规则，LSIL 细胞可呈葡萄干样细胞核结构，是 HPV 感染的常见细胞学特征，核形状可见不同程度的不规则、折角及凹陷，偶见双核结构，染色质粗糙。

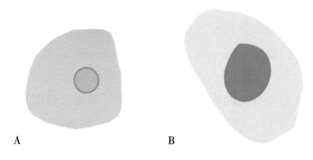

图 4-2-1　LSIL 细胞形态学示意图

A. 中层鳞状上皮细胞　B. LSIL 细胞

3）细胞质：可表现为非典型性角化不全，胞质呈橘黄色。

4）核质比：与中层鳞状上皮相比，核质比可轻度至显著增大。

5）其他：挖空细胞（koilocytosis）是 LSIL 的典型形态，核周胞质空穴边缘清晰，形状不规则，可有折角，是 HPV 感染的典型细胞学特征。部分 LSIL 细胞质为未成熟化生型，也称作小非典型性角化不全细胞（small atypical parakeratotic cell，SAPK cell），可能与嗜酸性非典型增生（eosinophilic dysplasia）有关。部分非典型增生细胞还可出现有丝分裂、细胞边界不清及双核等现象。

（2）临床意义

1）为子宫颈鳞状细胞癌前病变行阴道镜及 HPV 检测及诊断提供依据。

2）为子宫颈鳞状细胞癌前病变患者治疗及复查提供依据。

3）必要时结合活检、醋酸试验及 HPV 检测进行分类鉴定，对发展为 LSIL 及高级别鳞状上皮内病变（high-grade squamous intraepithelial lesion，HSIL）的可能性进行鉴别。

2. 中重度非典型增生

（1）形态学诊断标准

1）合胞体：在低倍镜视野下，多个细胞形成二维平面或三维形状的合胞体（syncytium）样排列。如合胞体样排列呈现类似棋盘模式，表现为细胞核深染，染色质不清晰呈块状分布，胞内可出现随机分布的凋亡小体，可对应活检 CIN2 级别病变。值得注意的是，液基细胞学制备的样本，细胞分布更加独立分散，组织排列上可不呈现典型的棋盘模式，需注意观察细胞核的变化。

2）细胞大小：与 LSIL 细胞相比，HSIL 细胞更小，细胞质部分更少。

3）细胞核：HSIL 细胞核外形轮廓不规则，常伴有内陷及纵向的核沟，部分核沟呈郁金香花蕾样结构，细胞核往往深染，偶见核仁。

4）细胞质：变化较大，从非典型性角化不全，到偶见高度角化，均可观察到。

5）核质比：与 LSIL 细胞相比，HSIL 细胞核质比更大。

6）鉴别诊断：HSIL 属于较严重的细胞学改变，在 HSIL 分类中可包含任何鳞状上皮细胞异常。如果部分病例 HSIL 和 LSIL 同时存在，比例相似，仍可归类为 HSIL；如果整体背景为 LSIL，仅小部分细胞疑似为 HSIL，可归类为"非典型鳞状上皮细胞不排除高度细胞内病变"（atypical squamous cells, HSIL cannot be excluded, ASC-H）。有些 HSIL 病例可观察到大量裸核细胞，细胞核可见 HSIL 样结构，此时若其他视野下有完整的可确切认定为 HSIL 的细胞，可认定为 HSIL，否则完全裸核的病例建议认定为 ASC-H。

（2）临床意义

1）统计学研究表明，95% 以上的 HSIL 病例均为 HR-HPV 阳性。

2）HSIL 发展为癌的可能性较大，有约 30% 的病例 30 年后可发展为癌，自愈的概率较低。

（二）柱状上皮的非典型增生

柱状上皮细胞主要分布于子宫（颈部和内膜）、呼吸道及消化道黏膜等部位。子宫是最常发生柱状上皮非典型增生的组织器官之一。子宫腺上皮主要分为子宫颈腺和子宫内膜（腺）的上皮，子宫颈腺上皮和子宫内膜（腺）上皮均为柱状上皮细胞类型。非典型子宫腺上皮细胞（atypical glandular cells, AGC）增生特指细胞异型性较炎症反应性更为显著，又不足以确诊为原位癌的阶段。AGC 的判定标准主要包括核拥挤、重叠、片层结构、核大小与形状、核深染、染色质不规则程度，可否观察到核仁、有丝分裂、核质比增大及细胞边界是否清晰等。

1. 轻度非典型增生

（1）形态学诊断标准

1）细胞排列：非典型子宫颈细胞呈片状或条状排列，细胞核排列拥挤重叠。非典型子宫内膜细胞聚集数量较少，每个细胞团 5～10 个细胞。

2）细胞核：细胞核增大，轻度深染。体积和形状轻度不一致，偶见核仁。

3）染色质：轻度不规则，非典型子宫内膜细胞可见小空泡。

4）核质比：增高。

5）细胞边界：非典型子宫颈细胞边界清晰，非典型子宫内膜细胞界限不清晰。

6）其他：偶见有丝分裂象。

（2）临床意义

根据美国阴道镜及子宫颈病理协会（American Society for Colposcopy and Cervical Pathology, ASCCP）2019 年指导方案：

1）经诊断后首先需进行经阴道镜子宫颈管取样。

2）年龄在 35 岁及以上，有患子宫内膜癌风险的群体，应进行子宫内膜活检取样。

3）年龄在 35 岁以下，但伴有患子宫内膜癌发病高危因素，例如异常子宫出血或肥胖等，应进行子宫内膜活检取样。

4）AGC 患者如果阴道镜子宫颈管取样活检结果阴性，患者应在第 12 个月及 24 个月时进行细胞学复检，同时行 HPV 检测，如仍为阴性，每 3 年行同样复检 1 次，如发现任何异常，需再次进行阴道镜活检。

2. 中重度非典型增生　子宫腺柱状上皮细胞重度非典型增生，按照目前国内外主流的分级分类报告方式，可与 TBS 分类法中的一部分 FN 相对应。根据腺上皮来源，需标注"非典型子宫颈细胞 FN"，如无法确认来源，则使用术语"AGC，FN"。

（1）形态学诊断标准

1）细胞呈片状或条状排列，细胞核拥挤重叠。

2）细胞聚集呈玫瑰花样或羽毛样。

3）细胞核增大、深染。

4）染色质粗糙，异质性强。

5）偶见有丝分裂象或凋亡小体。

6）核质比增大。

7）细胞边界不清。

（2）临床意义

根据 ASCCP 2019 年指导方案：

1）经诊断后首先需进行经阴道镜子宫颈管取样。

2）年龄在 35 岁及以上，有患子宫内膜癌风险的群体，应进行子宫内膜活检取样。

3）年龄在 35 岁以下，但伴有患子宫内膜癌发病高危因素，例如异常子宫出血或肥胖等，应进行子宫内膜活检取样。

4）AGC，FN 患者需进行阴道镜和子宫内膜活检取样，如为阴性，应进行锥切活检。单纯的阴道镜和子宫内膜活检结果阴性不能排除癌变可能。

二、角化不良

角化不良（dyskeratosis）是指表皮或附属器个别角质形成细胞未至角质层即显示过早角化，又称异常角化、不成熟角化或者细胞内角化。经典分类法将角化不良分为良性角化不良和恶性角化不良（癌前角化不良）。随着分子生物技术的应用，越来越多的研究揭示大多数角化不良是源于基因变异而导致的多系统疾病。该疾病可以通过 X 连锁、常染色体显性或隐性模式遗传，因此提出基于基因变异且可以遗传的角化不良属于先天性角化不良。

病变组织表皮细胞排列紊乱，形态与大小不一。许多表皮细胞呈高度非典型性，即表皮角化亢进或角化不全。棘细胞为圆形或卵圆形，棘层肥厚。胞核大，深染，核仁增大。可见单核或多核瘤巨细胞。可见异常核分裂象，胞质在核周呈空泡状。此外，角化不良细胞可呈同心性排列，接近中心部逐渐出现角化，称鳞状细胞珠（squamous pearls）。表皮基底膜完整，真皮上部呈中等慢性炎症细胞浸润等。

（梁　骥　钱　芳）

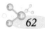

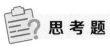

思考题

1. 炎症反应时细胞常见的形态变化有哪些?

2. 什么是增生、化生及再生?

3. 什么是上皮细胞不典型增生?

4. 试述恶性与良性核异质细胞形态学特征对比。

第五章　肿瘤脱落细胞学检验概述

📑 **学习目标**

1. **掌握**：肿瘤的定义、肿瘤的诊断依据、良性肿瘤与恶性肿瘤的区别、癌与肉瘤的区别、恶性肿瘤细胞的一般形态特点。鳞状细胞癌、腺癌、未分化癌与腺鳞癌的形态特点。
2. **熟悉**：涂片背景的特点、放射治疗后的细胞形态改变。
3. **了解**：肿瘤的分类。

肿瘤是以细胞异常增生为特点的一大类疾病。近年国际期刊发表的统计数据显示，恶性肿瘤是我国居民死亡的主要原因之一。2017 年国家统计局的统计年鉴显示，2016 年我国城市居民疾病死因第一位的是恶性肿瘤，城市居民的恶性肿瘤死亡率约 160.07/10 万；在农村，恶性肿瘤位居疾病死因的第二位，死亡率约 155.83/10 万。研究数据表明，恶性肿瘤对人类的危害呈逐年上升趋势，严重威胁到人们的身心健康。肿瘤的诊断、治疗和预防，已成为当前医学研究的一个热门课题。

第一节　肿　瘤　概　述

一、肿瘤的定义

肿瘤是机体在各种致瘤因子长期作用下，局部组织细胞在基因水平上失去对其生长的正常调控，导致克隆性异常增生而形成的新生物。这种新生物常形成局部肿块，因而得名。

正常细胞转变为肿瘤细胞后就具有异常的形态、代谢和功能，并在不同程度上失去了分化成熟的能力。它生长旺盛，并具有相对的自主性，即使致瘤因素不存在时，仍能持续性生长。

二、肿瘤的分类

肿瘤的分类主要依据肿瘤的组织类型、细胞类型和生物学特性，包括各种肿瘤的临床特征、预后情况及其对机体危害性的不同，一般分为良性和恶性肿瘤两大类。这种分类在肿瘤的诊断、治疗和预后判断上均有十分重要的意义。

良性肿瘤称为瘤。恶性肿瘤根据发展阶段可分为瘤样病变、癌前病变、原位癌、早期癌；根据组织学分类，起源于上皮组织的恶性肿瘤称为癌，起源于间叶组织的恶性肿瘤称为肉瘤，同时具有癌和肉瘤两种成分的恶性肿瘤称为癌肉瘤。有些肿瘤形态学上属良性，但常呈浸润性生长，多次复发，有的可出现转移，生物学行为上介于良性与恶性之间，很难将其列入良性或恶性肿瘤之中，这类肿瘤称为交界性肿瘤，如包膜不完整的纤维瘤、黏膜乳头状瘤等。

　　良性肿瘤与恶性肿瘤、癌与肉瘤的区别详见表5-1-1、表5-1-2，其细胞形态学鉴别要点详见本章第二、三节。

表 5-1-1　良性肿瘤与恶性肿瘤的区别

	良性肿瘤	恶性肿瘤
分化程度	分化好，异型性小，与发生组织类似	分化差，异型性大，与发生组织截然不同
生长方式	一般为膨胀性生长，压迫周围组织，常有包膜形成，与周围组织一般分界清楚，通常可推动，自然脱落细胞甚少	除膨胀外，常呈浸润性或外生性生长，一般无包膜，与周围组织一般分界不清楚，通常不能推动，容易脱落大量癌细胞
生长速度	缓慢，可间断性生长，病情以年计	一般较快，往往浸润无止境地不断生长，病程短，以周或月计
转移	无或偶见，但转移灶仍保持分化良好，生长缓慢	常有，转移灶倾向于分化更差，生长更快
复发	偶有	常有
肿块外观	光滑、质地柔软、无粘连	边缘不清，质地硬，表面高低不平，呈结节状、块状、内陷或突起
穿刺	进针困难，难以取得满意标本	进针容易，容易取得满意标本
细胞形态	大小一致，形态较规则，排列整齐	大小差异悬殊，形态奇形怪状，排列紊乱、拥挤、重合、融合
对机体的影响	较小，主要为局部压迫或阻塞，如发生在重要器官也可引起严重后果	除较大、压迫、阻塞外，还可以破坏原发处和转移处的组织，引起糜烂、溃疡、坏死、出血、合并感染等，甚至造成恶病质

表 5-1-2　癌与肉瘤的区别

	癌	肉瘤
组织来源	上皮组织	间叶组织
发病率	较常见，约为肉瘤的9倍，多见于40岁以上成人	较少见，大多见于青少年
大体特点	质较硬，灰白色，较干燥	质软，色灰红，湿润，鱼肉状
组织学特征	多形成癌巢，实质与间质分界清楚，纤维组织多有增生	肉瘤细胞多弥散分布，实质与间质分界不清，间质内血管丰富，纤维组织少
网状纤维	癌细胞间多无网状纤维	肉瘤细胞间多有网状纤维
细胞特点	细胞大小不一，差异显著，成堆、成群分布，排列紊乱，形态不规则，奇形怪状；退化脂肪变性明显，可见戒指状细胞、花边细胞	细胞大小相差不明显，均匀、分散或大片状排列，脂肪空泡少见
转移	主要通过淋巴管早期转移	主要通过血管早期转移

三、肿瘤的诊断依据

肿瘤的诊断是确定最佳治疗方案的基础，没有准确、及时的诊断，就谈不上治疗。正确的诊断来源于诊断依据。肿瘤的诊断依据分为五级。

1. **临床诊断**　根据临床症状、体征，结合疾病发展规律，在排除非肿瘤性疾病后作出的推测诊断，一般不能作为治疗依据。

2. **手术诊断**　经手术或各种内镜检查，仅以肉眼看到的肿物而作做出的诊断，未经病理学证实。

3. **理化诊断**　在临床上符合肿瘤表现，并有理化检查阳性结果支持，如 X 线、B 超、CT、MRI 和 PET-CT 检查、肿瘤标志物的检测等。

4. **细胞病理学诊断**　根据各种脱落细胞、穿刺细胞检查而做出的诊断。

5. **组织病理学诊断**　各种肿瘤组织经细针穿刺、钳取、切取、切除后，制成病理切片后的诊断，此为目前肿瘤诊断的"金标准"。

（黄泽智　姚　辉）

第二节　恶性肿瘤细胞的一般形态学特点

肿瘤组织结构和细胞形态与相应的正常组织有不同程度的差异，这种差异称为肿瘤的异型性。异型性是肿瘤组织和细胞出现成熟障碍和分化障碍的表现，是区别良、恶性肿瘤的重要指标。良性肿瘤的异型性较小，恶性肿瘤的异型性较大。异型性越大，肿瘤组织和细胞成熟程度和分化程度越低，与相应正常组织的差异越大。很明显的异型性称为间变，具有间变特征的肿瘤，称为间变性肿瘤，多为高度恶性的肿瘤。

肿瘤细胞的异常繁殖力主要表现在核的染色质上，因此，核的异型性是诊断肿瘤、区别良恶性的主要依据，胞质的变化多用来鉴别肿瘤类型和分化的程度。脱落细胞学诊断主要是研究恶性肿瘤细胞的异型性，根据涂片中细胞的异型性做出判断。但任何一种异型性表现都不是绝对的指征，必须结合临床资料综合分析、判断，并以涂片中背景细胞作对照比较，方可做出结论。

一、细胞核的异型性

核增大，核质比失调，核大小不等，核畸形，核染色质增粗、深染是癌细胞常出现的特征，称之为癌细胞核的"五大特征"。

1. **核增大**　由于癌细胞生长异常旺盛、紊乱，常形成多倍体及非整倍体，故癌细胞核染色质增生过盛，核显著增大，达正常同类细胞的 1~5 倍，个别可达 10 倍。但某些未分化癌如燕麦细胞癌的细胞核小，仅比淋巴细胞核略大。

2. **核质比失调**　由于细胞核的蛋白质合成旺盛，核的增长速度快于胞质的增长，故核质比例显著增大。例如正常鳞状上皮细胞核质比多为 1:4~1:6，而鳞状细胞癌的核质比则可为 1:1（或 0.5 以下）。分化较好的鳞癌有时胞质丰富，但与相应的正常鳞状细胞相比，其核质比例仍较大。细胞分化愈差，胞质愈少，是癌细胞的重要形态特征之一。

3. 核大小不等　成堆的癌细胞中，可见胞核大小不等和极性消失。注意炎症时核大小也可相差一倍，特别是柱状上皮炎性变时，但不伴有其他恶性特征。细胞退变时细胞核的大小也相差悬殊，但有明显的退变迹象。

4. 核畸形　癌细胞有时形状特殊而不规则，核可呈结节形、分叶状、凹陷、出芽、皱折、方形、长形、三角形等。核畸形以鳞癌最常见，分化好的腺癌核畸形不明显。核异质或退变细胞亦可有轻至中度核畸形，但核固缩，核质比不增大。

5. 核染色质增粗、深染　由于 DNA 含量增多，蛋白质合成旺盛，染色质增多，颗粒增粗，故癌细胞核常染成深蓝色，呈墨水滴样。染色质分布不均，在染色质颗粒与结块之间留有空隙。染色质常呈离心性分布，聚集于核膜，使核中央染色质稀疏，核边不规则增厚（即核膜增厚）。核固缩退变时亦表现为染色加深、核畸形，但胞核不大，可以区别。

6. 多核　癌细胞分裂时胞质体未分开或几个细胞融合，故出现双核、多核。同一细胞内核的大小、形态很不一致，染色质增多与结构异常，与多核吞噬细胞可以区别。

7. 核仁增大、增多　核仁产生 rRNA，与蛋白质合成有关，而癌细胞生长快，故核仁明显增大，常伴有畸形且数目增多，可超过 3～4 个。当核仁直径大于 5 μm 时，多提示恶性。

8. 核分裂增多及异常核分裂　涂片中可见癌细胞核有丝分裂象和异常核分裂，如不对称核分裂、多级分裂、环状分裂、不规则分裂等，见图 5-2-1、图 5-2-2，这与多倍体、非整倍体、染色体畸形等有关。异常有丝分裂常是恶性肿瘤细胞的特征，但放射损伤时也可出现。

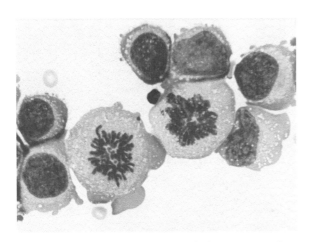
图 5-2-1　异常核分裂象（瑞 - 吉染色，×1000）

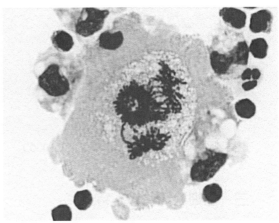
图 5-2-2　异常核分裂象（瑞 - 吉染色，×1000）

9. 裸核　由于肿瘤细胞恶性增生，营养供给不足，或继发细菌感染，癌细胞易发生退变，胞质首先溶解，形成癌性裸核。早期裸核尚有核的恶性特征，如畸形、染色质增粗、深染且结构异常、核仁增大、核膜增厚等，仍可作为诊断依据。但退变后期，裸核多呈一片云雾状结构，则失去诊断价值。

二、细胞质的异型性

细胞质的异型性提示癌细胞的类型及分化程度，并决定细胞的大小和形态。因此，胞质的异型性在诊断中具有重要的参考价值，是识别恶性细胞类型的主要依据。

1. 细胞质多少的改变提示分化程度，分化好的癌细胞核质比更接近正常细胞，因此细胞质更多，细胞体积更大。反之，分化愈差的癌细胞，细胞质愈少，体积也愈小。

2. 细胞呈多形性，癌细胞胞质量多少不等，导致细胞形态大小不一，表现为细胞的多形性。例如鳞癌细胞可呈圆形、星形、三角形、梭形、蝌蚪形、纤维形、癌珠等形态。癌珠为成团脱落的角化鳞癌细胞，其中心为已角化的染深红色的圆形细胞，其周围为梭形的癌细胞，层层包绕，形成洋葱皮样结构。

3. 分化好的肿瘤胞质内有特征性分化物质，如鳞癌胞质内有角化，呈艳红色；腺癌分泌黏液，出现黏液空泡，甚至形成印戒样癌细胞；横纹肌肉瘤有横纹等。

4. 由于癌细胞增殖快，合成自身蛋白质较多，故胞质染色较深（正常为淡红色，癌为较浓密的红色，若发生变性，则可呈鲜红色）。又由于蛋白质合成时核蛋白体增多，故癌细胞胞质为嗜碱性，略呈蓝色，即红中带蓝，深染。

5. 有的癌细胞胞质中可见吞噬异物，如血细胞、细胞碎片等。偶见癌细胞胞质中含有另一个癌细胞，称封入细胞，又称同类相食，因形态如鸟眼状，故又称鸟眼细胞，见图5-2-3、图5-2-4。

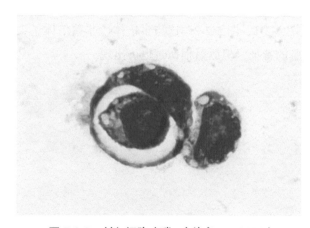

图 5-2-3　封入细胞（瑞-吉染色，×1000）

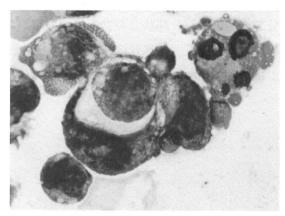

图 5-2-4　封入细胞（瑞-吉染色，×1000）

三、癌细胞团的形态特点

癌为上皮组织的恶性肿瘤，呈巢倾向。涂片中除单个癌细胞外尚可见癌细胞团，见图5-2-5、图5-2-6。自然脱落的肉瘤细胞常单个散在，细针穿刺吸取的涂片中可见细胞堆叠的肉瘤组织碎片。癌细胞团较散在癌细胞更具有诊断价值，常常是确诊癌细胞的重要依据。

1. **细胞大小、形态不一**　同一团癌细胞中，细胞与细胞核的大小相差悬殊，且核的形态和染色也不一致，这是癌细胞的重要特征。

2. **细胞排列紊乱，有立体感**　由于细胞大小和形态不一，极性消失，细胞成团脱落时排列紊乱，可相互重叠而边界不清，失去正常蜂窝状结构。

3. **细胞之间界线不清，核之间镶嵌样结构**　分化较差的癌细胞之间胞质界线不清，甚至无边界，形成核的镶嵌样结构。但退变的淋巴细胞也可见镶嵌样结构，注意鉴别。

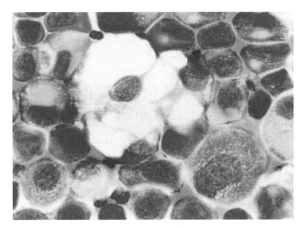

图 5-2-5　癌细胞团（瑞 - 吉染色，×1000）

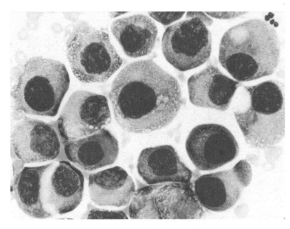

图 5-2-6　癌细胞团（瑞 - 吉染色，×1000）

4. 排列特殊　脱落的癌细胞团常呈菊花形、腺腔样、桑葚状、条索状、镶嵌状、小血管状、乳头状、列兵式样等排列。这些特殊排列常出现在腺癌和未分化癌涂片中。

四、涂片背景的特点

恶性肿瘤易发生出血、坏死，故涂片中常见较多的红细胞和坏死组织（涂片背景不干净）。在此背景中较易找到癌细胞，称"阳性背景"。但有些炎症（结核等），也可有出血和坏死，故必须找到肯定的恶性细胞后才能作阳性诊断。

五、癌细胞与不典型增生的鉴别

炎症增生、化生的上皮细胞可有不同程度的核异质改变，称不典型增生细胞。掌握不典型增生细胞与恶性细胞的鉴别要点见表 5-2-1，是细胞学诊断的关键，切忌主观片面。

表 5-2-1　癌细胞与不典型增生细胞的鉴别

细胞结构	癌细胞	不典型增生细胞
核质比	显著增大	轻至中度增大
染色质结构	不规则粗颗粒、结块状、分布不均，其间有间隙，有时呈墨水滴样	可见少数染色质结块，仍细颗粒状，除固缩退变外，不呈墨水滴样
核膜	明显增厚，且厚薄不均	轻度增厚
核大小、形态不一	显著	轻度
核畸形	多较显著，但有的腺癌畸形不明显	轻度至中度
核仁异常	增大，可达 $4\mu m$ 以上，可多个	轻度增大，1~2 个
异常核分裂	可有	无
胞质	少量至中等，细胞形态大小不一	质与量尚正常，可有核周晕

（黄泽智　姚　辉　段爱军）

第三节 几种常见癌细胞的形态学特征

癌（carcinoma）是上皮组织的恶性肿瘤的统称。这些肿瘤表现出向某种上皮分化的特点。命名方式是在上皮名称后加一个"癌"字。脱落细胞学检查不但可以诊断癌细胞，而且多数涂片中还可分型。但由于细胞学检验的局限性和不同部位的肿瘤细胞分化程度不同（肿瘤异质性），细胞学与组织学分型之间还是会存在一定的差异。在涂片中癌细胞较少时或癌细胞分化较差时，分型常十分困难。在不能分型时可列为"类型不明"或"未分类"，只写"发现恶性细胞"。

一、鳞状细胞癌

鳞癌（squamous carcinoma）是由鳞状上皮或柱状上皮鳞状细胞化生后癌变而来。组织学根据癌细胞是否突破基底膜分为：①原位癌（carcinoma in situ）是癌细胞未突破基底膜，局限在上皮内，又称上皮内癌；②浸润癌（overt carcinoma）即癌细胞穿破基底膜，侵入上皮下组织，又分为早期浸润癌和浸润癌。

细胞学根据癌细胞分化程度分为高分化和分化差的鳞癌；又根据癌细胞胞质内是否有角化，分为角化型和非角化型鳞癌。

1. **高分化鳞癌细胞** 涂片中以表层的癌细胞为主，形态似表层鳞状细胞，细胞核明显畸形，染色质浓集呈不规则块状，核仁不清；胞质丰富，多内有角化，巴氏染色为橘红色；无角化者胞质暗红或绿色，边界较清楚，见图 5-3-1。高分化鳞癌比较常见具有特征性的细胞有 3 种：

（1）蝌蚪状癌细胞：胞体一端膨大，一端细长，形似蝌蚪。膨大部常含一个或多个畸形、浓染的核，胞质常有角化，巴氏染色后呈粉红色。

（2）纤维形癌细胞：胞体细长似纤维，核亦细长，居中，浓染，核边缘达两侧胞膜。

（3）癌珠：即癌性角化珠，偶见，中心有一个圆形癌细胞，周围有多个畸形浓染的细胞核，呈洋葱皮样。该细胞质比例不大。胞质常有角化，巴氏染色呈橘红色。

2. **分化差的鳞癌细胞** 分化差的鳞癌细胞涂片中相当于中层或底层的癌细胞。通常呈圆形或规则形，成团或散在分布；胞质偏少，偏碱性，可折叠，边界不清；胞核大而畸形，染色质粗网状，分布不均；核仁清晰，见图 5-3-2。

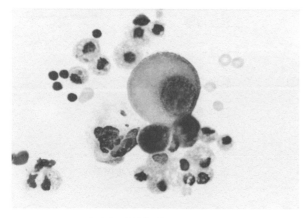

图 5-3-1 高分化鳞癌细胞（瑞 - 吉染色 ×1000）

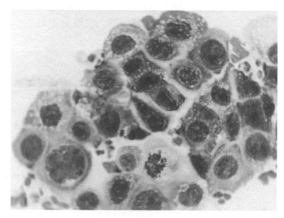

图 5-3-2 分化差的鳞癌细胞（瑞 - 吉染色，×1000）

在角化型鳞癌涂片中可见大量坏死、染鲜红色的胞质碎片，与黏液、炎症细胞、红细胞等混杂在一起，构成了特有的背景。

二、腺癌

腺癌（adenocarcinoma）是发生在腺上皮或柱状上皮的恶性肿瘤。病理组织学上，高分化腺癌细胞形成大小不一的腺体，并可分泌大量黏液。分化较差的腺癌细胞呈成片或条索状，有形成腺体的倾向，分泌现象不明显。细胞学根据腺癌细胞的形态分为高分化和分化差的腺癌。

1. **高分化腺癌细胞**　癌细胞较大，圆形或卵圆形，单个或成堆、成团分布，癌细胞常排列成腺腔样、乳头状或葡萄状结构；细胞核呈圆形或畸形，如一边出现半月状称印戒状；染色质呈颗粒或粗块状；有 1 ~ 2 个大而清晰的核仁，胞质丰富、偏酸性，若胞质内黏液较多则不着色，呈透明空泡样，胞质内可有圆形嗜酸性凝固小体，见图 5-3-3、图 5-3-4。

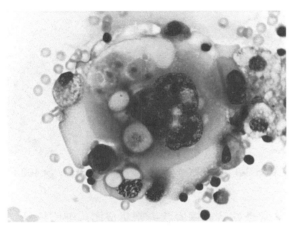

图 5-3-3　高分化腺癌细胞（瑞 - 吉染色，×1000）

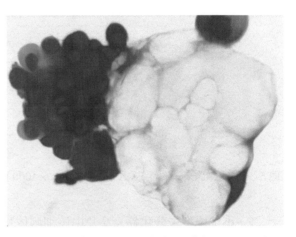

图 5-3-4　高分化腺癌细胞（HE 染色，×1000）

2. **分化差的腺癌细胞**　细胞体积小，单个散在或成团分布，细胞界限不清，融合成片，呈桑葚状、条索状、镶边样结构排列；细胞核大，呈圆形或不规则形，核常偏位，使边缘隆起，细胞团呈桑葚状；染色质浓集不均；胞质少，嗜碱性，可见空泡，见图 5-3-5、图 5-3-6。

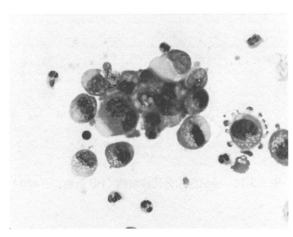

图 5-3-5　低分化腺癌细胞（瑞 - 吉染色，×1000）

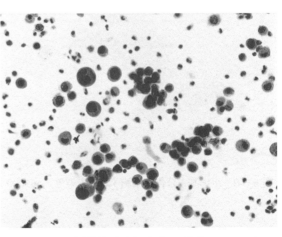

图 5-3-6　低分化腺癌细胞（HE 染色，×400）

三、未分化癌

未分化癌（undifferentiated carcinoma）是各种上皮组织发生的分化极差的恶性肿瘤。从细胞形态上常难以确定其组织来源，但恶性程度却较高。细胞学根据癌细胞的形态分为大细胞型未分化癌、小细胞型未分化癌。

1. 大细胞型未分化癌　癌细胞在涂片中呈单个散在或成团分布。细胞体积大，呈不规则的圆形、卵圆形或长形。细胞核大，大小不等，呈不规则圆形，核畸形明显；染色质粗颗粒状，浓染，有时可见较大的核仁。胞质量少或中等，嗜碱性，见图5-3-7、图5-3-8。

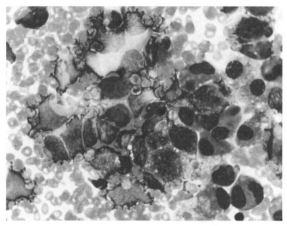
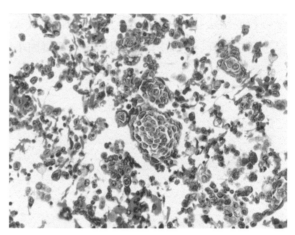

图5-3-7　大细胞未分化癌细胞（瑞-吉染色，×1000）　　图5-3-8　大细胞未分化癌细胞（HE染色，×400）

2. 小细胞型未分化癌　涂片中癌细胞体积小，常呈站队或镶嵌状，密集成团，细胞核呈三角形、瓜子仁状或圆形；染色质呈颗粒状，核仁不清，胞质量少，偏碱性，部分呈狭窄环核浆，可见裸核，见图5-3-9、图5-3-10。

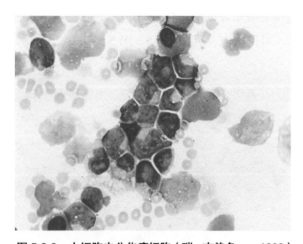
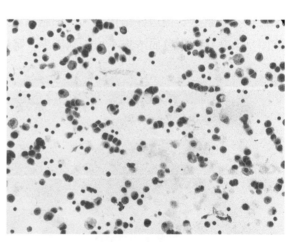

图5-3-9　小细胞未分化癌细胞（瑞-吉染色，×1000）　　图5-3-10　小细胞未分化癌细胞（HE染色，×400）

四、腺鳞癌

腺癌与鳞癌成分可在同一个肿瘤甚至在同一细胞中，包括炎性腺鳞癌、黏液表皮样癌等，鳞状分化的基本特征呈角化，而腺分化的特征呈细胞分泌产物。涂片中有胞质分泌物、黏液空泡及浆液蛋白物质；细胞成片分布，有鳞珠，细胞间桥典型的鳞状细胞癌的特征；核质两极分布，有完整腺体，呈三维细胞团状结构，似腺泡、腺腔结构的腺癌特征；核居中；胞质偏酸性，橘红色有角化环，见图5-3-11、图5-3-12。

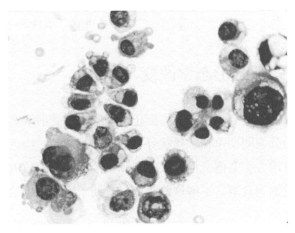
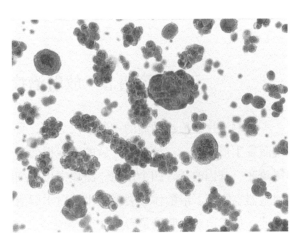

图 5-3-11 腺鳞癌（瑞 - 吉染色，×1000）　　　　图 5-3-12 腺鳞癌（HE 染色，×400）

三种癌细胞类型的鉴别，见表5-3-1。

表 5-3-1 三种癌细胞类型的鉴别要点

特点	鳞癌细胞	腺癌细胞	未分化癌细胞	
			小细胞癌	大细胞癌
细胞形态	有角化或细胞间桥	腺腔样排列；分泌黏液	多角形裸核	癌巨细胞
	圆形和畸形细胞	圆形或卵圆形	小圆或瓜子形	圆或卵圆形
细胞大小	明显不一	不太明显	不太明显	十分悬殊
细胞核	位置居中	偏位	居中	居中
	畸形明显	多数不明显	畸形明显	畸形明显
	核膜增厚不明显	核膜明显增厚	略厚	略厚
染色质	不规则，粗块状，浓染	粗颗粒状，不均匀	粗颗粒状，浓染	粗颗粒状，粗块状
核仁	可见，比腺癌少	易见	罕见	易见
核质比	相对较小	中等	最大	较小
胞质	染色不一，蓝、红或橘黄色（巴氏染色）	蓝、绿色，有黏液空泡	不见或极少	嗜碱性，有颗粒或空泡

特点	鳞癌细胞	腺癌细胞	未分化癌细胞	
			小细胞癌	大细胞癌
细胞排列	少见特殊排列	易见特殊排列	易见特殊排列	少见特殊排列
	呈扁平、卵石样，不堆叠，可有癌珠，分化差时易成团	排列紧密、堆叠，有腺腔样、菊花样、桑葚样、小血管样等排列	排列紧密、呈带状、镶嵌样、葡萄样等，重叠少	稀松散在

（茹进伟　黄泽智）

第四节　放射治疗后的细胞形态学改变

放射治疗是治疗肿瘤的重要手段之一，受照射部位的癌细胞和其周围正常细胞均会受射线影响而发生形态改变。放射治疗后的细胞损伤可分为分裂间期杀伤、丝状分裂期延迟或抑制、染色体畸变、基因改变等四个方面。涂片中可见细胞核增大、空泡变性、核碎裂和核溶解；细胞质内细胞器空泡变，溶酶体破裂释放出蛋白水解酶，使细胞自溶。了解这些改变，有助于癌与非癌的鉴别、疗效追踪、明确是否复发等。

一、良性上皮细胞的放射性损伤

（一）急性放射性改变

1. **细胞体积增大与变形**　可增大1倍以上，核与胞质几乎同比例增大，故核质比不大。增大的原因目前认为是细胞内蛋白质变性，导致其胶体渗透压改变产生吸水作用，使细胞内水分增多所致。由于细胞体积增大，胞质膨胀而向薄弱处外突，致其变形，呈不规则形或蝌蚪形。

2. **胞质空泡形成**　由于各种细胞器的退化，在胞质中形成大小不一、边界清楚的空泡。有时空泡挤压，使核偏位，常被压成肾形。

3. **核边增厚，核空泡变**　早期核染色质同质化，呈淡蓝云雾状染色，有空泡形成，染色质被推向核边，使核边增厚，可出现皱折，有凹陷、外突，核呈不规则形状。最后核碎裂溶解，可见中性粒细胞侵入胞质内，提示坏死细胞被吞噬。

4. **多核或分叶核**　放射作用常可影响细胞有丝分裂过程，使之形成多核或分叶核等畸形核。鳞状细胞可见2~3个核，柱状细胞可有更多的核，同时伴核增大。

（二）持续性放射性改变

由于放疗后上皮细胞的改变持续时间较长，涂片中可发现核异质细胞，表现为：

1. 胞核增大，染色质呈粗颗粒状，核深染，有时可见核内空泡。

2. 胞质呈多色性，常无多核和胞质内空泡形成等急性放射性改变。

3. 有的细胞呈纤维或蝌蚪形，这类核异质细胞需与纤维形或蝌蚪形鳞癌细胞鉴别，其鉴别点为：①纤维形或蝌蚪形核异质细胞核虽深染、畸形，但核质比仍在正常范围或略大，胞体与胞核均不如癌细胞大。②纤维状鳞癌细胞核甚长，而纤维状核异质细胞则否，且常成层排列，核形不整。蝌蚪状癌细胞胞体较大，常为多核，故与蝌蚪状核异质细胞不同。

一般确定放疗后有无癌细胞复发，必须在涂片中发现有分化差的癌细胞，不可仅凭纤维状、蝌蚪状细胞下结论。

二、癌细胞的放疗后改变

癌细胞在放疗后主要表现为持续性改变，即胞质和胞核内空泡形成，核仁增大或呈空泡变性。继之出现胞质同质化，呈淡蓝云雾状，核碎裂和溶解，癌细胞坏死后，呈红染无结构颗粒状物。

放疗后癌细胞可能全部坏死（涂片转阴）；亦可能残留少数癌细胞，而多数癌细胞呈上述持续性改变。后者应与癌复发相区别。

三、放射敏感性、放疗反应

（一）放射敏感性

放射敏感性（radio sensitivity）是指在相同射线照射条件下，机体或细胞、组织、器官接受射线作用后发生损伤或其他效应的敏感程度。生物体不同组织、器官、细胞，以及不同发育阶段和生理状态的放射敏感性均有明显差异，损伤大者为敏感性高。多细胞生物发生初期（例如胎儿的所有器官）和细胞分裂旺盛的器官（例如生殖细胞、造血组织、肠上皮、免疫系统、癌细胞）放射敏感性高，而成人的神经、大脑的大部分、肌肉、肝和成熟的血细胞（淋巴细胞例外）等细胞分裂缓慢的组织则显示抗放射性。对于肿瘤细胞而言，一般是分化愈差，癌细胞的放射敏感性愈高；反之亦然。高度敏感者有精原细胞癌、甲状腺癌、恶性淋巴瘤、基底细胞癌等；中度敏感者有鳞癌；低度敏感者有各种腺癌；敏感性最低的为纤维肉瘤、成骨肉瘤、畸胎瘤及恶性黑色素瘤等。

（二）放疗反应

放疗以后，计算良性鳞状上皮细胞中出现放射后改变的百分率。若放射后有改变的细胞达75%以上，属放疗反应（radio response，RP）良好，反映患者对放疗敏感，预后较好；若有改变的细胞在65%以下，则属放疗反应差，预后较差。

（何邵波　黄泽智）

思考题

1. 简述良性肿瘤与恶性肿瘤、癌与肉瘤的区别。
2. 试述肿瘤的诊断依据。
3. 简述恶性肿瘤细胞的一般形态特点。
4. 试述鳞状细胞癌、腺癌、未分化癌与腺鳞癌的形态特点。
5. 何谓放射敏感性、放疗反应？试述放射治疗后的细胞形态特点。

第二篇

器官组织疾病临床脱落细胞学检验

第六章　浆膜腔积液脱落细胞学检验

第一节　概　述

浆膜（serous）由表面的间皮细胞和其下的薄层纤维结缔组织组成。浆膜腔（serous cavity）又称体腔，包括胸膜腔、腹膜腔、心包膜腔和鞘膜腔，覆盖于各脏器表面的浆膜称脏层浆膜，内衬于各浆膜腔外壁的浆膜称壁层浆膜，两层之间仅有狭窄的间隙即为浆膜腔。内有少量稀薄液体，起润滑作用，有利于脏器的活动。在多种病理情况下可产生浆膜腔积液，并可穿刺抽出积液做细胞学检查，从而诊断或辅助诊断积液原因。

间皮细胞（mesothelia cell）为单层扁平上皮，被覆于浆膜表面。从正面观细胞为多边形，互相紧密连接。胞核位于细胞的中央，呈圆形或卵圆形。从侧面观细胞呈扁平形。若组织固定得好，在细胞的腔面可见刷状缘。当器官收缩时，则呈单层立方形，甚至柱状。在炎症等病理情况下，间皮细胞可增生，表现为多层或乳头状，细胞核增大，且可有一定程度的异形性。纤维结缔组织位于间皮细胞下，为疏松结缔组织，有血管、丰富的淋巴管及少量神经纤维。

胸膜腔是由被覆于肺表面的脏层胸膜和被覆于胸壁内表面与纵隔表面的壁层胸膜形成的完全密闭的潜在腔隙。腹膜腔是由脏腹膜和壁腹膜构成的腔隙。心包膜腔则是由心包内壁层和心肌层表面的脏层组成。婴儿的鞘膜积液是由腹膜腔和睾丸周围的鞘膜囊之间的正常交通引起的，一般情况下成人鞘膜积液不需要治疗，在此不做叙述。

一、浆膜腔积液形成的机制与原因

正常情况下，浆膜腔内仅含有少量液体，主要起润滑作用，以减少脏器间的摩擦，如胸膜腔液为<20 ml，腹膜腔液<50 ml，心包膜腔液为 10~30 ml。病理情况下，大量的液体在浆膜腔内储留，从而形成浆膜腔积液（serous effusion）。根据积液部位不同，浆膜腔积液可分为胸膜腔积

液（胸水）、腹膜腔积液（腹水）和心包膜腔积液（心包积液）；根据积液产生的原因及性质不同，浆膜腔积液可分为漏出液（transudate）和渗出液（exudate），鉴别要点见表6-1-1。

表 6-1-1　漏出液及渗出液鉴别要点

项目	漏出液	渗出液	项目	漏出液	渗出液
性质	非炎性积液	炎性积液	葡萄糖定量	与血糖相近	低于血糖
外观	淡黄色、稀薄透明	浑浊、血性、脓性、乳糜性	有核细胞计数	$<100 \times 10^6/L$	$>500 \times 10^6/L$
比重	<1.015	>1.018	细胞分类	以淋巴细胞为主	不同类型的白细胞增多
凝固性	不自凝	能自凝	细菌学检查	阴性	可以找到病原菌
黏蛋白试验	阴性	阳性	细胞学检查	阴性	可以找到肿瘤细胞
蛋白定量	$<25\ g/L$	$>30\ g/L$			

（一）漏出液为非炎性积液

根据形成机制分为以下几种：

1. 血浆胶体渗透压降低：如肝硬化（常导致右侧胸腔积液）、肾病综合征、重度营养不良等。

2. 毛细血管内压力增高：如慢性心功能不全、静脉栓塞等。

3. 淋巴管阻塞：常见于肿瘤压迫或丝虫病引起的淋巴回流受阻。

（二）渗出液为炎性积液

根据形成原因分为以下几种：

1. **感染性**　如胸膜炎、腹膜炎、心包炎、胰腺炎（常引起左侧胸腔积液）等，感染引起的心包腔积液多见于免疫抑制患者。

2. **化学因素**　如血液、胆汁、胃液、胰液等化学性刺激。

3. **恶性肿瘤**　胸腔积液、腹腔积液可因胸部或腹部原发性及转移性肿瘤引起，如肺、乳腺、胃肠道、卵巢肿瘤以及淋巴系统肿瘤等。恶性心包积液多见转移性肺癌、乳腺癌、淋巴瘤、肉瘤及黑色素瘤等。

4. **风湿性疾病及外伤等。**

综上所述，漏出液多为双侧性、非炎性积液，常见于各种肾病、充血性心力衰竭、严重的营养不良、晚期肝硬化、肿瘤及静脉栓塞等疾病。渗出液多为单侧性、炎性积液，病因比较复杂，常见于感染、肿瘤、消化液及血液刺激、外伤等。确定浆膜腔积液的性质，对疾病的诊断和治疗均有重要意义。

二、浆膜腔积液细胞学诊断的目的与原则

（一）浆膜腔积液细胞学诊断的目的

浆膜腔积液的出现常常提示有潜在病理改变，可分为良性和恶性。浆膜腔积液的细胞学检查

有重要的临床意义：可以鉴别积液的良恶性，而且根据细胞形态，结合免疫组化染色可能诊断出肿瘤原发灶；浆膜腔积液中发现肿瘤细胞揭示肿瘤有种植、转移或残留，常常为晚期；此外可以诊断某些良性疾病，有助于发现炎症、寄生虫病以及细菌、病毒或真菌感染等。

（二）浆膜腔积液细胞学诊断的原则

1. 肿瘤细胞的特征　肿瘤细胞的特征是"三大、三千和三深"。"三大"指的是：①胞体大，大小不等，相差悬殊；②胞核大，核浆比增大；③核仁大而且多。"三千"指的是细胞形态千姿百态，胞质千变万化，胞核千奇百怪。"三深"指的是：①胞质染色深（胞质染色深浅不一，是 RNA 和蛋白质合成旺盛所致）；②胞核染色深（核染色质粗细、深浅不一，是 DNA 合成旺盛所致）；③核仁染色深（mRNA 合成旺盛所致）。

2. 涂片显微镜阅片原则

（1）核对申请单与涂片是否一致，了解待检者相关的病史、症状和结果等资料。

（2）先低倍镜观察，发现异常细胞时，再转换为高倍镜或油镜仔细观察细胞结构，明确性质做出诊断。

（3）按一定顺序观察涂片，避免漏检。必须按顺序观察整个涂片，一般从左至右、自上而下移动玻片，仔细观察涂片的每一个部位，避免漏检。

（4）观察重点是细胞的排列方式，以及单个细胞的大小、形态和染色，核质比，核仁及染色质结构，以及内部结构、细胞的退变情况等，见图 6-1-1。同时还要注意涂片背景细胞及非细胞成分的变化。

浆膜腔积液细胞学诊断的原则是点、线、面、体层层递进，以及小综合、中综合和大综合层层推进的综合诊断方法，以确保结果的准确率。一个可疑细胞是点，两个可疑点成线，三个可疑点成面，四个可疑点成为体，结合病史和其他相关结果综合分析可以大大提高诊断符合率。

误诊的原因多为核异质细胞与肿瘤细胞的鉴别有一定难度，以及腺癌、鳞癌及小细胞癌、低分化癌、淋巴瘤细胞之间的形态均有一定交叉，中度退化性间皮细胞也常被误认为癌细胞。因此在细胞形态不典型时可建议追踪观察，或仅报告发现可疑异型细胞，建议结合病理等相关检查，提示临床即可。

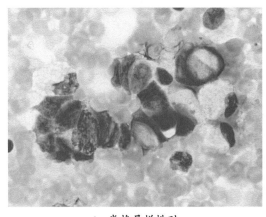
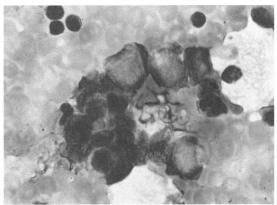

A. 脊椎骨样排列　　　　　　　　　　B. 成堆出现

图 6-1-1　小细胞癌细胞（胸腔积液，瑞 - 吉染色，×1000）

三、浆膜腔积液细胞学诊断的方法与手段

体液脱落细胞形态学检验诊断和血液形态学一样，依据形态学（morphology）、免疫学（immunology）、细胞遗传学（cytogenetics）、分子生物学（molecular biology），即 MICM 检查，在瑞 - 吉染色的基础上，必要时加做免疫组化染色、肿瘤标志物、流式细胞术、分子生物学以及 HE 染色、巴氏染色等方法。

自动化体液分析检测简便、快速、准确、安全，奠定了体液检查标准化的基础。自动化数字图像分析技术（automated digital image analysis，ADIA）为细胞形态学检验诊断带来突破性进展。但人工镜检依然是仪器和智能化软件无法取代的"金标准"。

在完成积液一般性常规检验的基础上，用同一份标本离心沉淀，将沉渣制成涂片，经瑞 - 吉染色后，在显微镜下进行细胞形态学观察，出具检验描述性或辅助诊断报告（细胞分类、肿瘤细胞、狼疮细胞、噬菌细胞、真菌、寄生虫和结晶等），称为浆膜腔积液常规细胞形态学检查。瑞 - 吉染色能清楚地显示细胞质成分和细胞核染色质结构，易于良、恶性细胞的判别，见到典型恶性瘤细胞即可确诊为恶性积液。必要时加做免疫组化染色以及 HE 染色、巴氏染色等方法。该检查是集基础理论、临床知识、实验方法、涂片染色、实践经验于一体的综合技术。其目的是提高检验质量，提升常规检验应用价值。

浆膜腔积液细胞学检查标本取材安全简便，患者痛苦少，无不良反应，可重复取材；无需特殊设备，费用低廉，操作简便易行且采集的细胞范围大，应用广泛，筛查和诊断各种肿瘤，快速诊断，准确性和检出率均较高。适于大范围的防癌普查，对非肿瘤性疾病可以诊断和鉴别诊断，也是观察癌前病变、癌变过程及用药或干预实验随访观察的良好指标。

四、浆膜腔积液标本采集与处理

（一）标本采集与运送

1. 标本采集

（1）标本容器：浆膜腔积液由临床医生采集，建议使用标本专用管（有盖、带刻度、EDTA-K2 抗凝剂），采集后加盖，颠倒混匀 3 ~ 5 次，立即送检。

（2）标本量：标本留取量至少 8 ~ 10 ml，有形成分较少时可留取 50 ml 标本或多管送检。

（3）标本标识：标本留取后需要做唯一标识（推荐使用条码标签），至少包括患者姓名、住院号或门诊号及标本类型。

2. 标本处理

接收标本后要及时处理，避免细胞及其他有形成分破坏，4000 r/min，离心 5 ~ 10 min；对离心效果不理想的标本，可以先用吸管吸出大部分上清液后再次离心，以达到高度浓缩目的；对于血性标本，离心后可以吸取"白膜"层，混匀后再次离心；未能及时处理的标本应放在 2 ~ 8 ℃冰箱中储存，不超过 48 h。

浆膜腔积液内可能含有各种病原生物，应按潜在生物危害物质处理。标本的采集、运送、检查及处理等过程要符合实验室生物安全原则，注意个人生物安全防护。

3. 标本采集与处理注意事项

（1）容器：根据检查目的，选择专用容器收集标本，细菌培养容器应无菌。

（2）标本采集：浆膜腔积液标本由临床相关科室的医生行浆膜腔穿刺术采集。采集中段液体于无菌容器内，且根据需要采用适当的抗凝剂予以抗凝。此外可采集1管不加抗凝剂的标本，用于观察积液有无凝固现象。

（3）抗凝：为防止积液凝固，进行细胞学检查的标本需加入EDTA钠盐或钾盐抗凝，每1 ml抗凝剂可抗凝6 ml积液。生化及pH测定采用肝素抗凝。

（4）标本量：常规检查、生化及免疫学检查可留取2 ml，为提高检出阳性率，细胞学检查、需氧及厌氧细菌培养需留取10 ml（最好专用培养瓶床边留取），结核分枝杆菌检测留取10 ml，离心后培养或涂片染色检查。

（5）标本运送：由于浆膜腔积液标本久置，可出现纤维蛋白凝集成块，细胞变形、破坏，细菌自溶等，导致细胞分布不均，从而使细胞计数不准确。此外，葡萄糖酵解可造成葡萄糖含量假性减低。因此，标本采集后2 h内由专人送检，注意生物安全防护，避免溢出。如不能及时检查，可加10%的乙醇后，置2~4℃保存，不超过24 h。

（6）标本接收：由检验科工作人员接收，核对标本信息、标本种类、标本留取时间，观察标本量是否符合要求，观察标本颜色、性状以及其他特殊要求是否满足。对于不合格标本，执行标本拒收程序或让步检验。

（7）标准：标本离心前，手工计数细胞参照《临床体液检验技术要求》（WS/T 662-2020）施行；仪器计数参照自动化体液分析模式操作要求施行。形态学检查详见《浆膜腔积液细胞形态学检验中国专家共识（2020）》。

（二）制片与染色

1. 制片

（1）制片要求：推片为首选方法，要求片膜的头、体、尾层次清晰，薄厚适度；有核细胞数量较少时，可制作2张无尾片，以提高阳性率。

（2）制片方法：将离心后的标本管缓慢拿出，避免颠倒或晃动，用一次性塑料吸管缓慢吸出上清液，靠近底部沉淀时，可用加样器吸取多余上清液，如底部沉淀量多或比较黏稠，可适当增加上清液残留量。将底部沉渣混匀，取大约10 μl标本滴加在载玻片一端，用推片向另一端推制成1~2 cm的涂片，推片角度30°~45°，推片时根据沉渣的浊度或黏稠度调整推片角度和速度，浊度或黏稠度较大时，适当降低推片角度和速度，反之亦然。注意多份标本制片时，推片不能重复使用或必须清洗后使用，以避免交叉污染。细胞较少时，可以使用细胞涂片离心机制片。

（3）制片数量：建议制片数量3~5张；如果加做其他染色法，根据标本量的多少增加制片数量，制片结束后，在玻片上注明编号、患者姓名、日期、标本种类等。

2. 染色　常用的染色方法有瑞-吉染色法（Wright-Giemsa staining）、巴氏染色法（Papanicolaou staining）、苏木素-伊红染色法（hemotoxylin-eosin stain，HE）、迪夫快速染色法（Diff-Quik staining）。染色具体内容详见第二章第四节。

（三）显微镜检查与结果报告

1. 显微镜检查

（1）先用低倍镜浏览全片，尤其在片尾及两侧观察有无体积较大的细胞或成堆细胞，观察细胞分布与排列，发现其他有价值的有形成分，再用油镜对细胞进行分类。

（2）在涂片染色较好、细胞分布均匀的部位，以"弓"字从片尾到中间的顺序分类计数100～200个有核细胞，分类结果以百分比形式报告。

（3）涂片保存：发出报告后，对涂片进行分类归档，妥善保管，保存时应按各实验室标准操作规程进行处置，一般保存3～5年。

2. **结果报告**　有条件的单位推荐出具图文报告，报告包括常规和细胞学两个部分。对化脓性炎症、消化道穿孔、结核性及恶性肿瘤细胞的标本，可先电话通知临床医生，再出具正式报告。

（1）常规部分：包括颜色、透明度、李凡他试验、细胞总数、有核细胞计数及细胞分类计数百分比等。

（2）细胞学部分：包括图像、形态学描述、异常细胞的分级报告、提示或建议等。同时报告其他有形成分，如细菌、真菌、包涵体、寄生虫、结晶、脂肪滴及其他有价值的形态信息。

（3）图像：用图像采集系统在镜下选择涂片细胞分布均匀、染色良好的部位，对诊断有价值的细胞或有形成分进行拍摄，选择有代表性的图片。

（4）形态学描述：对肿瘤细胞进行必要的形态学描述，包括细胞分布、细胞大小、胞质量、胞质内容物、胞质着色、核大小、核形、核染色质排列、核仁数量与大小等。对其他异常细胞或有形成分进行必要的形态学描述。

（5）异常细胞的分级报告：未查见异型细胞、查见核异质细胞、查见可疑异型细胞、查见异型细胞。如果能够确定上皮源性的异型细胞则报告癌细胞；如果能够确定是造血淋巴组织的异型细胞则报告为白血病细胞、淋巴瘤细胞；如果不能确定来源时，一律报告异型细胞。

浆膜腔积液脱落细胞学诊断报告采用改良巴氏五级分类报告法：

Ⅰ级：涂片内无非典型细胞或异常细胞。

Ⅱ级：①涂片内有非典型细胞（轻度增生），细胞改变属炎症范围或异型性不明显。②涂片内有非典型细胞（重度增生），细胞异型性较明显，但肯定属于良性范围。

Ⅲ级：有可疑癌（恶性）细胞。涂片内细胞形态异型性明显，但难于肯定良恶性，需要进一步检查证实或近期复查核实。

Ⅳ级：高度可疑癌（恶性）细胞。涂片内细胞形态尚欠典型，或考虑是癌细胞，但数目太少，需要作其他检查确定。

Ⅴ级：有癌（恶性）细胞。涂片内细胞形态典型且数量较多。如有可能，进一步区分其组织学类型。

（6）提示和建议：根据细胞数量、种类，以及形态学变化，结合临床资料，向临床提供合理性提示或建议。①直接报告法，即根据涂片中细胞的典型形态特征，以及结合病史等资料，可直接明确诊断。②描述性提示/诊断报告，即细胞变化不够典型，或病变的细胞数量太少，或无特异性，不能作出完全明确、肯定的疾病分类学诊断时，只能对涂片病变的特征进行描述，只能提示性提出细胞学可能的诊断意见或倾向，可提示临床作进一步检查。常用"考虑为""可能为""倾向于""不除外"等可疑诊断来表示。其结果的可信程度与上述略有差异，必要时可重复检查。这种诊断形式虽然是不可避免的，但应把这种诊断形式压缩在5%以下。

（四）质量保证

1. 唯一标识　三查七对，仔细核对患者唯一的条码、姓名等资料，避免张冠李戴。

2. 即时送检　标本必须使用正确的抗凝剂抗凝并及时送检，防止浆膜腔积液凝固或细胞破坏导致结果不准确。

3. 标本混匀　标本必须混匀，否则影响计数结果。

4. 涂片制备　需要离心的标本，离心速度不能过快，否则影响细胞形态；采用细胞玻片离心沉淀或细胞室沉淀法采集细胞效果会更好。涂片固定时间不宜过长，固定温度不宜过高。

5. 穿刺出血校正　因穿刺损伤引起的血性浆膜腔积液，白细胞计数结果必须校正。

校正公式：WBC（校正）＝WBC（未校正）－［（WBC 血液 × RBC 积液）/RBC 血液］。

（孙宏华）

第二节　非肿瘤性疾病积液脱落细胞形态学

　　浆膜腔积液可由多种疾病引起，积液本身是一种良好的培养基，由于温度适宜，脱落的良、恶性细胞均可在积液内继续繁殖。因此，积液内自由漂浮的细胞与直接从组织取出的同源细胞，在形态上可有明显的差异。此外，掉落于积液内细胞可发生不同程度的退变。掌握积液内增生与退变的间皮细胞形态特征，对癌细胞鉴别诊断至关重要。

一、间皮细胞

1. 正常脱落的间皮细胞形态　间皮细胞可单个或成团脱落于积液中，单个间皮细胞常呈圆形或卵圆形，边界清晰，大小不一，直径 10～60 μm。细胞核相对较大，核质比 1:（1～2），常居中，单核为主，可见双核或多核，核膜明显，核染色质呈细颗粒状，偶见 1～2 个小核仁，胞质嗜酸性或弱嗜碱性。成团间皮细胞呈单层扁平铺鹅卵石样疏松排列，边界清楚，细胞间可见空隙。胸腔积液间皮细胞见图 6-2-1、图 6-2-2。

2. 创伤性间皮细胞形态　由于慢性炎症、肿瘤或放射线作用等刺激，间皮细胞可不同程度增生并发生形态变化，也称为核异质细胞。其特点：①细胞体积增大，直径甚至超过 60 μm，细胞边界清楚。②胞核可增大深染，核膜光滑，染色质颗粒细致、分布均匀，可见双核、多核及核分裂象。③胞质丰富厚实，分布均匀，核质比基本正常。由于这类细胞形态有时会与恶性细胞相似，在积液中大量出现时，可能造成细胞学鉴别诊断困难。胸腔积液中创伤性间皮细胞见图 6-2-3、图 6-2-4。

3. 退化变性的间皮细胞形态　刚脱落于积液中的细胞一般形态较好，时间久后即可开始发生不同程度的退化变性。退化变性的间皮细胞因肿胀性退变表现为细胞增大，胞质出现大小不等的液化空泡，胞核肿胀，偏位。高度退变的间皮细胞有时容易被误认为癌细胞。若积液抽出后没

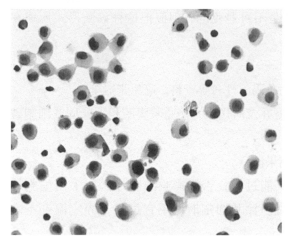

图 6-2-1　间皮细胞（巴氏染色，×400）

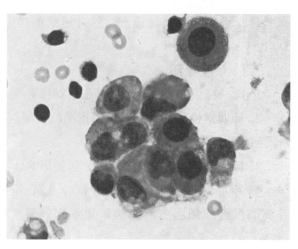

图 6-2-2　间皮细胞（瑞 - 吉染色，×1000）

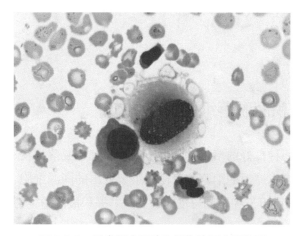

图 6-2-3　正常间皮细胞和创伤性间皮细胞图
（瑞 - 吉染色，×1000）

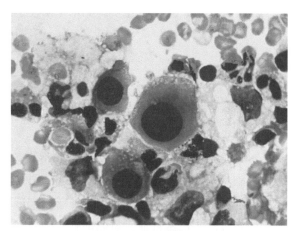

6-2-4　两个正常间皮细胞和创伤性间皮细胞
（瑞 - 吉染色，×1000）

有及时固定制片，可出现较为一致的退化变性。肿胀性退变比固缩性退变多见。胸腔积液中退化变性的间皮细胞见图 6-2-5、图 6-2-6。

二、涂片背景

1. 红细胞

（1）正常形态红细胞大小较一致，中央部分较淡，边缘偏厚，着色均匀，染粉红色或砖红色。见此类红细胞说明出血为急性或出血时间较短，如穿刺损伤出血。

（2）陈旧性红细胞形态多样，可有体积偏小，皱缩成小球形，着色偏暗。出血时间很长时还可出现血红蛋白分布不均匀的现象，见图 6-2-7。

（3）被巨噬细胞吞噬的红细胞有时被消化为碎片或形成一个空泡样结构，见图 6-2-8。

2. 白细胞

（1）积液中中性粒细胞形态和外周血中相似，但多数胞体不规则，有时可见中性粒细胞吞噬细菌、坏死组织碎片及抗原抗体复合物等。中性粒细胞的出现不具有特异性，但以中性粒细胞为主的积液提示急性炎症反应，包括感染和非感染性。

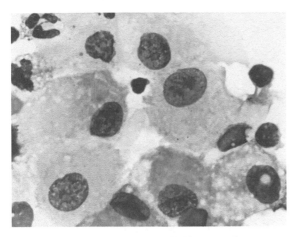

图 6-2-5　轻度退化变性的间皮细胞
（瑞 - 吉染色，×1000）

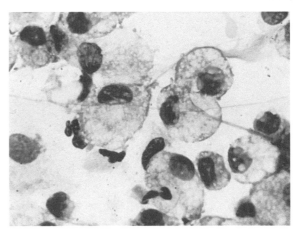

图 6-2-6　重度退化变性的间皮细胞
（瑞 - 吉染色，×1000）

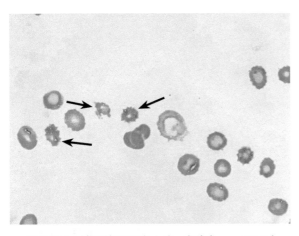

图 6-2-7　皱缩的红细胞（瑞 - 吉染色，×1000）

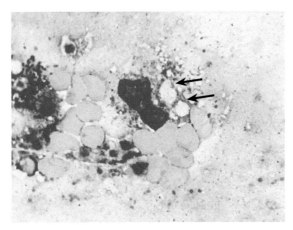

图 6-2-8　巨噬细胞消化后的红细胞
（瑞 - 吉染色，×1000）

（2）淋巴细胞在积液很常见，分为成熟淋巴细胞、刺激淋巴细胞及淋巴母细胞三种类型。成熟淋巴细胞与外周血中相似，大量出现要注意结核的可能。刺激淋巴细胞也称为异型淋巴细胞，胞质明显增多，边缘嗜多色，部分核出现疏松肿胀或偏位。淋巴母细胞体积较大，胞质增多，着色灰蓝色，核大而规则，染色质粗块状，核仁明显，大量出现要警惕淋巴瘤。

（3）嗜酸性粒细胞多数为双分叶状，胞质内布满粗大而均匀的橘黄色嗜酸性颗粒，部分颗粒可因细胞破碎而流溢胞外。

（4）浆细胞胞体规则，边缘整齐，或呈火焰状、绒毛状不规则突起，胞质丰富，呈均匀深蓝色，质内常有空泡。胞核呈圆形，多数偏位，染色质粗糙呈块状。少量与免疫反应有关，增多时要注意浆细胞相关疾病。

胸腔积液中各种白细胞形态见图 6-2-9、图 6-2-10、图 6-2-11、图 6-2-12。

3. 巨噬细胞　积液中的巨噬细胞来源于浆膜的组织细胞及血液中的单核细胞。细胞大小不一，边缘常不规则，可见泡沫状、伪足状突起，胞质较丰富，着色偏淡，染淡蓝色或嗜多色，胞质中可见脂肪空泡和紫红色细小颗粒，也可见细胞碎片、红白细胞、细菌等异物，核较间皮细胞

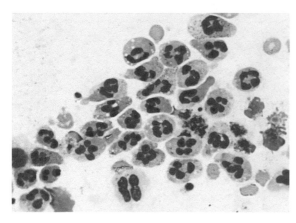

图 6-2-9　成团中性粒细胞（瑞 - 吉染色，×1000）

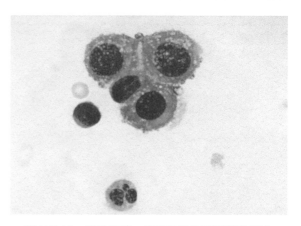

图 6-2-10　间皮细胞、淋巴细胞和嗜酸性粒细胞
（瑞 - 吉染色，×1000）

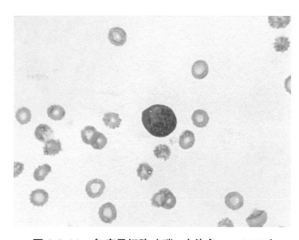

图 6-2-11　免疫母细胞（瑞 - 吉染色，×1000）

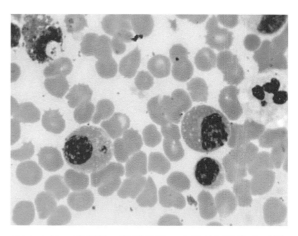

图 6-2-12　浆细胞、淋巴细胞、中性粒细胞和嗜酸性
粒细胞（瑞 - 吉染色，×1000）

不规则，常呈肾形、马蹄形，核染色质分布不均匀，呈粗网状，着色偏淡，核仁不明显。大量出现常见于慢性非特异性炎症，见图 6-2-13、图 6-2-14。

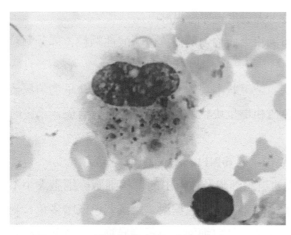

图 6-2-13　巨噬细胞（瑞 - 吉染色，×1000）

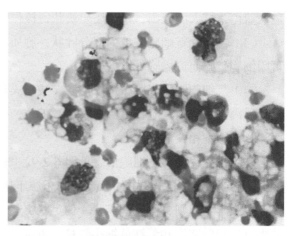

图 6-2-14　成团巨噬细胞（瑞 - 吉染色，×1000）

三、其他有形成分

1. **结晶**　积液中出现夏科雷登结晶常伴嗜酸性粒细胞增多，胸腔积液夏科雷登结晶见图6-2-15；出现胆固醇结晶常见于脂肪变性的陈旧性积液，此时可伴脂肪颗粒细胞增多，也可见于胆固醇性胸膜炎，见图6-2-16；肠漏时腹水中可见胆红素结晶、橙色血质等，见图6-2-17、6-2-18。胆红素结晶和橙色血质从形态上难以准确区分，可借助化学试验鉴别。胆红素结晶可以被NaOH溶解，橙色血质则不溶。

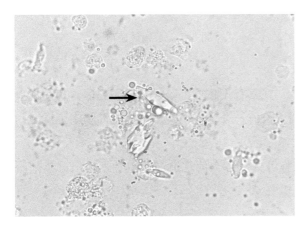

图6-2-15　夏科雷登结晶
（胸腔积液，未染色，×1000）

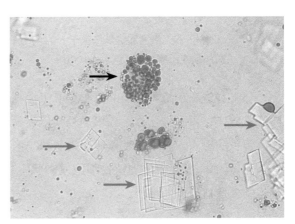

图6-2-16　脂肪颗粒细胞和胆固醇结晶
（胸腔积液，苏丹Ⅲ染色，×1000）

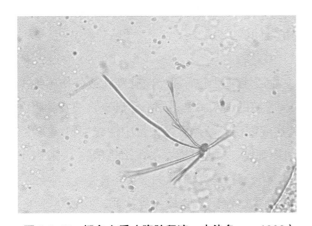

图6-2-17　橙色血质（腹腔积液，未染色，×1000）

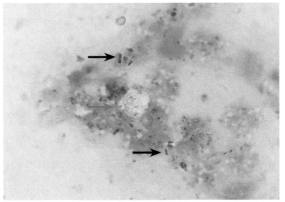

图6-2-18　细菌和胆红素结晶（腹腔积液，瑞-吉染色，×1000）

2. **病原生物**

（1）细菌：正常情况下，浆膜腔积液中是没有细菌的，若发现细菌需首先排除污染。单一种类的细菌或存在于细胞内的细菌更有临床意义，当多种细菌同时存在并有脓性背景可能有脏器破损，见图6-2-19。

（2）真菌：在积液中最常见的是念珠菌和隐球菌等真菌孢子，偶尔也可见菌丝，见图6-2-19、图6-2-20。

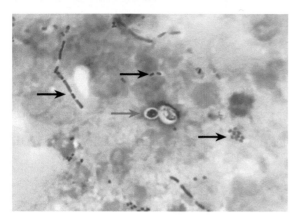

图 6-2-19　细菌和念珠菌孢子
（腹腔积液，瑞 - 吉染色，×1000）

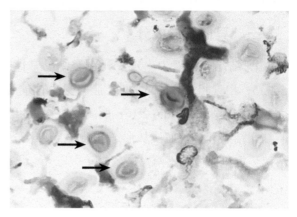

图 6-2-20　隐球菌孢子
（胸腔积液，瑞 - 吉染色，×1000）

（3）寄生虫：浆膜腔积液离心后取沉淀物镜检，观察有无蠕虫虫卵或原虫滋养体，若发现虫卵或滋养体，可为临床诊断提供病因学依据，有确诊价值。乳糜样积液离心后沉淀物中可见微丝蚴，包虫病患者积液中可见棘球蚴头节和小钩。

3. **其他**　积液中出现植物细胞或鳞状上皮细胞可见于各类消化道穿孔患者。检出巨核细胞提示髓外造血或外伤可能。

四、非肿瘤性疾病积液脱落细胞学特点

非肿瘤性积液的最大特点之一是积液中不可能存在肿瘤细胞，可以通过积液中不同种类细胞的比例变化做到排除诊断、辅助诊断甚至诊断某些疾病。以下通过急性、慢性炎症，病毒感染和其他疾病等 4 个方向的疾病，串联了疾病和细胞变化之间的关联。

（一）急性炎症

1. **急性化脓性炎症**　各种化脓菌经直接蔓延、血液或淋巴道播散、内脏穿孔或外伤感染等途径浸润浆膜，均可引起浆膜腔急性化脓性炎症。胸膜腔的细菌感染多继发于肺炎，波及胸膜而引起脓胸。腹膜腔的细菌感染多起因于胃肠道的炎症或创伤，涂片中见大量中性粒细胞，变性、坏死者居多，有较多的细胞碎屑，伴有少量退变间皮细胞、巨噬细胞、淋巴细胞等，一般少于10%。并且在涂片背景中常见散在的中性粒细胞。

2. **急性非化脓性炎症**　这种胸腔积液可继发于肺炎、流感、肺梗死等疾病。积液量较少，细胞成分多种多样，包括较多的中性粒细胞、淋巴细胞、巨噬细胞及增生活跃的间皮细胞，有时可见多核间皮细胞和有丝分裂。因涂片细胞学无特征性，有时要结合临床表现作出提示性诊断，供临床参考。

（二）慢性炎症

1. **结核病**　结核性积液一般为渗出液，黄色混浊，也可为血性或乳糜性，室温下保存几小时后容易出现絮状物，当肺结核没有直接累及胸膜时，胸腔积液往往以大量小而成熟的淋巴细胞为主，巨噬细胞和间皮细胞少见。当结核累及胸膜或腹膜时，胸腔积液或腹腔积液涂片中大量反应性间皮细胞成片出现。涂片中出现较多淋巴细胞、类上皮细胞、朗格汉斯巨细胞和（或）坏死颗粒均提示结核的可能。

2. 慢性炎症非特异性 是由心衰、慢性肝病、肾病、糖尿病等多种原因引发的以巨噬细胞增生为主的慢性炎症，积液中早期脱落细胞死亡，释放化学刺激物或炎性因子反复刺激浆膜导致炎症细胞的介入，也可见于急性炎症后的恢复期。积液细胞分类以巨噬细胞为主，中性粒细胞、淋巴细胞、间皮细胞可有不同程度的增多，一般均<50%，偶可见轻度核异质。

（三）病毒感染

1. 涎腺（肥大）病毒 涂片背景红细胞多，炎性细胞及坏死物和蛋白沉淀物少见。可见中度核异质的间皮细胞，胞内不见包涵体，核呈胶状均质性退变。

2. 疱疹病毒 被感染的细胞增大，大小悬殊，出现多核细胞，核镶嵌但不重叠，呈磨玻璃样外观。有时可见嗜酸性包涵体在核内，这是疱疹病毒的主要佐证。包涵体为浅粉红色圆形体，几乎占满整个核，其周有一透明晕。

3. 流感病毒 常引起病毒性肺炎，胸水中会出现多量淋巴细胞，还可出现浆细胞。

（四）其他疾病

1. 肝硬化 是引起腹水最常见的原因之一，一般为漏出液，可见数量不等的间皮细胞、淋巴细胞和较多巨噬细胞及很少的中性粒细胞。伴有肝细胞坏死和黄疸的活动性肝硬化者，涂片中可见核异质间皮细胞，单个散在或成团出现，乳头状或菊形团，要注意与肿瘤鉴别。

2. 尿毒症 可以引起纤维素性浆膜炎，常累及心包膜，引起心包积液。涂片中，间皮细胞大量增加，呈单个或成片脱落。涂片中可见单核或多核间皮细胞。虽然个别核异质间皮细胞与癌细胞有时较难区别，但结合尿毒症的临床表现，基本不会误诊。

3. 类风湿性胸膜炎 胸腔积液可为单侧或双侧，有些患者可同时出现心包积液。细胞学的特征性表现为变长的梭形或不规则形上皮样组织细胞、多核巨细胞，背景中可见因组织细胞坏死而产生的颗粒样碎屑。也可见淋巴细胞及中性粒细胞，但间皮细胞缺如。胸腔积液的细胞学特征具一定的特异性，因此胸腔积液细胞学形态对证实类风湿胸膜炎、排除恶性肿瘤至关重要。

4. 系统性红斑狼疮 此浆膜腔积液常为渗出液，涂片中常伴有较多的间皮细胞、巨噬细胞、中性粒细胞及淋巴细胞，最主要的是可找到红斑狼疮细胞（LE 细胞）。LE 细胞形态特征为中性粒细胞吞噬由 LE 因子促使所形成的粉红色团块状的均匀体，由于均匀体的挤压使得中性粒细胞核偏于一侧，见图 6-2-21、图 6-2-22。

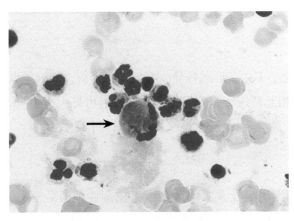

图 6-2-21 LE 细胞

（心包积液，瑞 - 吉染色，×1000）

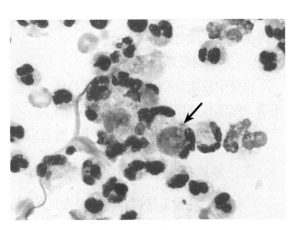

图 6-2-22 LE 细胞

（胸腔积液，瑞 - 吉染色，×1000）

5. **充血性心力衰竭** 此时的浆膜腔积液以漏出液为主，表现为大量中性粒细胞、淋巴细胞及退变的巨噬细胞，间皮细胞常呈片状及团状。

6. **肺血栓或肺梗死** 此时的浆膜腔积液以渗出液为主，含有成片、成团的反应性或增生性间皮细胞，可见吞噬含铁血黄素的巨噬细胞。

（曹　喻）

第三节　恶性肿瘤积液脱落细胞形态学

一、恶性肿瘤积液脱落细胞的一般特征

（一）细胞大小

积液中各种类型肿瘤细胞的大小有很大差异。以间皮细胞的大小为标准，可以将恶性肿瘤细胞分为大、中、小三类。

1. **大型癌细胞** 明显地大于间皮细胞。常见于大多数的转移性鳞状细胞癌、腺癌、恶性黑色素瘤和肉瘤等。

2. **中等型癌细胞** 大小与间皮细胞相似。各种类型乳腺癌、胃癌、胰腺癌及肺癌的癌细胞属于此型。

3. **小型癌细胞** 细胞体积明显小于间皮细胞。常见于恶性淋巴瘤、神经母细胞瘤、肾母细胞瘤、小细胞癌等。

（二）核异常

核增大，核胞质比失调，核大小不一，核畸形，核染色质增多、增粗、分布不均是癌细胞最常出现的特征，称之为癌细胞的"五大特征"。

积液内大多数恶性肿瘤细胞的胞核都增大。不同类型恶性肿瘤细胞的核质比均增大，但在某些有黏液分泌的肿瘤细胞或角化鳞癌细胞中，可有较丰富的胞质，核质比改变可能不明显。部分积液中恶性肿瘤细胞的核尚为圆形或卵圆形，只有轻度不规则形。而有的积液中恶性肿瘤细胞的核可呈现不同程度的畸形，呈现各种奇怪的形状，并且大小不一，还可多核，核染色质也增多、增粗、分布不均，有的可见核分裂象或较多的裸核，出现数量较多的核仁和大体积核仁，有的核仁甚至超过红细胞大小。

（三）细胞形态及排列

积液中癌细胞可单个或可成团脱落，细胞可大小不一，形态各异。有的排列紧密，细胞质界不清，站队样或团状排列，细胞胞质浅染。有的相互粘连、腺腔样排列，细胞内可见大小不一、数量不等的分泌泡。有的细胞偏小，胞质也很少，砌墙样、脊椎骨样、镶嵌样排列。

二、浆膜腔积液内转移性肿瘤

转移性肿瘤侵犯浆膜是积液最常见的形成原因。侵及浆膜的肿瘤以上皮源性肿瘤最常见，在成人中占引发恶性积液肿瘤的95%，其中大部分是腺癌，而鳞状细胞癌及神经内分泌癌所占比例少。在非上皮源性肿瘤中最常见的是淋巴瘤及白血病，其次是黑色素瘤及生殖细胞瘤。

（一）积液中各种类型转移性癌细胞的特征

1. 腺癌　是由腺上皮或柱状上皮恶变而来。在积液中腺癌占 90% 以上。胸腔积液及心包积液中以肺癌转移最多见。腹腔积液的原发灶以卵巢癌多见，其次为胃癌、肠癌、肝癌、胰腺癌、子宫内膜腺癌。乳腺癌常引起胸水同时伴有腹腔积液。原发灶不明时，可用免疫细胞化学染色的方法来鉴定腺癌的原发部位。

（1）以淋巴细胞为标尺，腺癌细胞有大、中、小三种类型，细胞大小相差数倍到数十倍，体积大的腺癌可能提示分化好，此时核质比不大，云雾浆和分泌泡相对明显，从排列方式来说可有乳头状、实体细胞团或球状。体积小的腺癌可能提示分化差，核质比相对较大，胞质异形性可能不明显。

（2）细胞可以单个散在、成团脱落或混合出现。单个散在癌细胞大小不一，细胞核增大偏位，核仁增大、增多，核染色质增粗，核膜不规则。易见印戒样癌细胞、巨大癌细胞或多核癌细胞，易见病理性核分裂象，胞质呈云雾状，其中含有大小不等的分泌泡，细胞呈三维立体态。

（3）由于细胞脱落后可以在积液中继续生长发育，并且活跃程度不一，因此可见退变和生长活跃的癌细胞同时存在。

（4）易见特殊排列，如腺腔样、梅花样、菊团样、乳头状、洋葱皮和桑葚状等。

腺癌细胞多种形态见图 6-3-1、图 6-3-2、图 6-3-3、图 6-3-4。

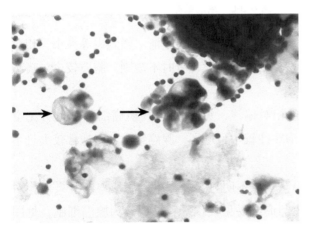

图 6-3-1　腺癌细胞（巴氏染色，×400）

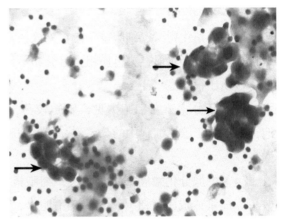

图 6-3-2　腺癌细胞（巴氏染色，×400）

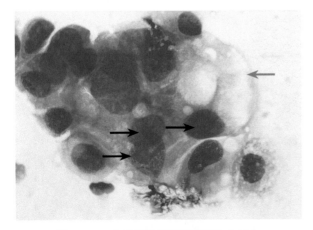

图 6-3-3　腺癌细胞云雾状胞质和大核仁
（瑞 - 吉染色，×1000）

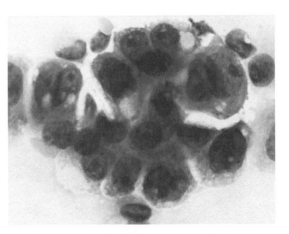

图 6-3-4　腺癌细胞腺腔样结构
（瑞 - 吉染色，×1000）

2. 鳞癌 是由鳞状上皮或柱状上皮鳞化后恶变而来。积液中鳞癌少见，仅占2%～3%。胸腔积液中常见鳞癌原发灶为肺癌和食管癌，腹腔积液中常来源于女性生殖道肿瘤。

（1）角化型鳞癌细胞多为单个散在，细胞较大、多形性，细胞核差异较大，核膜不规则，染色质深染、粗糙、不均匀分布且有时可见大核仁，胞质橘黄色深染、角化，见图6-3-5、图6-3-6。

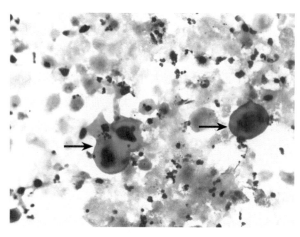 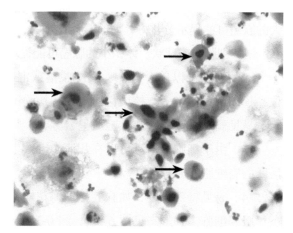

图6-3-5　鳞癌细胞　角化型（巴氏染色，×400）　　图6-3-6　鳞癌细胞　角化型（巴氏染色，×400）

（2）非角化型鳞癌细胞单个散在，裸核常见，或聚集成团，边界不清。细胞中等大小，相对一致，圆形或多角形，染色质粗大且分布不均，核仁常见并较大，有时不规则。胞质较少，嗜碱性，核质比很高。

（3）高分化鳞癌细胞少见，胞质较薄，染色相对偏浅，见图6-3-7。鳞癌细胞中也可见空泡，但不同于腺癌细胞中的分泌泡，鳞癌细胞空泡往往较小且透亮，腺癌细胞分泌泡常较大且不透亮。

（4）中低分化鳞癌细胞常散在，细胞核居中，核仁不明显，核深染，胞质厚实，染色相对偏深。成堆或成团脱落时，立体感不明显，胞核圆形或易见核仁，容易误诊为腺癌细胞，见图6-3-8。

3. 小细胞未分化癌 胸腔积液的小细胞未分化癌，多数为来源于肺的小细胞肺癌，占

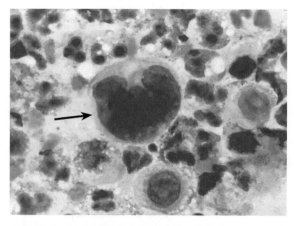 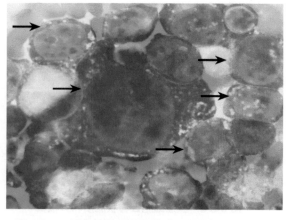

图6-3-7　鳞癌细胞分化较好（瑞-吉染色，×1000）　　图6-3-8　鳞癌细胞低分化（瑞-吉染色，×1000）

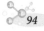

3%~5%。细胞小，约为淋巴细胞直径的两倍，胞质极少或裸核样，核形不规则。积液中的小细胞未分化癌细胞易与淋巴瘤细胞混淆，但淋巴瘤细胞常常单个散在，不形成团块，核形规则。而小细胞未分化癌常呈砌墙样、脊椎骨样或成团镶嵌样排列，见图6-3-9、图6-3-10。其他积液中的小细胞非淋巴瘤恶性肿瘤如神经母细胞瘤、尤因肉瘤与肺小细胞癌相似，需结合形态学及临床表现加以区分。

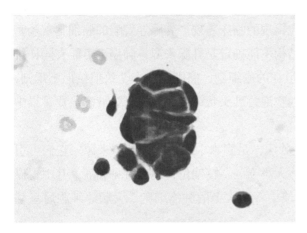

图 6-3-9　小细胞未分化癌细胞成团镶嵌样排列
（瑞 - 吉染色，×1000）

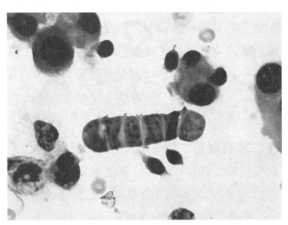

图 6-3-10　小细胞未分化癌细胞脊椎骨样排列
（瑞 - 吉染色，×1000）

表 6-3-1　腺癌细胞与间皮细胞的鉴别

项目	腺癌细胞	间皮细胞
细胞核	大，直径常超过 8 μm，大小形态不一致，有畸形，染色质增多，分布不均，可有明显且多量大核仁，核分裂象易见	直径一般 6~10 μm，大小形态较一致，染色质轻度增多，分布均匀，核仁少见，一般不见核分裂象
细胞质	多且丰富，嗜碱性，云雾状胞质，可有黏液分泌泡	中等量，嗜碱或嗜酸性，退化后可出现空泡，非黏液分泌泡
细胞形态	体积大或中等大小，圆形或卵圆形，有时体积可相差 10 倍以上	中等大小，圆形或卵圆形，体积相差一般不会很大
细胞排列	常见腺腔样、乳头状、桑葚状成团排列，团内细胞或排列稀疏，胞质中有大小不等的黏液空泡，或拥挤重叠、浆界不清，常有立体感	可有腺腔样排列，但排列疏松，细胞团一般较小，平铺为主，一般不拥挤重叠、无立体结构感
"开窗" 现象	罕见	常见
细胞种类	常多种细胞成分混合	单一而均匀

（二）各种常见的浆膜转移癌的细胞学特征

1. 肺癌　是胸水出现癌细胞最常见的恶性肿瘤，多见于男性，其中以周围型腺癌最易转移到胸水，鳞癌与未分化癌则很少。偶有中央型肺癌累及心包膜者。

（1）腺癌：体积常较大，大小不一，呈圆形或卵圆形，偶呈柱状。胞质内可见黏液空泡。胞核大而染色深,可见巨大核仁。常见细胞排列成腺腔样、梅花样、乳头状、菊形团等。

(2)鳞癌:以中 - 低分化鳞癌多见。癌细胞边界清楚,呈多形性,胞质较丰富而浓稠,有时淡染透明。胞核大,深染,畸形明显。常单个散在或呈小团疏松排列。

(3)小细胞未分化癌:癌细胞体积小,胞质极少,多呈裸核状。核染色质深,呈小圆形、卵圆形或长形。癌细胞呈链状排列,有镶嵌结构。

2. 乳腺癌　是女性引起胸水最常见的恶性肿瘤,偶可引起腹水或心包积液。多数为腺癌。在复发的乳腺癌患者中,恶性胸腔积液常常是最先出现的临床表现。乳腺导管癌的癌细胞常紧密排列成有立体感的球状细胞团结构,但发现团状结构不能确定是乳腺来源,肺癌也可能有同样排列的细胞团。乳腺小叶癌常常表现为较小而单个散在的癌细胞,癌细胞大小一致但核形不规则,核膜厚,核仁明显,常有单个或多个胞质内黏液性空泡,乳头状或散在分布。黏液癌涂片背景中可见黏液。

3. 胃肠癌　胃癌和大肠癌是我国常见的恶性肿瘤,是腹水中最常见的肿瘤来源。它们可引起腹膜广泛种植性转移。癌细胞多散在分布,胞体大小不一,核偏位,胞内可见黏液。其中胃癌细胞可表现为单个印戒细胞、高核质比的偏小(或中等至大)的肿瘤细胞。大肠癌细胞可呈柱状,分泌黏液,细胞常嵌合一起成团排列。

4. 卵巢癌　卵巢癌是女性恶性腹腔积液的最常见来源,也可累及胸膜及心包膜。分类较复杂,以下两种相对常见并有一定形态特征。

(1)浆液性乳头状囊腺癌:癌细胞较大,表现为腺腔样或乳头状结构,有些乳头状结构的细胞团可能会带有砂粒体。在高分化浆液性乳头状囊腺癌涂片中,肿瘤细胞相当一致,呈片状或乳头状镶嵌排列为其特点。

(2)黏液性囊腺癌:癌细胞大小不一,呈多形性,胞质内因有黏液而形成的大的透明空泡,将细胞核挤至一侧。可发生腹膜表面广泛种植性转移,形成腹膜假黏液瘤,此时穿刺物为黄白色黏稠液体。涂片中见细胞成分少,看不到间皮细胞、巨噬细胞或白细胞等成分。

5. 肝细胞癌　除非晚期,肝癌多局限在肝实质内。癌细胞引起腹膜广泛种植转移不多见。分化较好的肝癌细胞体积大,多角,大小差异较大,散在或成堆分布,核增大,大小不一,核染色质浓集不均,深染,核仁巨大,隐约或清楚可见,胞质中等或丰富,有时可见蓝绿色胆汁及变性空泡,部分胞质有大量颗粒。背景伴大量裸核癌细胞。分化差的肝癌细胞胞体较小,多呈不规则圆形,多密集成团,少数散落分布,核较大,大小相差较大,核染色质浓集深染,可见1~3个大核仁。胞质少,核质比高。

三、浆膜原发性肿瘤

间皮瘤是由间皮细胞发生的浆膜原发性肿瘤,较罕见。最常见的部位是胸膜,其次是腹膜,罕见于心包膜。间皮瘤分良性与恶性两类。良性间皮瘤呈局限性生长,包膜完整,很少引起积液。恶性间皮瘤患者多为老年男性,大多有接触石棉史,从暴露于石棉到疾病发作需30~40年。疾病初期可仅见单侧的病变而引起积液。胸腔积液恶性间皮瘤只有2%,腹腔积液则不到1%。对恶性间皮瘤的诊断不能仅凭细胞形态(灵敏度只有32%)。根据其组织学形态,恶性间皮瘤可分为上皮型、纤维型和混合型三种。

1. **上皮型恶性间皮瘤**　瘤细胞呈乳头状结构或腺腔样结构。细胞形态与间皮细胞相似，呈圆形、卵圆形，胞质丰富，染色较深，边缘部分着色淡，部分细胞质内有液化空泡，有的液化空泡很大，把胞核挤至胞质的一侧呈印戒状。细胞边界清楚。胞核小而形态不规则，染色质增多，呈粗颗粒状或块状，分布不均。有时可见大而畸形的核仁，见图6-3-11、图6-3-12。

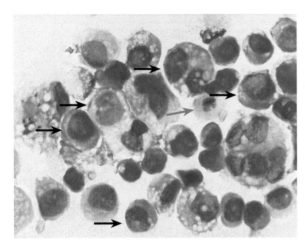

图 6-3-11　间皮细胞和间皮瘤细胞
（瑞 - 吉染色，×1000 ）

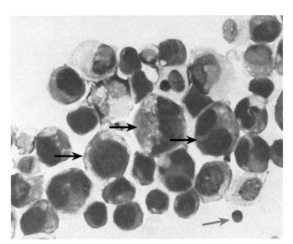

图 6-3-12　淋巴细胞和间皮瘤细胞
（瑞 - 吉染色，×1000 ）

2. **纤维型恶性间皮瘤**　瘤细胞呈梭形，胞质淡染，边界不清，呈片状或旋涡状排列，部分散在分布。胞核呈梭形，异型性明显。此型恶性间皮瘤罕见。

3. **混合型恶性间皮瘤**　在同一病例中具有上皮型和纤维型两种细胞的特征。有成片脱落的梭形细胞，细胞有明显异型性，细胞团呈旋涡状排列；同时又见其间有分化较好的恶性间皮细胞成分，细胞形态与间皮细胞相似，有的可见明显的核仁。

四、淋巴和造血系统肿瘤的脱落细胞

（一）恶性淋巴瘤

胸腹水中的恶性淋巴瘤细胞多由纵隔或腹腔恶性淋巴瘤蔓延、扩散而来。临床上主要表现为无痛性的纵隔、颈部和腋窝等多部位淋巴结肿大或局部肿块。组织学上恶性淋巴瘤分为非霍奇金淋巴瘤与霍奇金淋巴瘤两大类。

1. **非霍奇金淋巴瘤**　较多见，占恶性淋巴瘤的90%。根据肿瘤细胞的起源部位可分为前驱淋巴性肿瘤、成熟B细胞淋巴瘤、成熟T/NK细胞淋巴瘤。其中每一种又可分为多种亚型，仅凭形态难以区分清楚，需要借助流式细胞技术、免疫组化染色等区分。淋巴瘤细胞不聚集成团而散在分布，这是与转移性癌的鉴别要点。人为制片原因导致成堆时，有时容易误认为小细胞癌，淋巴瘤细胞往往大小不一，比正常淋巴细胞大，核形相对规则，胞质可深染，胸腹水中此类细胞常可见空泡，见图6-3-13、图6-3-14。小细胞癌细胞胞质极少或裸核样，核形不规则，常呈砌墙样、脊椎骨样或成团镶嵌样排列。

2. **霍奇金淋巴瘤**　较少见，占恶性淋巴瘤的10%。霍奇金淋巴瘤可分为经典霍奇金淋巴瘤和结节性淋巴细胞为主型霍奇金淋巴瘤。前者又可分4种亚型。霍奇金淋巴瘤并不常见于浆膜

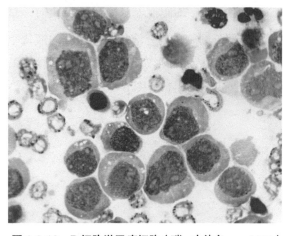

图 6-3-13　B 细胞淋巴瘤细胞（瑞 - 吉染色，×1000）

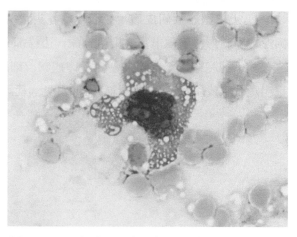

图 6-3-14　T 细胞淋巴瘤细胞（瑞 - 吉染色，×1000）

腔积液中，其可产生良性积液和恶性积液。良性积液更常见，多因肿瘤堵塞胸导管或损害淋巴回流所致。恶性积液相对来说少见，常因肿瘤直接侵及浆膜导致，积液大多在确诊淋巴瘤多年后发生，而极少作为淋巴瘤的首发表现。片中可见具诊断意义的瘤巨细胞即 Reed-Sternberg 细胞（R-S 细胞），这种细胞是双核或多核大细胞，单核也常见，细胞核大，呈不规则圆形或卵圆形，核仁巨大，有时呈对影形的双核（猫头鹰眼），胞质丰富，偏嗜碱性。并伴有较多淋巴细胞、少数嗜酸性粒细胞的出现。由于霍奇金淋巴瘤少见，诊断时要格外谨慎，务必结合组化染色和病史，见图 6-3-15、图 6-3-16。

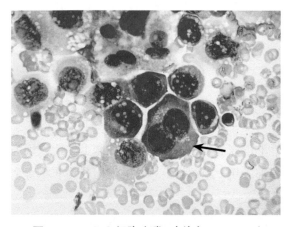

图 6-3-15　R-S 细胞（瑞 - 吉染色，×1000）

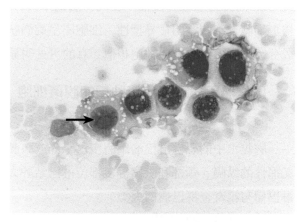

图 6-3-16　霍奇金淋巴瘤细胞核仁比红细胞大
（瑞 - 吉染色，×1000）

（二）白血病

在某些白血病时或晚期受某些因素影响所致，白血病细胞可大量浸润和累及浆膜腔，并产生大量积液。积液中的白血病细胞和外周血及骨髓中的白血病细胞形态类似。可根据形态做出一定的鉴别和诊断，必要时可结合流式细胞术和免疫组化染色，见图 6-3-17、图 6-3-18。

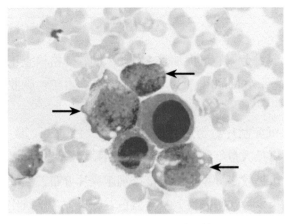

图 6-3-17　M5 白血病细胞

（心包积液，瑞 - 吉染色，×1000）

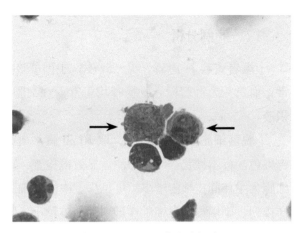

图 6-3-18　M1 白血病细胞

（心包积液，瑞 - 吉染色，×1000）

五、其他

1. 神经母细胞瘤　起源于神经嵴的恶性肿瘤，多发生于肾上腺髓质，常见于婴幼儿，80%的患者诊断时小于 5 岁。积液涂片中见瘤细胞小，呈圆形或卵圆形，胞质少，胞核染色质致密深染，瘤细胞聚集成丛状或束状，有时可形成菊形团样结构。

2. 肾母细胞瘤　是 10 岁以下儿童腹腔内最常见的恶性肿瘤。组织学上由腺癌和肉瘤两种成分组成。瘤细胞呈散在或束状。可见两种类型：一种为小而圆形的瘤细胞，呈小细胞团，或呈簇状，提示为胚胎性癌成分。另一种细胞呈梭形，胞质少。核呈梭形或圆形，染色深。

3. 其他纤维肉瘤、横纹肌肉瘤、平滑肌肉瘤、骨肉瘤及恶性黑色素瘤等广泛播散至浆膜均可引起积液，但极为罕见。涂片中出现大而畸形的肿瘤细胞，多数为梭形。核畸形，染色质粗大，常可见形状奇特的瘤细胞或多核瘤巨细胞。此类细胞和癌细胞或淋巴瘤细胞常不易鉴别。但也可见特征性结构，如横纹肌肉瘤细胞质内可见横纹；恶性黑色素瘤细胞质内发现黑色素颗粒，该颗粒与含铁血黄素颗粒类似，需借助铁染色鉴别，后者在镜下为蓝色颗粒。但仅凭形态不够，还需结合特殊染色和免疫组化染色加以鉴定，见图 6-3-19、图 6-3-20。

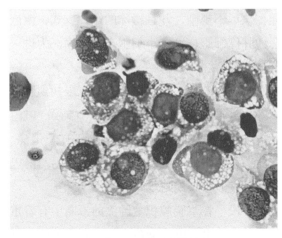

图 6-3-19　平滑肌肉瘤细胞

（腹腔积液，瑞 - 吉染色，×1000）

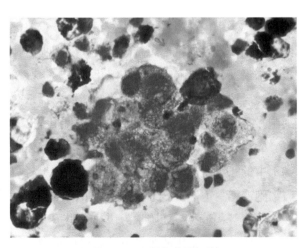

图 6-3-20　黑色素瘤细胞

（心包积液，瑞 - 吉染色，×1000）

六、病例分析

【患者资料】 患者，男，55岁，主因"咳嗽1年，劳累、气促加重1月"入院；体格检查正常；血常规、肿瘤标志物检查均正常，红细胞沉降率70 mm/h（↑）；CT提示：右肺占位；胸腔积液。

【脱落细胞显微镜检查】 取10 ml胸水离心取沉淀制片。制片方法：推片。染色方法：瑞-吉染色。标本性状：红色浑浊。显微镜检查：镜下可见大量红细胞；有核细胞明显增多，以淋巴细胞为主伴间皮细胞增多，可见少量中性粒细胞；可见较多异型细胞（该类细胞成片分布，镶嵌样排列、砌墙样、脊椎骨样排列，胞体较小，胞质极少，强嗜碱性，呈深蓝色，胞核大，核质比极高，染色质较细致）。未见细菌及真菌，见图6-3-21、图6-3-22。

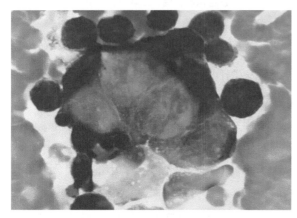

图6-3-21　肿瘤细胞砌墙样排列
（胸腔积液，瑞-吉染色，×1000）

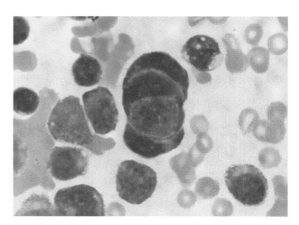

图6-3-22　肿瘤细胞脊椎骨样排列
（胸腔积液，瑞-吉染色，×1000）

【报告】 可见异型细胞，依据细胞形态及排列分析，考虑小细胞未分化癌，建议结合免疫组织化学进一步明确。

【讨论与分析】 该患者长期咳嗽，近期由于产生大量胸水而导致劳累、气促。CT明确有胸水，临床随即抽取胸水标本送检。通过胸水离心制片，瑞-吉染色后可见较多异型细胞，该类细胞小，约为淋巴细胞直径的两倍，胞质极少或裸核样，核形不规则，并且特殊的排列方式，镶嵌样排列，线性排列，形态特征典型，随即报告找到恶性肿瘤细胞，考虑小细胞未分化癌。为进一步明确诊断，建议临床做免疫组化检查。

随后该患者进行了支气管组织活检，提示黏膜呈慢性炎症改变。胸水巴氏染色也未找到肿瘤细胞。最后进行右肺穿刺活检提示恶性肿瘤，免疫组化CK（+）；CD56（+）；Syn（+++）；TTF1（++）；CgA（−）；CK56（−）；P40（−）；Napsin-A（−）；Ki-67（80%+）符合小细胞未分化癌。胸水中的小细胞癌，多数来源于肺，此例患者也是如此。积液中的小细胞未分化癌细胞易与淋巴瘤细胞混淆，但淋巴瘤细胞常常单个散在，不形成团块，核形相对规则。

浆膜腔积液脱落细胞学为快速查明积液的一种重要手段，在浆膜腔积液肿瘤的诊断中有着重要的临床意义，常用的染色方法有巴氏染色及瑞-吉染色。此患者巴氏染色未找到肿瘤细胞，可能和肿瘤细胞体积偏小有一定关系。但是瑞-吉染色找到典型的肿瘤细胞，并且形态符合小细胞癌。随即进行免疫组化染色，组化结果与瑞 - 吉染色结果分析相符合。本病例提示两种脱落细胞学染色方法各有优缺点，同时送检可提高肿瘤细胞的检出率。

（曹　喻）

 思考题

1. 试述漏出液及渗出液鉴别要点。
2. 试述显微镜检查与结果报告的流程及注意事项。
3. 浆膜腔积液中的良性细胞及其形态特征有哪些？
4. 浆膜腔积液中常见的恶性肿瘤细胞及其形态学特征有哪些？

第七章　脑脊液脱落细胞学检验

第一节　概　述

脑脊液（cerebrospinal fluid，CSF）脱落细胞学检验是通过检查患者脑脊液中细胞数量、细胞形态和比例的变化，对脑脊液细胞学反应类型做出判断，结合患者临床表现和实验室相关检查结果等综合分析，最终做出脱落细胞学诊断。脑脊液脱落细胞学检验对中枢神经系统感染、出血、脑膜肿瘤、淋巴瘤、脑膜白血病等疾病的诊断、鉴别诊断、疗效观察和预后评估等有重要参考价值。

一、脑脊液的形成与功能

脑脊液是充满在各脑室、蛛网膜下腔和脊髓中央管内的一种无色透明液体，主要由脑室脉络丛产生，少量由室管膜上皮和毛细血管产生。成人的脑脊液量为 100 ~ 150 ml。脑脊液浸泡着脑和脊髓，保护整个中枢神经系统，发挥缓冲垫的作用，收集代谢物、循环营养物，给中枢神经系统提供一个稳定离子浓度的环境。

正常情况下，脑脊液处在不断产生、循环和回流的动态平衡状态，平衡一旦被打破，将出现高颅压或低颅压表现。

脑脊液的生理功能主要有：

（1）保护：使脑和脊髓免受外力震荡。

（2）营养：为脑细胞提供营养。

（3）运输：运送脑组织代谢产物。

（4）稳压：维持正常的颅内压。

（5）酸碱平衡：调节中枢神经系统酸碱平衡。

每一次脑脊液标本的采集，患者都要承受一定的精神压力和身体痛苦，作为检验人员，需要懂得珍惜、爱护标本，努力做到及时检查、合理分配、充分利用。

二、标本采集与涂片染色

（一）标本采集

脑脊液标本大部分通过腰椎穿刺术（lumber puncture，LP）获得，小部分通过脑室或腰大池引流获得。腰椎穿刺是一种侵入性技术，通过使用 25G 无创型针头由 L3/L4 或 L4/L5 椎间隙穿刺进入脊髓中央管内，收集脑脊液。穿刺成功，脑脊液会直接滴入采样的无菌塑料试管中。正常的脑脊液是透明、无色的液体。在移除管芯针，收集脑脊液之前，立刻将压力计连接到穿刺针的末端，读取压力数值。压力读取完成后，拔出压力计，将引流出的脑脊液按顺序滴入无菌试管中。第一管中可能混入因穿刺损伤血管导致的红细胞、组织脱落细胞和皮肤表面的细菌，因此第一管往往不能行细菌培养和细胞学检查，常用做脑脊液生化、免疫学项目检测。第二管可用于细菌培养。而第三管中含穿刺损伤的红细胞最少，较适合做脑脊液细胞常规及细胞学检查。

脑脊液离体后，应立即送检，转运送检时间过长可能引起细胞自溶变化。因脑脊液中蛋白质含量较少，离体后随着脑脊液 pH 以及环境温度的变化，细胞在缺乏营养物质的情况下可快速裂解。因此，脑脊液样本建议在 1 h 内转运送检至实验室，并避免过冷或过热的温度变化。实验室在收到样本后应及时对样本进行处理。

（二）制片与染色

1. **涂片制备**　脑脊液的细胞数量较少，不推荐使用离心推片法。为了将脑脊液中的细胞更多收集到玻片上，可使用 Sayk 自然沉淀法和 Cytospin 离心涂片法。自然沉淀法具有较好的细胞收集效率，而离心涂片法可快速制片，更好保持细胞形态，是较为推荐的脑脊液细胞制片方法。离心涂片的具体步骤：脑脊液标本以 1000 r/min 离心 10 min，上清液分离后用于生化及蛋白检测。沉淀物以转速为 1000 r/min 离心 10 min 进行离心甩片。在离心涂片的过程中，吸水纸吸取了液体的成分，细胞成分在离心力的作用下，收集于玻片上。常规制片 2 张，若需加做特殊染色或细胞免疫化学染色时，可视情况及有核细胞数量增加制片的数量。

2. **固定与染色**

（1）固定：自然干燥固定。

（2）瑞 - 吉染色：可使细胞质、颗粒、吞噬异物、胞核、核仁、病原体等获得满意的染色效果，有利于细胞形态的鉴别和分析。瑞 - 吉染色是最简便、最常用的染色方法之一。

（3）革兰染色：是细菌学中重要的染色方法，主要用于革兰阳性和革兰阴性菌的鉴别。

（4）碘染色：主要用于淀粉颗粒或含淀粉成分类物质和寄生虫的鉴别。

（5）抗酸染色：主要用于抗酸杆菌的鉴别。

（6）细胞免疫化学染色：主要用于肿瘤细胞免疫表型的鉴定，用于对恶性肿瘤的诊断与鉴别诊断、确定转移性恶性肿瘤的原发部位、对肿瘤进行进一步的病理分型等。

三、显微镜检查与结果报告

（一）显微镜检查

低倍镜下快速浏览全片，结合细胞数量，判断细胞收集效果是否满意。如果收集效果不满意，应重新制片。在低倍镜下可初步了解脑脊液细胞学反应类型，观察有无异常细胞或病原体成分，如发现异常成分时转换到高倍镜或油镜进一步识别和确认。

在油镜下进行有形成分的识别及有核细胞分类。分类 100 个有核细胞，报告各细胞所占百分比。如全片有核细胞数不足 50 个，可以"全片可见有核细胞 ×× 个，其中 ×× 细胞 ×× 个"的形式进行描述。

（二）结果报告

包括图像和形态学描述。用图文采集系统在镜下选择 2~4 幅有代表性的图片进行报告。对细胞学表现进行必要的形态描述，包括细胞组成及分布、细胞体积、胞质及内容物、细胞核、核染色质及核仁等进行仔细描述。同时报告其他异常成分，如细菌、真菌及菌丝、寄生虫、结晶等。根据细胞形态学表现，结合患者临床表现、影像学检查及实验室相关检查结果等综合分析，向临床提供合理的建议或意见。

结果报告与其他细胞学的诊断报告相似，脑脊液细胞学诊断报告内容包含以下 4 种情况：

（1）阴性：未发现恶性肿瘤细胞。

（2）非典型细胞：轻度恶性或不能确定细胞性质。

（3）疑似肿瘤：高度疑似恶性，因为肿瘤细胞太少或细胞变性不能完全肯定。

（4）阳性：发现恶性肿瘤细胞。

注意掌握好报告尺度，脱落细胞学检验报告应以客观描述为主，应遵循"看到什么——考虑什么——建议什么"的报告模式，没有足够的依据时，不可轻易下诊断。

四、质量控制

脑脊液脱落细胞学检验质量控制包括临床医生开检验申请单到检验报告发出的全过程，从时间节点上可分为检验前、检验中、检验后质量控制。脱落细胞学检验人员应掌握全程质量控制的内容和要求，严格按相应要求操作，并指导临床正确采集、运送标本，加强与临床的联系和沟通，确保检验质量。

脑脊液脱落细胞学检验的质量控制要点：

1. 脑脊液标本采集应严格无菌操作，防止操作污染。

2. 采用腰椎穿刺包内一次性、无菌、带盖的塑料试管盛装脑脊液标本送检，以防摔碎、防渗漏。标本的标识应准确无误。

3. 脑脊液标本送检量视检验项目的不同而不同。通常情况下，病原学和形态学检查标本量应适当增加，以利于提高阳性检出率或满足复检需要。

4. 脑脊液标本采集后，一般情况下常温及时送检，最迟不超过 1 h。特殊情况不能及时送检的标本可冷藏（4~10 ℃）保存或冰水浴保存，但也应在 2~4 h 内完成送检。

5. 标本送达检验科后，工作人员应核对标本是否合格及相关信息是否相符，并及时、有效收集脑脊液细胞及有形成分，进行涂片制备，这是保证脑脊液细胞学检查质量的前提和基础。否则，极易造成误诊和漏诊。

6. 对于部分不合格标本（如标本容器选择错误、标本量小于 1 ml、送检不及时等情况），可执行让步接收和让步检验，但应及时与临床进行沟通，并在报告单上备注说明标本状况对检验结果的影响。

7. 认真、仔细阅片，结合患者临床表现和实验室相关检查结果等综合分析，向临床提供合理性建议或意见。考虑到脑脊液细胞学检查的局限性，下结论应慎重。

五、应用评价

（一）准确性

细胞学检验人员拥有正确识别脑脊液细胞形态及异常成分能力、综合分析临床资料及准确临床诊断思路，做好脑脊液脱落细胞学检查的全程质量控制，是保证脑脊液脱落细胞学检查准确性的前提和基础。当脑脊液标本检出寄生虫、细菌、真菌等特异性成分时，在排除污染前提下，可以明确诊断。但对于非特异性成分，需要结合临床资料综合判断才能给出实验室提示与建议。

（二）局限性

脑脊液脱落细胞学诊断的主要任务是排除肿瘤细胞进入脑脊液循环的可能，对于绝大多数非肿瘤性疾病脑脊液的诊断是缺乏特异性的。例如：无菌性脑膜炎和许多非肿瘤性疾病虽然病因不一，但均可表现为脑脊液中淋巴细胞和单核细胞增多，而不能给出特异及明确的诊断，存在一定的局限性。另外，即使有经验的细胞学检验人员对细胞形态学及有形成分的识别、临床诊断思路仍有一定的主观性，对同一病例的诊断可能有差异。因此，应培养严谨的学术态度与责任意识，增强全程质量控制意识，加强理论学习和实践总结，密切联系临床，以减少脑脊液脱落细胞学检验的局限性，确保检验质量。

（庞冲敏　黄泽智）

第二节　非肿瘤病变脑脊液细胞形态学

一、脑脊液中常见细胞类型

生理状态下，腰椎穿刺采集的脑脊液标本通常含有两种细胞，即淋巴细胞和单核细胞（正常7∶3）。由于穿刺针在穿入脊髓中央管时，需穿透皮肤、脂肪和纤维组织，同时肌肉、脊柱软骨和骨骼也可能在穿刺的路径上，所以腰穿的脑脊液标本中有时会携带非肿瘤性细胞成分，如鳞状细胞、脂肪、纤维组织、横纹肌细胞以及软骨细胞和造血系统的细胞等。除了腰穿标本，通过脑室穿刺获取的脑脊液，其内也可能含有大脑皮质、白质和室管膜细胞的碎片等。

（一）非上皮细胞

1. 淋巴细胞

（1）淋巴细胞：在腰部采集的脑脊液标本中，正常状态下淋巴细胞与单核细胞数量比例约为7∶3。在大多数正常人群的脑脊液标本中可见少量的成熟淋巴细胞，这些细胞胞体较小（直径6~9 μm），相对均一，类圆形，胞质量少或极少，核圆形，染色质密集而均匀，有时，它们在细胞核内有一个离散但界限不清的苍白结构，即核仁。瑞 - 吉染色：胞质呈淡蓝色或蓝色，胞核紫红色，核仁浅染，见图7-2-1A；巴氏染色：胞质呈蓝色或绿色，胞核蓝紫色，核仁浅染，见图7-2-1B。在正常脑脊液中，CD3⁺T淋巴细胞占绝大多数（约93%），而B淋巴细胞和自然杀伤细

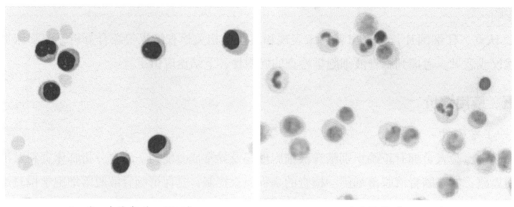

A. 瑞 - 吉染色（×1000）   B. 巴氏染色（×1000）

图 7-2-1　淋巴细胞

胞（NK）细胞数量较少。未活化状态的 CD3$^+$T 淋巴细胞胞质为淡蓝色、透明，有时可见嗜天青颗粒存在。

（2）活化的淋巴细胞：活化的淋巴细胞（又称大淋巴样细胞）由淋巴细胞受抗原刺激后转化而成。与未活化的淋巴细胞相比，胞体稍大（有时直径可达 25 μm），胞质嗜碱性加深，边缘嗜碱性更明显，核染色质稍不均匀，见图 7-2-2A、C；巴氏染色：胞质呈蓝色或绿色，胞质边缘深染，胞核蓝紫色，见图 7-2-2B、D。反应性增生的活化淋巴细胞，易与淋巴瘤细胞形态相混淆，

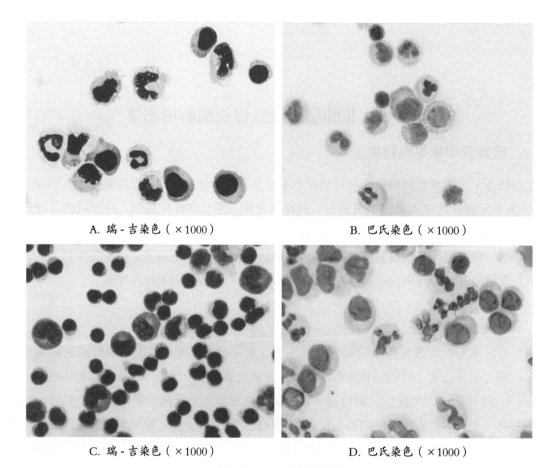

A. 瑞 - 吉染色（×1000）   B. 巴氏染色（×1000）

C. 瑞 - 吉染色（×1000）   D. 巴氏染色（×1000）

图 7-2-2　活化的淋巴细胞

此时可通过免疫细胞化学染色或流式细胞技术鉴别该类细胞的免疫表型。与恶性淋巴瘤中存在的单克隆群体相比，反应性增生的 T 和 B 淋巴细胞常常呈混合性表达，且不会存在 B 淋巴细胞的轻链限制型表达。活化的淋巴细胞多见于细菌性脑膜炎（恢复期）、病毒性脑膜炎、结核性脑膜炎、脑脓肿、多发性硬化、脑梗死和蛛网膜下腔出血等。

2. 浆细胞　由 B 淋巴细胞转化而来，正常脑脊液中并不存在，它的出现表明中枢神经系统的炎症性反应，常伴有抗原刺激。瑞-吉染色：脑脊液中成熟浆细胞的细胞核偏位，含有颗粒状染色质结构，细胞核周围有月牙形的浅染细胞质，见图 7-2-3 A；由于反应性细胞增殖时，有时可以观察到有丝分裂或双核及多核浆细胞，见图 7-2-3B、C；巴氏染色：胞质淡蓝，边缘稍深染，胞核蓝紫色，见图 7-2-3D。浆细胞常见于中枢神经系统感染，尤以结核性脑膜炎、脑囊虫病和病毒性感染更甚。有人认为，浆细胞的比例明显增多是多发性硬化症的一种相对特征性的脑脊液细胞学改变。

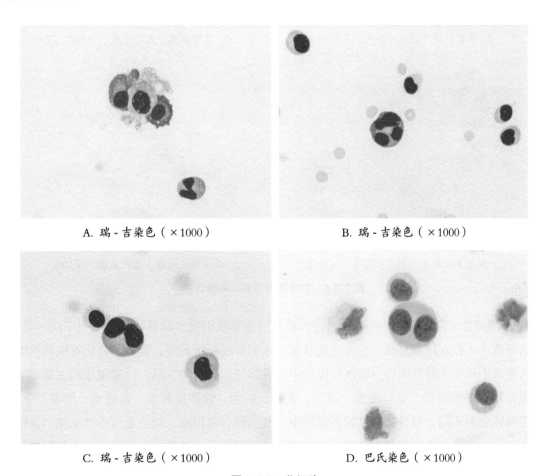

A. 瑞-吉染色（×1000）　　　　　　　　　　B. 瑞-吉染色（×1000）

C. 瑞-吉染色（×1000）　　　　　　　　　　D. 巴氏染色（×1000）

图 7-2-3　浆细胞

3. 单核细胞　正常脑脊液中的单核细胞和淋巴细胞比例约为 3∶7。离体后，脑脊液中的单核细胞通常较淋巴细胞的形态退化明显，因此细胞学单核细胞比例更低一些。瑞-吉染色：单核细胞胞体较大（直径 15～20 μm），胞质为淡蓝灰色，偶有空泡，细胞核紫红色，呈椭圆形、肾形或马蹄形，有时含有大的苍白的核仁；巴氏染色：胞质淡蓝或淡绿色，核蓝紫色。见图 7-2-4A、B。若单核细胞数量增多或形态异常时则为病理性的，可见于由多种原因引起的脑膜非特异性反应和脑组织的破坏性病变，如脑挫伤、缺血、出血、炎症和变性疾病等。活化单核细胞（又称激活单核细胞）表现出胞质量增多，可出现较多的胞质液泡，是单核细胞被抗原激活的形态学表现，见图 7-2-4C、D。

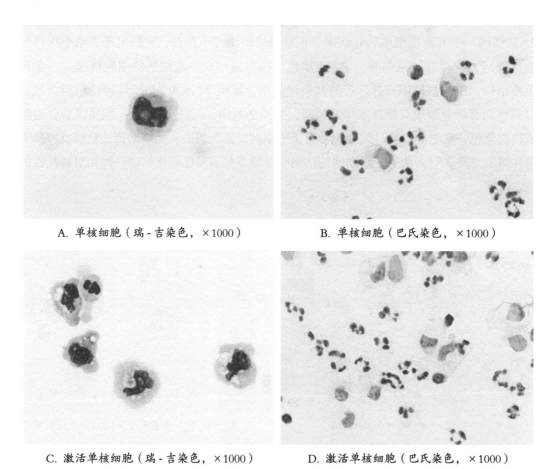

A. 单核细胞（瑞 - 吉染色，×1000）　　B. 单核细胞（巴氏染色，×1000）

C. 激活单核细胞（瑞 - 吉染色，×1000）　　D. 激活单核细胞（巴氏染色，×1000）

图 7-2-4　单核细胞与激活单核细胞

4. 巨噬细胞 / 吞噬细胞　巨噬细胞是由被激活的单核细胞吞噬异物后转变而来的一类细胞。正常脑脊液中不存在巨噬细胞，它的出现常见于中枢神经系统炎症、出血、外伤等疾病的中、后期。其胞质中可见各种吞噬物，胞核可位于中心或偏位，如图 7-2-5A。巨噬细胞的主要功能是通过吞噬作用来清除异物，如红细胞、细菌、真菌、病毒、含铁血黄素、血色素、脂类、结晶等。根据吞噬物质的不同，可分为白细胞吞噬细胞、红细胞吞噬细胞、橙色血质吞噬细胞、含铁血黄素吞噬细胞、脂肪吞噬细胞等，如图 7-2-5B-H。这些细胞通常单独出现，也可以多类细胞同时出现。吞噬细胞的寿命相对较长，在某些情况下，含铁血黄素细胞在蛛网膜下腔出血后，在脑脊液中可持续存在 120 天。

（二）脱落细胞

1. **脉络丛细胞和室管膜细胞**　脉络丛上皮细胞和排列在脑室的室管膜细胞是与脑脊液相接触的正常细胞成分。在正常人腰椎穿刺获取的脑脊液中，偶尔会出现这类脱落的单个或乳头状成簇的细胞团。脉络丛上皮细胞通常表现为胞质丰富，颗粒粗，细胞核均匀、圆形或略椭圆形的簇状细胞团，见图 7-2-6 A。室管膜细胞较为脆弱，胞质边缘宽阔，呈粉红色或蓝灰色，偶有空泡

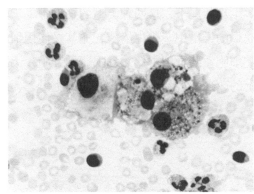

A. 巨噬细胞（瑞 - 吉染色，×1000）

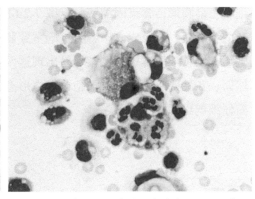

B. 白细胞吞噬细胞（巴氏染色，×1000）

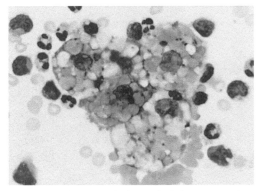

C. 红细胞吞噬细胞（瑞 - 吉染色，×1000）

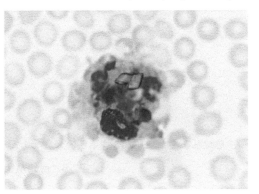

D. 橙色血质吞噬细胞（瑞 - 吉染色，×1000）

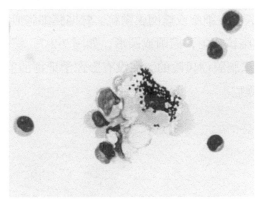

E. 含铁血黄素吞噬细胞（瑞 - 吉染色，×1000）

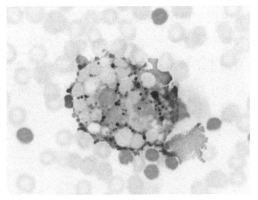

F. 含铁血黄素吞噬细胞（铁染色，×1000）

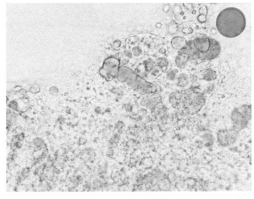

G. 脂肪吞噬细胞（苏丹Ⅲ染色，×1000）

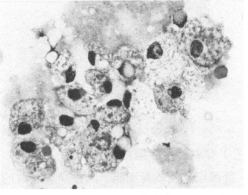

H. 脂肪吞噬细胞（瑞 - 吉染色，×1000）

图 7-2-5　巨噬细胞 / 吞噬细胞

点缀，细胞核呈圆形，常呈固缩状，见图7-2-6B。生理状况下，这两种类型的细胞常见于儿童脑积水患者的脑脊液，以及成人患者通过脑室穿刺获得的样本中。鞘内给药，尤其是使用细胞代谢抑制剂之后，脑脊液标本中也比较容易出现这两类细胞。脑脊液中偶然发现这类细胞，无诊断特异性。然而，在某些刺激下这类细胞可发生形态上的改变，容易被误认为异常细胞形态，此时在形态上需仔细观察鉴别。

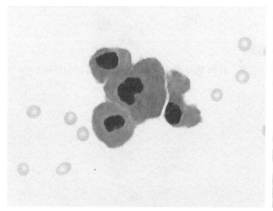 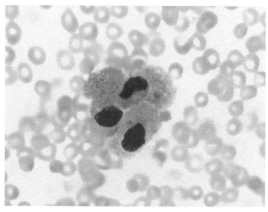

A. 脉络丛上皮细胞（瑞-吉染色，×1000）　　　B. 室管膜细胞（瑞-吉染色，×1000）

图7-2-6　脉络丛上皮细胞和室管膜细胞

2. 蛛网膜细胞　蛛网膜下腔位于蛛网膜和软脊膜之间，蛛网膜由脑膜上皮细胞组成。正常人脑脊液中偶尔可见蛛网膜细胞，它们来源于脑膜上皮细胞或蛛网膜颗粒。蛛网膜细胞通常表现为宽的粉红色或紫色的细胞质，有时呈网状，细胞核均匀，椭圆或圆形，如图7-2-7。蛛网膜细胞在脑脊液中的数量适中时，一般是不会增加罹患脑膜瘤风险的。在没有影像学证据的前提下，单凭脑脊液中蛛网膜细胞的存在，并不能诊断脑膜瘤。

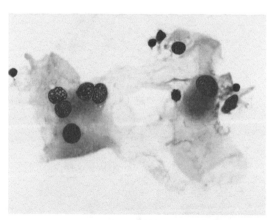 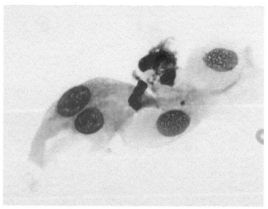

图7-2-7　蛛网膜细胞（脑脊液，瑞-吉染色，×1000）

（三）穿刺所致污染细胞

1. 纤维细胞及软骨细胞　腰椎穿刺获取的脑脊液中有时会发现纤维细胞或软骨细胞，这些细胞往往是由于穿刺针对结缔组织、腰椎软骨造成损伤而进入脑脊液中的。纤维细胞是功能不活跃的成纤维细胞，胞体呈梭形，胞质较少，弱嗜酸性，胞核小细长，呈深紫红色，如图7-2-8A。

软骨细胞的形态为胞质呈深红色，胞核均匀，圆形或类椭圆形，如图 7-2-8B。由于这些细胞起源于乏营养的组织，所以它们形态结构相当稳定，即使离体后，在相当长的时间细胞形态依然完整。它们有时成簇出现，有可能被误认为异常细胞，此时在形态上需仔细观察鉴别。然而软骨细胞在脑脊液中的出现，通常是没有病理学意义的。

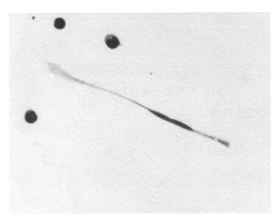 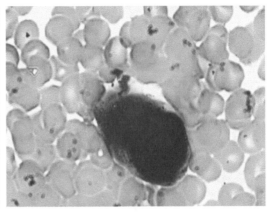

A. 纤维细胞（瑞 - 吉染色，×1000）　　　　　B. 软骨细胞（瑞 - 吉染色，×1000）

图 7-2-8　纤维细胞和软骨细胞

2. 鳞状上皮细胞　非肿瘤性细胞成分，如鳞状上皮细胞，瑞 - 吉染色细胞呈多边形，有钝角，胞质较薄，胞质量丰富，细胞核固缩，无核仁，见图 7-2-9。有时成群，可存在细菌污染。脑脊液中查见的鳞状上皮细胞多来自于皮肤的污染。

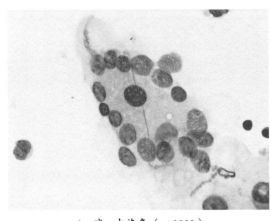 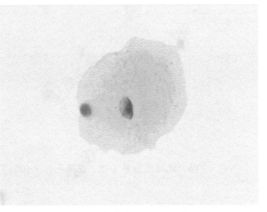

A. 瑞 - 吉染色（×1000）　　　　　　　　B. 巴氏染色（×1000）

图 7-2-9　鳞状上皮细胞

3. 穿刺性出血　穿刺造成脑脊液血液污染，有时较难与蛛网膜下腔出血相区分。但穿刺后在脑脊液留取的过程中可进行初步的辨认（三管试验），即第一管脑脊液可见红色的血液成分，随后两管颜色变淡直至脑脊液原本的颜色。若因为穿刺造成的脑脊液外周血污染，其脑脊液中红细胞 / 白细胞比值与外周血相似，亦可作为鉴别点，如图 7-2-10。

4. 造血系统细胞　在非白血病患者，特别是儿童和恶病质老年患者的脑脊液中偶尔会发现造血系统的未成熟细胞，如图 7-2-11。这些细胞由于穿刺针对脊椎骨髓的损伤从而存在部分骨髓

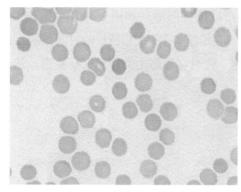

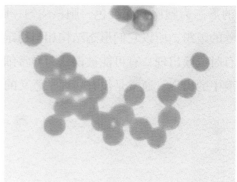

A. 瑞-吉染色（×1000）　　　　　　　　B. 巴氏染色（×1000）

图 7-2-10　穿刺出血污染

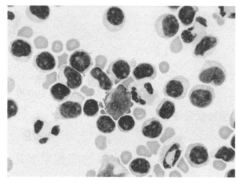

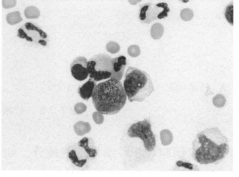

A. 原始粒细胞（瑞-吉染色，×1000）　　B. 早幼粒细胞（瑞-吉染色，×1000）

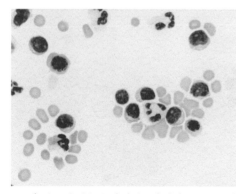

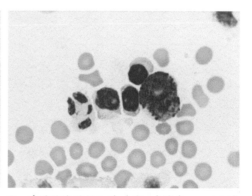

C. 中幼、晚幼红细胞（瑞-吉染色，×1000）　D. 嗜酸性晚幼粒细胞（瑞-吉染色，×1000）

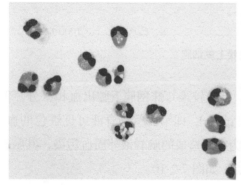

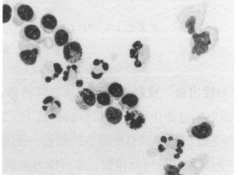

E. 嗜酸性粒细胞（瑞-吉染色，×1000）　　F. 嗜碱性粒细胞（瑞-吉染色，×1000）

图 7-2-11　造血系统细胞

细胞、红细胞或血小板进入到脑脊液中，并造成脑脊液的污染。此时发现这类细胞，勿将其误认为白血病细胞。

二、非肿瘤性疾病脑脊液细胞学特点

（一）感染性疾病

根据感染的病原体类型不同，中枢神经系统感染的类型常见为细菌、真菌、病毒及原虫感染等。中枢神经系统的感染，通常会引起脑脊液细胞成分的变化。急性细菌、真菌和原虫感染主要引起脑脊液中性粒细胞的反应性增生。病毒感染引起的超急性期坏死性脑膜炎也常表现为中性粒细胞比例的升高。在中枢神经系统急性炎症反应的恢复期，脑脊液常常表现为淋巴细胞、激活单核细胞和吞噬细胞比例升高。另外，结核性脑膜炎的急性期，脑脊液以中性粒细胞为主，中期以混合型细胞为主，恢复期则以淋巴细胞为主。当脑脊液中，有核细胞以淋巴细胞和浆细胞为主时，往往提示病毒感染或疏螺旋体病。如患者中枢神经系统梅毒感染时，在脑脊液中常常可见到大量的浆细胞反应性增生。另外针对病毒性脑炎的脑脊液，偶尔会出现细胞内包涵体，是病毒感染的特异性表现。

1. 细菌性脑炎　细菌感染可引起严重的急性或亚急性脑膜炎，临床上常引起化脓性脑膜炎的微生物有脑膜炎双球菌、链球菌、b型流感嗜血杆菌等。发生化脓性脑膜炎时，患者脑脊液有核细胞数量通常异常升高，白细胞常常＞1000/μl。炎性渗出急性期以中性粒细胞反应为主，并可见到中性粒细胞吞噬细菌现象。

脑膜炎奈瑟菌引起的脑膜炎，可见脑脊液中性粒细胞中吞噬的革兰染色阴性的双球菌，如图7-2-12A、B。在细菌性化脓性脑膜炎的后期，细胞背景出现越来越多的激活单核细胞和巨噬细胞。细菌的鉴定及耐药性，仍需细菌培养及药敏试验确定。

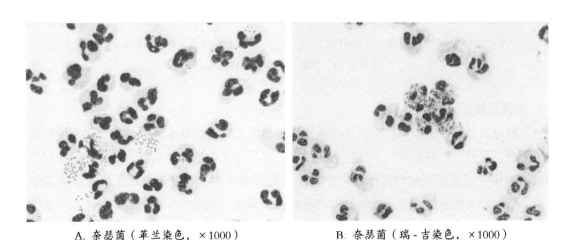

A. 奈瑟菌（革兰染色，×1000）　　　　　　B. 奈瑟菌（瑞-吉染色，×1000）

图7-2-12　脑膜炎奈瑟菌引起的脑膜炎脑脊液形态

2. 病毒性脑炎　中枢神经系统病毒感染时，病毒可侵犯脑组织或软脑膜。常见的病毒有单纯疱疹病毒、柯萨奇病毒或流感病毒等。在大脑皮质或脑干发生急性坏死初期，脑脊液中以中性粒细胞为主，这是脑组织严重坏死性损伤的结果。此后，脑脊液淋巴细胞的比例升高。除正常淋巴细胞外，还可见活化淋巴细胞、淋巴母细胞，有时可见有丝分裂象。恢复期，脑脊液出现体液免疫表现，可见浆细胞、活化的淋巴细胞、激活的单核细胞或吞噬细胞，见图 7-2-13。病毒性脑炎患者脑脊液及影像学的特征并不特异，若要确定具体致病的病原体，仍需联合其他技术手段，目前多重 PCR 技术以及宏基因组测序技术已广泛应用于临床。

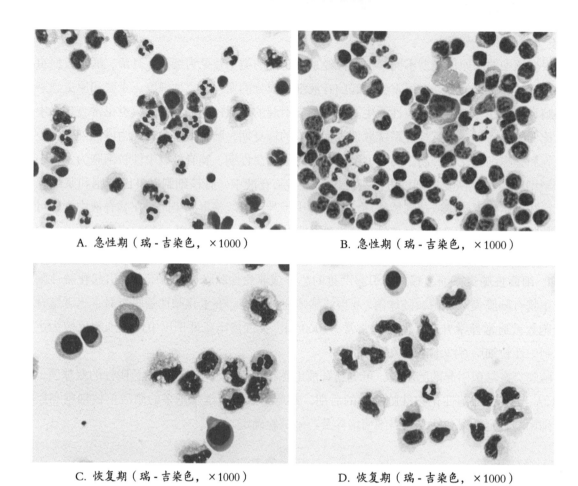

A. 急性期（瑞 - 吉染色，×1000）　　　　B. 急性期（瑞 - 吉染色，×1000）

C. 恢复期（瑞 - 吉染色，×1000）　　　　D. 恢复期（瑞 - 吉染色，×1000）

图 7-2-13　病毒性脑膜炎脑脊液形态

3. 真菌性脑炎

（1）酵母菌感染性脑膜炎：中枢神经系统真菌感染主要沿脑脊液播散，常见于免疫抑制或免疫缺陷患者。另外，一些长期使用抗生素的患者，也易伴发中枢神经系统真菌感染。在酵母菌感染的脑脊液中，可观察到酵母菌体被一个宽阔的黏液囊包围。当镜检发现中性粒细胞吞噬真菌时，对中枢神经系统真菌感染的诊断具有较高的临床价值，如图 7-2-14。中枢神经系统真菌感染患者脑脊液中常见中性粒细胞比例升高，然而一些免疫缺陷患者（如先天性免疫缺陷）也可能不发生炎症性反应。

（2）真菌感染性脑膜炎：真菌菌丝具有较强的黏附性，可更紧密地固定在组织结构上，如血管、含胶原纤维组织以及脑或脊髓组织。因此与酵母菌感染相比，中枢神经系统真菌感染的患者，其脑脊液中并不易发现真菌菌丝。另外真菌孢子需要在含氧气的环境中形成，而中枢神经系统并非开放性，因此脑脊液中较难找到真菌孢子。在人类真菌感染中发现的最常见的病原菌是曲霉菌，呈有隔菌丝，菌丝 45° 二分枝，见图 7-2-15。

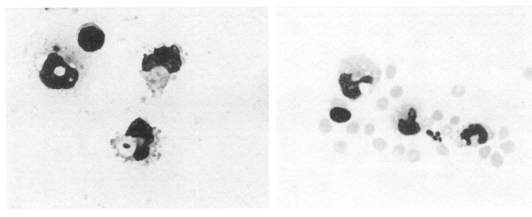

图 7-2-14　酵母菌感染性脑膜炎脑脊液中真菌孢子（瑞 - 吉染色，×1000）

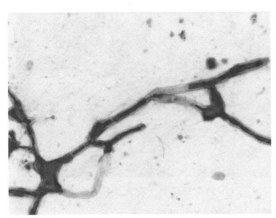

A. 曲霉菌（革兰染色，×1000）

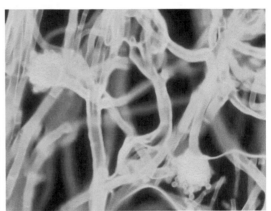

B. 曲霉菌（荧光染色，×400）

图 7-2-15　曲霉菌感染性脑膜炎脑脊液中曲霉菌

（3）隐球菌性脑膜炎：隐球菌性脑膜炎是由新型隐球菌感染所致的脑膜炎症性病变，可慢性起病或者亚急性起病，免疫力比较差的患者也可以急性起病。新型隐球菌存在于周围环境中，如禽类的粪便中可含有该病原体。隐球菌病作为一种深部真菌病，主要侵犯中枢神经系统，约占人类隐球菌感染的 80%，其预后差，死亡率高。墨汁染色及瑞 - 吉染色寻找脑脊液中的新生隐球菌对隐球菌性脑膜炎的诊断具有决定性意义。革兰染色和亚甲蓝染色，可见圆形菌体上出芽呈葫芦状或哑铃状，直径 5 ~ 15 μm，双层厚壁孢子，外有一层宽阔荚膜，边缘清楚完整，见图 7-2-16A、B。通过墨汁染色，菌体周围有一圈未着色的厚荚膜，可见芽生孢子，孢子内可见多个大小不等的小球形脂质颗粒，见图 7-2-16C。荧光染色芽生孢子呈亮蓝色，见图 7-2-16D。

4. 寄生虫性脑炎

（1）弓形虫脑病：存在免疫抑制的晚期恶性肿瘤患者或艾滋病毒感染者中，弓形虫感染比较常见。图 7-2-17 包含了弓形虫的几个速殖子。在中枢神经系统脑组织标本中往往可发现这些假囊性弓形虫小体，它们是感染源的休眠形式，并可在疾病急性再激活时释放速殖子。在坏死性脑炎改变的区域，组织中含有许多弓形虫速殖子，由于患者潜在的免疫抑制或免疫缺陷状态，其脑脊液中大多不发生炎症反应。

（2）其他原虫感染：在腰穿获得的脑脊液样本中发现寄生虫较为罕见，偶尔在寄生虫感染

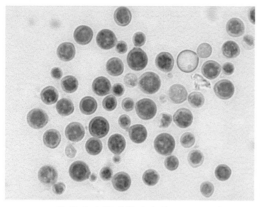

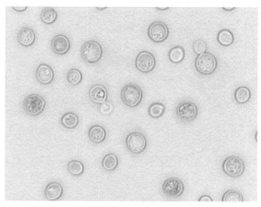

A. 新型隐球菌（革兰染色，×1000）　　　　B. 新型隐球菌（亚甲蓝染色，×1000）

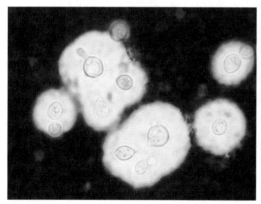

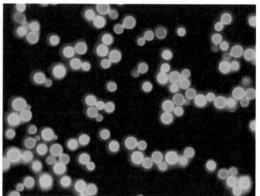

C. 新型隐球菌（墨汁染色，×1000）　　　　D. 新型隐球菌（荧光染色，×400）

图7-2-16　隐球菌感染性脑膜炎脑脊液中的新型隐球菌

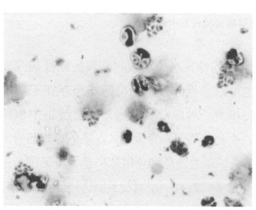

图7-2-17　弓形虫感染性脑膜炎脑脊液中弓形虫（瑞-吉染色，×1000）

的患者伴血性脑脊液时，可通过脑脊液细胞学发现有阿米巴、锥虫、疟原虫等感染，如图7-2-18（B图为组织切片）。

（二）脑血管疾病

1. 脑梗死　脑梗死发生时，可伴有脑脊液细胞学的非特异性改变，此时会存在单核细胞激活现象，可伴有吞噬血细胞的现象，见图7-2-19。与出血性疾病不同的是，脑梗死时脑脊液中巨噬细胞胞质的空泡很小，吞噬的物质来源无法确定。如果梗死是单纯缺血性造成的，细胞数通常很低（<20/μl）。如果脑梗死患者脑脊液中存在大量中性粒细胞时，提示患者可能并发细菌栓

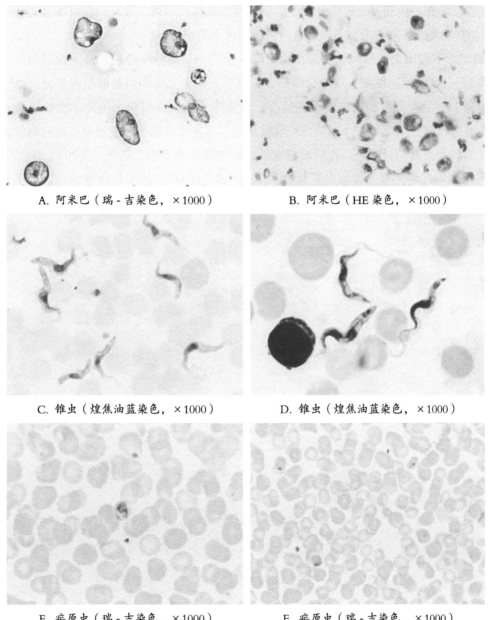

A. 阿米巴（瑞 - 吉染色，×1000）　　　B. 阿米巴（HE 染色，×1000）

C. 锥虫（煌焦油蓝染色，×1000）　　　D. 锥虫（煌焦油蓝染色，×1000）

E. 疟原虫（瑞 - 吉染色，×1000）　　　F. 疟原虫（瑞 - 吉染色，×1000）

图 7-2-18　原虫感染性脑膜炎的脑脊液形态

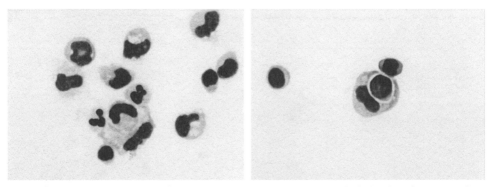

A. 单核吞噬细胞（瑞 - 吉染色，×1000）　　　B. 淋巴吞噬细胞（瑞 - 吉染色，×1000）

图 7-2-19　脑梗死时脑脊液中吞噬细胞现象

塞的可能性，如在心内膜炎过程中并发了脑梗死等。从梗死后第 2 天开始就可能会有轻到中度的血 - 脑脊液屏障受损，并伴有脑脊液 - 血清白蛋白比率的增加。

2. 蛛网膜下腔出血 蛛网膜下腔出血最常见于创伤、动脉瘤破裂、自发性脑出血（高血压或凝血障碍）、出血性脑梗死、动静脉畸形、肿瘤或其他罕见疾病引起的颅内出血。此时，血液渗入脑脊液，会发生异常的软脑膜细胞反应，血液作为异物会引起无菌化学性脑膜炎。在急性出血，血液进入脑脊液后 2 ~ 3 h，单核细胞被激活，可发生红细胞吞噬现象。此时血红蛋白开始降解，红细胞失去其特征颜色，在巨噬细胞的胞质中显示为空泡，如图 7-2-20A、B。约 4 天后，吞噬细胞的胞质开始出现含铁血黄素颗粒，其颜色可呈深褐色到灰黑色或蓝色，如图 7-2-20C；

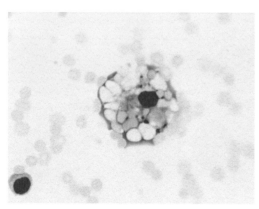

A. 红细胞吞噬细胞（瑞 - 吉染色，×1000）

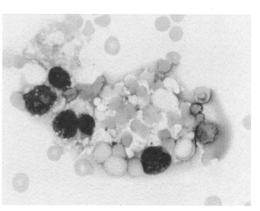

B. 红细胞吞噬细胞（瑞 - 吉染色，×1000）

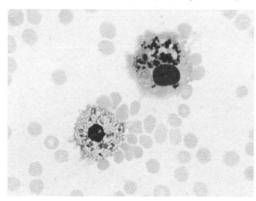

C. 含铁血黄素吞噬细胞（瑞 - 吉染色，×1000）

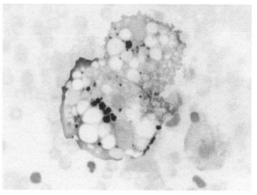

D. 含铁血黄素吞噬细胞（铁染色，×1000）

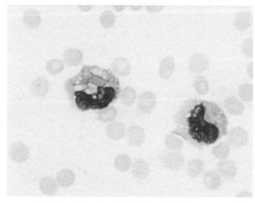

E. 橙色血质吞噬细胞（瑞 - 吉染色，×1000）

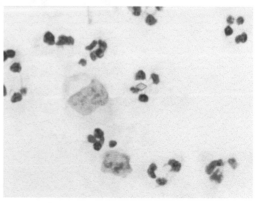

F. 橙色血质吞噬细胞（巴氏染色，×1000）

图 7-2-20 蛛网膜下腔出血时脑脊液形态

铁染色后含铁血黄素颗粒染深蓝色或蓝黑色呈阳性，如图 7-2-20D。无铁类血色素（胆红素）是血红蛋白分解的最后阶段，出血 8 天后，其沉积于巨噬细胞胞质中，通常为棕黄色晶体，如图 7-2-20E、F。此外吞噬细胞的寿命相对较长，在首次出血后可在蛛网膜下腔存活长达 120 天，因此发生蛛网膜下腔出血后，脑脊液细胞学的观察窗口期时间较长。

（三）脱髓鞘疾病

脑脊液细胞学和生化检查对急性或慢性脱髓鞘疾病的诊断并不具有特异性，然而脑脊液检查对于该病的鉴别诊断和炎症性反应过程的监控，具有较重要的作用。

1. **多发性硬化症**　多发性硬化症（multiple sclerosis，MS）患者的脑脊液以轻度淋巴细胞增多为特征，有核细胞数量较少，往往<50/µl。若脑脊液中性粒细胞比例升高，应还需考虑其他疾病的存在，如中枢神经系统白血病等。合成免疫球蛋白的浆样淋巴细胞在正常的脑脊液中很少见，而在多发性硬化的患者中较为常见，该类细胞对疾病的炎症进展过程有一定的提示作用。与未激活的淋巴细胞相比，这些细胞核偏位，核质比高，胞质免疫球蛋白合成增多，表现为胞质嗜碱性增加，如图 7-2-21A、B。除激活的 B 淋巴细胞外，MS 患者脑脊液中也可发现成熟的浆细胞和泡沫浆细胞，如图 7-2-21C、D。它们的特征是细胞略大于激活的 B 细胞，胞质染色更加深蓝，且有大量的空泡。

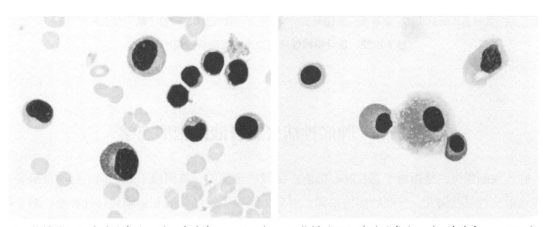

A. 浆样淋巴细胞（脑脊液，瑞 - 吉染色，×1000）　B. 浆样淋巴细胞（脑脊液，瑞 - 吉染色，×1000）

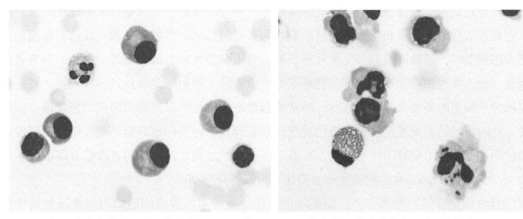

C. 浆细胞（脑脊液，瑞 - 吉染色，×1000）　D. 泡沫浆细胞（脑脊液，瑞 - 吉染色，×1000）

图 7-2-21　多发性硬化患者脑脊液细胞形态

2. 急性播散性脑脊髓炎 急性播散性脑脊髓炎（acute disseminated encephalomyelitis，ADEM）是一种罕见的脱髓鞘疾病，主要见于儿童和年轻人。它通常是由于病毒、细菌感染及疫苗接种引发的自身免疫过程。脑脊液细胞形态学常表现为体液免疫介导的炎症反应，淋巴细胞数量较 MS 进一步升高，活化的淋巴细胞及浆样淋巴细胞比例升高，如图 7-2-22。脑脊液免疫球蛋白指数常提示轻到中度的血 - 脑脊液屏障功能障碍，脑脊液抗体 IgG 少见。该疾病的诊断仅凭脑脊液分析是很难与 MS 急性期进行鉴别的，还需结合临床进行综合的判断。

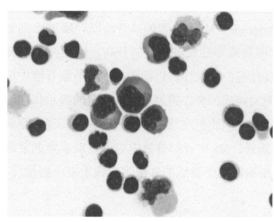 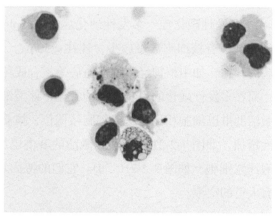

A. 浆样淋巴细胞（瑞 - 吉染色，×1000）　　　B. 泡沫浆细胞（瑞 - 吉染色，×1000）

图 7-2-22　急性播散性脑脊髓炎患者脑脊液细胞形态

（王　迪）

第三节　肿瘤性病变脑脊液细胞形态学

肿瘤性脑膜炎，是指由于恶性肿瘤细胞广泛浸润至脑膜、蛛网膜下腔，而引起类似脑膜炎相关症状的一种恶性病变。按照肿瘤的来源，可分为脑膜原发性肿瘤和脑膜转移性肿瘤。对于肿瘤性脑膜炎的诊断，主要依靠临床体征、头颅及脊髓增强磁共振检查等。而肿瘤性脑膜炎的确诊标准需依靠脑脊液细胞学检查，甚至脑膜立体活检等。脑脊液细胞学不仅是诊断肿瘤性脑膜炎的金标准，它对患者病情的分级和疗效的观察也有较为重要的作用。当患者的原发灶已明确或影像学已有初步的判断时，脑脊液细胞学发现异常细胞，对于脑膜转移瘤的诊断较为容易。当患者没有肿瘤病史，也未发现肿瘤原发灶时，脑脊液细胞学检查除了需明确是否找到肿瘤细胞之外，更应积极提示异常细胞的类型及来源。然而，单从细胞形态学往往难以判断出肿瘤的原发部位或组织学特征，此时可借助于细胞免疫化学染色或流式细胞等技术识别肿瘤细胞的免疫学特征以提高细胞学的诊断准确性。为提高阳性检出率，可通过多次穿刺送检。一般认为首次脑脊液细胞学的阳性率约 45% 左右，而第二次送检脑脊液的阳性率可以提高至 90%。

因脑脊液的正常细胞种类不多，细胞学中发现少量的恶性肿瘤细胞即可以诊断肿瘤性脑膜炎。然而，如果患者是婴儿或幼儿时，报告脑脊液中的肿瘤细胞应该更加谨慎一些，因为婴幼儿的软脑膜细胞的分裂增殖速度较快，这些细胞易被误认为是肿瘤细胞。此外，在新生儿或婴儿，特别是有早产、脑积水或有分娩创伤史的幼儿脑脊液中，有时会发现源于生发层的细胞，形态似原始细胞样瘤细胞团，此时要避免将此类细胞误诊为肿瘤细胞。

在脑脊液细胞检查中，一些典型的恶性肿瘤细胞形态有以下特征：①形态异常，胞体巨大；②细胞核大，核质比大；③细胞核着色较深，异形性增加；④常出现不均匀的染色质纹理；⑤有时易见核仁；⑥核碎片，看起来像"副核"；⑦有丝分裂增加，可见病理性有丝分裂象；⑧胞质呈深蓝色（嗜碱性），系蛋白质合成所需的RNA含量增加所致；⑨胞质多空泡化，细胞新陈代谢加快，胞质合成的蛋白质增多；⑩肿瘤细胞成簇存在，胞质桥增多。

一、中枢神经系统转移性肿瘤

（一）脑膜转移瘤与脑膜癌

1. 乳腺癌 统计资料显示，高达5%的乳腺癌患者可发生软脑膜转移，特别是晚期伴发肺转移的Ⅳ期乳腺癌患者，软脑膜转移的发生率会更高。乳腺癌有两种主要的病理类型，即导管起源的肿瘤和小叶起源的肿瘤，其中以导管起源的肿瘤为多见。乳腺癌脑膜转移患者脑脊液标本中的细胞学特征：细胞大小不一，以大者居多，类圆或圆形，胞质丰富或中等量，含大小不等的分泌泡，边缘有瘤状突起，色淡蓝，核染色质粗糙且分布不均，核仁明显，见图7-3-1。

诊断乳腺癌重要的标记抗体有：广谱型细胞角蛋白（cytokeratin pan，CK Pan）确定上皮起源，细胞角蛋白20（cytokeratin 20，CK20）和巨大囊肿病液体蛋白-15（gross cystic disease fluid protein 15，GCDFP-15）等具有一定组织特异性的标记物，以及抗雌激素和（或）孕激素受体抗体。

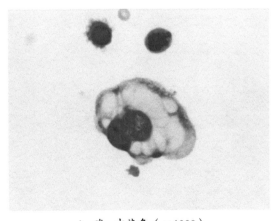
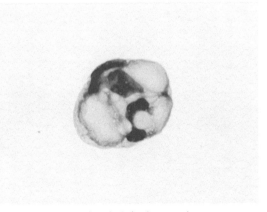

A. 瑞 - 吉染色（×1000）　　　　　　　　B. 瑞 - 吉染色（×1000）

图 7-3-1　乳腺癌脑膜转移脑脊液形态

2. 肺癌 肺癌脑膜转移的发生和诊断率也逐年升高。

（1）肺腺癌：非小细胞肺癌（non-small-cell lung cancer，NSCLC）特别是肺腺癌患者，发生脑膜转移比小细胞肺癌（small-cell lung cancer，SCLC）更为常见。肺腺癌细胞在细胞形态上主要表现为散在或成簇，胞体较大，椭圆或圆形，因代谢活跃，胞质嗜碱性，蛋白质合成活跃，胞质多空泡化，可见瘤状突起，胞核大，核质比大，核偏位，部分可见核仁，如图7-3-2。单从细胞形态较难分辨该类肿瘤的组织源性，需结合免疫细胞化学染色。常用的标记抗体有：上皮源性的免疫标记CK Pan，以及组织特异的抗体甲状腺转录因子-1（thyroid transcription factor-1，TTF-1）。

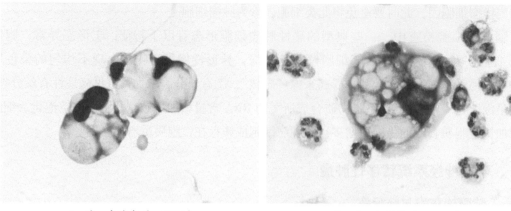

A. 瑞 - 吉染色（×1000）　　　　　B. 瑞 - 吉染色（×1000）

图 7-3-2　肺腺癌脑膜转移脑脊液形态

（2）肺鳞状细胞癌：肺鳞癌属于非小细胞肺癌中的一类，占总数的 25%～30%。肺鳞癌多见于老年男性，与吸烟有密切关系。与肺腺癌相比，肺鳞癌细胞生长缓慢，转移晚，手术切除机会较多，5 年生存率较高，发生脑转移或脑膜转移的比例较低。肺鳞癌脑膜转移患者，脑脊液肿瘤细胞形态特征：癌细胞单个散在，很少重叠或呈立体状结构的细胞群，肿瘤细胞较大，多形性明显，边界较清楚，胞质丰富，核质比失调不明显，核大，畸形明显，染色深，见图 7-3-3。常用的免疫标记有：TTF-1、抑癌基因 P63、细胞角蛋白 5/6（cytokeratin 5/6，CK5/6）。

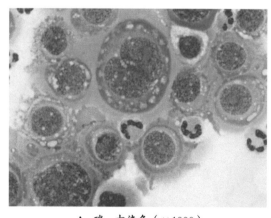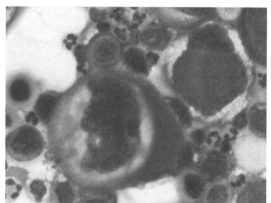

A. 瑞 - 吉染色（×1000）　　　　　B. 瑞 - 吉染色（×1000）

图 7-3-3　肺鳞状细胞癌脑膜转移脑脊液形态

（3）小细胞肺癌：小细胞肺癌是具有神经上皮分化并具有激素分泌特点的肿瘤，其恶性程度较高，与 NSCLC 相比，更容易脑膜转移。小细胞肺癌细胞形态特点：细胞体积偏小，单个或成片分布，可呈站队样排列或裸核样改变，胞质少，核质比高，核仁小或不明显，如图 7-3-4。常用的免疫标记有：TTF-1、突触素（synaptophysin，Syn）或其他神经元标记物。

3. 胃腺癌　与肺癌、乳腺癌相比，胃肠道肿瘤较少发生脑膜转移。胃腺癌细胞的特点与其他类型的腺癌细胞形态类似，有时可见有印戒样细胞，核被黏液物质挤向了细胞的一侧，偶见癌细胞胞质中含有另一个癌细胞，称之"封入细胞"，又称同类相食，因形态如鸟眼状，故又称"鸟眼细胞"，如图 7-3-5。常用的免疫标记有：CK Pan、细胞角蛋白 20（cytokeratin20，CK20），

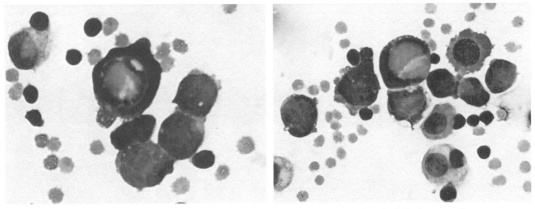

A. 瑞 - 吉染色（×1000）　　　　　　　　B. 瑞 - 吉染色（×1000）

图 7-3-4　小细胞肺癌脑膜转移脑脊液形态

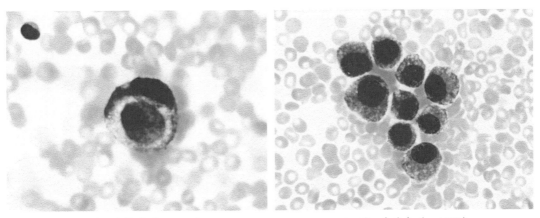

A. 瑞 - 吉染色（×1000）　　　　　　　　B. 瑞 - 吉染色（×1000）

图 7-3-5　胃腺癌脑膜转移脑脊液形态

绒毛蛋白（Villin）等。

4. 卵巢癌　由于卵巢癌早期缺少症状或不特异，60%～70% 病例在就诊时已发生远处转移。发生脑膜转移的卵巢癌，多为上皮来源的肿瘤如浆液性瘤、黏液性瘤、透明细胞瘤等。卵巢癌与其他类型的上皮源性肿瘤的细胞形态具有相似之处，胞体大小形态不一，细胞较大，胞质内可有黏液空泡，核质比大，核偏位，核染色深浅不一，染色质增粗且分布不均，核仁明显，如图 7-3-6。常用的免疫标记有：细胞角蛋白 7（cytokeratin7，CK7）、糖类抗原 125（carbohydrate antigen 125，CA125）等。

5. 胰腺癌　胰腺癌是消化道常见恶性肿瘤之一，临床症状隐匿且不典型，对于诊断和治疗均较为困难。胰腺癌早期的确诊率不高，手术死亡率较高，治愈率较低，其 5 年生存率仅约 10%。因此发生脑膜转移的晚期胰腺癌患者并不多见。胰腺癌的病理分型中，以导管腺癌为主，其脑脊液转移的肿瘤细胞形态与其他腺癌细胞形态相似，胞体较大，胞质丰富、蓝染，可有瘤状突起，细胞与核大小形态不一，核染色深浅不一，核质比大，核偏位，染色质增粗分布不均，核仁明显，如图 7-3-7。常用的免疫标记有 CK7 等。

6. 恶性黑色素瘤　恶性黑色素瘤（俗称恶黑）的恶性度较高，发生脑膜转移的情况并不少见。其脑脊液细胞学特征：胞体较大，大小不一，胞质可呈磨砂样，并可见瘤状突起，如胞内存

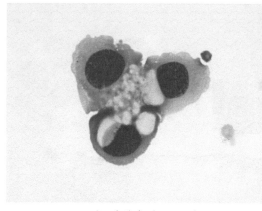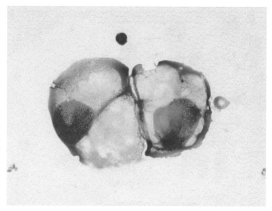

A. 瑞-吉染色（×1000）   B. 瑞-吉染色（×1000）

图 7-3-6　卵巢癌脑膜转移脑脊液形态

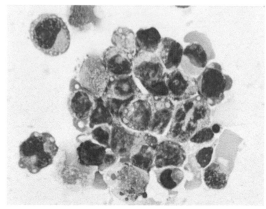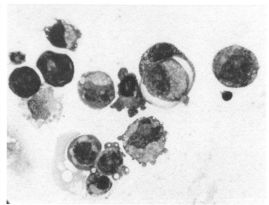

A. 瑞-吉染色（×1000）   B. 瑞-吉染色（×1000）

图 7-3-7　胰腺癌脑膜转移脑脊液形态

在黑色素颗粒，则较易作出诊断，核圆形或椭圆形，核仁突出，如图 7-3-8。若对黑色素存有疑问时，可通过铁染色来识别色素的性质。然而，有一些恶性黑色素瘤细胞中是观察不到黑色素的，仍需要根据细胞形态并结合临床病史及细胞免疫化学染色进行综合判断。常用的免疫标记：黑色素瘤相关抗原，克隆号：HMB45 可作为恶性黑色素瘤较为特异的免疫标记，S-100 蛋白虽并非特异，但对恶黑的诊断也较有帮助，CK Pan 阴性可排除上皮源性的肿瘤。

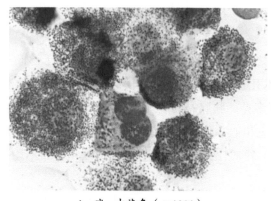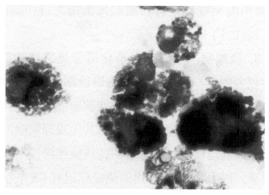

A. 瑞-吉染色（×1000）   B. 瑞-吉染色（×1000）

图 7-3-8　恶性黑色素瘤脑膜转移脑脊液形态

（二）血液系统肿瘤

1. **白血病**　肿瘤性脑膜炎很少是白血病或淋巴瘤患者的首发症状。对于白血病患者的脑脊液检查，主要明确是否存在白血病细胞，用于对疾病的分期或对疾病治疗的监测。急性白血病，特别是急性淋巴细胞白血病（ALL），软脑膜播散的风险最高。虽然急性髓系白血病（AML）很少引起肿瘤性脑膜炎，但其中急性单核细胞白血病亚型，亦具有较高的侵袭软脑膜的倾向。

脑脊液中白血病细胞的形态特征：细胞胞体偏大，胞质量少或缺如，细胞核不规则、卷曲，染色质分散细密，可有核仁，形成典型的"原始"外观，如图 7-3-9。在慢性血液系统肿瘤性疾病中，如慢性淋巴细胞白血病（CLL）或慢性粒细胞白血病（CML），如果其脑脊液中细胞数量明显增多时，可能是合并了中枢感染性疾病。然而患者如果出现明确原始外观的细胞，则需考虑可能转化为其他血液系统肿瘤的可能。

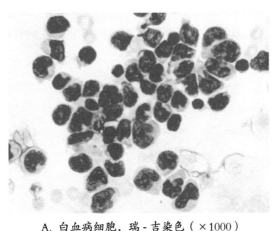
A. 白血病细胞，瑞 - 吉染色（×1000）

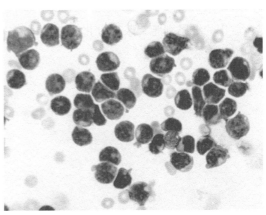
B. 白血病细胞，瑞 - 吉染色（×1000）

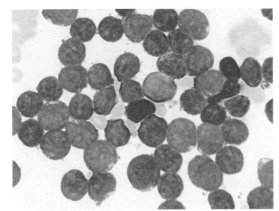
C. 白血病细胞，瑞 - 吉染色（×1000）

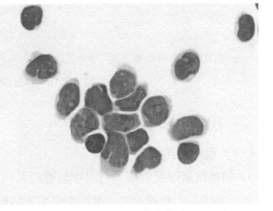
D. 白血病细胞，瑞 - 吉染色（×1000）

图 7-3-9　白血病细胞脑脊液累及形态

2. **淋巴瘤**　根据世界卫生组织的现行分类，淋巴瘤可分为非霍奇金淋巴瘤（NHL，包括 B 细胞、T 细胞、NK 细胞肿瘤）和霍奇金淋巴瘤（HL）。HL 很少累及软脑膜，NHL 患者中，可见累及软脑膜。根据淋巴瘤的原发部位，可分为中枢神经系统累及的系统性淋巴瘤及原发中枢神经系统淋巴瘤。约 90% 的原发中枢神经系统淋巴瘤属于弥漫性大 B 细胞淋巴瘤，其中大概仅有 15% 的患者，在患病的初期脑脊液标本检测可见肿瘤细胞。因此，有进行性临床症状的患者，应立即接受立体定向脑活检，以便快速明确诊断。与急性白血病细胞类似，一些高级别的淋巴瘤细胞呈现出原始细胞样的外观，此时较容易从形态学上识别出来。对术后内科治疗患者，需定期进行脑脊液细胞学检查，以综合评价疾病发展阶段与进行疗效评估。而对于没有组织学病理证据的患者，在脑脊液中找到了恶性肿瘤细胞的证据，此时通过免疫细胞化学染色以及流式细胞术等检测方法，可以明确肿瘤的病理类型。

对于弥漫性大 B 细胞淋巴瘤脑膜累及患者，其脑脊液细胞学形态特征有：胞体中等或偏大，胞质嗜碱性，胞核有明显的卷曲、核仁突出、可见副核，如图 7-3-10。对于甲氨蝶呤化疗后或激素冲击治疗后的淋巴瘤细胞形态会发生较大的变化，在进行细胞学检验时，应综合考虑患者的临床治疗情况。若发现一些幼稚样的淋巴细胞时，为了鉴别其是否为克隆性增殖的肿瘤细胞或反应性增生的淋巴细胞，可考虑免疫细胞化学染色及流式细胞检测。对于弥漫性大 B 细胞淋巴瘤常用的免疫标记有 CD20、CD19、CD3、CD10、B 细胞系特异性激活蛋白 PAX5 等。另外，当发生感染等因素导致脑脊液中淋巴细胞反应性增生时，可观察到处于各个阶段的淋巴细胞，如成熟淋巴细胞、活化的淋巴细胞、浆样分化的淋巴细胞以及浆细胞等，而克隆性增生的瘤细胞在脑脊液内往往细胞形态较均一。

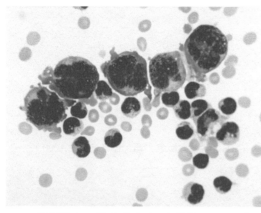

A. 弥漫性大 B 淋巴瘤（瑞 - 吉染色，×1000）　　B. 伯基特淋巴瘤（瑞 - 吉染色，×1000）

图 7-3-10　淋巴瘤细胞脑脊液累及形态

二、中枢神经系统原发性肿瘤

（一）星形细胞肿瘤

1. 间变性星形细胞瘤　对于中枢神经系统原发性肿瘤的诊断，主要依靠手术组织病理或立体定向活检确诊。在理论上，星形细胞肿瘤特别是间变性星形细胞瘤有通过软脑膜及脑脊液途径播散的可能，但由于细胞学缺乏组织结构，因此仅通过脑脊液样本确诊该肿瘤是比较困难的；对于发病较为罕见的原发性软脑膜胶质瘤病例，脑脊液细胞学对于疾病的诊断仍具有较大的意义；一些脊椎低级别胶质瘤发生广泛软脑膜播散时，脑脊液中亦很难发现肿瘤细胞，仅表现为脑脊液蛋白的升高。此外，虽然毛细胞性星形细胞瘤（WHO I 级）经常渗入软脑膜间隙，但几乎不会通过脑脊液播散。

脑脊液标本中星形细胞瘤细胞的形态表现多样，并符合恶性细胞的一般判断标准，表现为胞体较大，胞质丰富，有空泡，核呈圆形或卵圆形，核偏位，核仁清晰，如图 7-3-11。常用的免疫标记有：胶质纤维酸性蛋白（glial fibrillary acidic protein，GFAP）可证实肿瘤组织具有胶质组织来

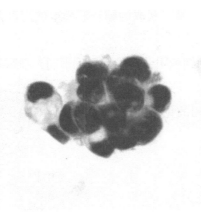
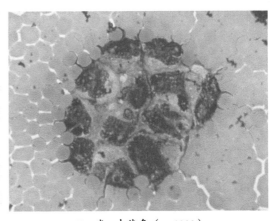

A. 瑞 - 吉染色（×1000）　　　　　　　　　　B. 瑞 - 吉染色（×1000）

图 7-3-11　间变性星形细胞瘤脑脊液播散

源；微管相关蛋白（microtubule-associated protein 2，MAP2）（表达于正常的神经元细胞）可作为胶质组织来源肿瘤的标志物。

2. 多形性胶质母细胞瘤　多形性胶质母细胞瘤是成人最常见、恶性程度最高的胶质瘤（WHO Ⅳ级）。尽管其有高度浸润性的生长方式，但通过软脑膜脊髓途径转移相当罕见。其形态特征表现为成簇的细胞易形成花环样的排列结构，肿瘤细胞胞体较大，胞质丰富，蓝染，可见空泡，并易见瘤状突起，胞核圆形或椭圆形，可见核仁，见图 7-3-12。常用的免疫标记：GFAP、MAP2。组织学标本表现出肿瘤细胞呈密集状、栅栏状坏死样形态。

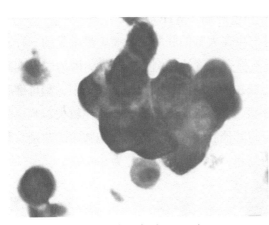
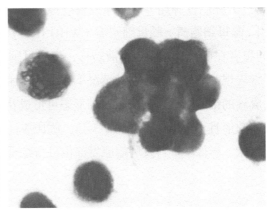

A. 瑞 - 吉染色（×1000）　　　　　　　　　　B. 瑞 - 吉染色（×1000）

图 7-3-12　多形性胶质母细胞瘤脑脊液播散

（二）室管膜瘤

在 WHO 分类中，室管膜瘤被分为黏液乳头状室管膜瘤和室管膜下肿瘤（WHO Ⅰ级）、室管膜瘤（WHO Ⅱ级）、间变性室管膜瘤（WHO Ⅲ级）。脑室管母细胞瘤（WHO Ⅳ级）是一种较为罕见的肿瘤，多见于婴幼儿，被归类为胚胎性肿瘤。室管膜瘤发生在接近室管膜的中枢神经系统内部，最常见发生于后颅窝或脊髓，是最常见的神经胶质肿瘤。黏液乳头状室管膜瘤（WHO Ⅰ级）主要局限于脊髓圆锥、马尾神经和脊髓终丝区域。由于包裹肿瘤的包膜浅薄，肿瘤可能会自发地穿透软组织，种植到蛛网膜下腔。虽然有高达 15% 的室管膜瘤患者在诊断时存在软脑膜或脑脊液播散，但使用脑脊液分析进行疾病分期的价值有限，腰穿获取的脑脊液样本的阴性预测意义较低。

室管膜瘤细胞常有一些特征性表现，常形成粘连的细胞团，与星形细胞不同，细胞间的形态较为均一，异质性不明显，其细胞核大多有拉长的现象，有时可见明显的微核，如图 7-3-13。分化的室管膜瘤细胞有时会表现出巨噬细胞样外观。常用的免疫标记：GFAP，但 GFAP 并不能鉴别正常的室管膜细胞或室管膜肿瘤。

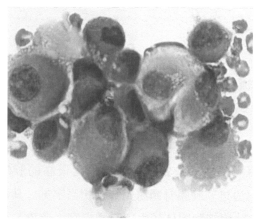

A. 脑脊液，瑞 - 吉染色（×1000）　　　　B. 脑脊液，瑞 - 吉染色（×1000）

图 7-3-13　室管膜瘤脑脊液播散

（三）胚胎性肿瘤 / 中枢神经系统原始神经外胚层肿瘤（WHO IV 级）

1. **髓母细胞瘤**　髓母细胞瘤（WHO IV 级）是发生在大脑的胚胎性肿瘤中最常见的一种，约 1/3 的患者在确诊时存在脑脊液转移，但通过脑脊液检查确诊的病例并不多见，因为髓母细胞瘤患者常表现为高颅压，在这种情况下腰椎穿刺术是禁忌的。在脑脊液细胞学标本中，髓母细胞瘤常以成簇的细胞团形式出现，典型形态可形成花环状。该类细胞胞质少，核质比较大，胞核为圆形或卵圆形且小而饱满，如图 7-3-14。临床应注意与其他胚胎性肿瘤或小细胞肺癌的鉴别。并应根据临床、影像学资料及肿瘤原发部位进行综合的判断。常用的免疫标记为 Syn 等。

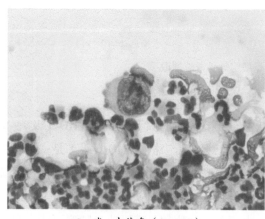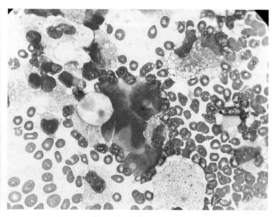

A. 瑞 - 吉染色（×1000）　　　　　　　B. 瑞 - 吉染色（×1000）

图 7-3-14　髓母细胞瘤脑脊液播散

2. 视网膜母细胞瘤　视网膜母细胞瘤是一种视网膜胚胎性肿瘤，可由眼部病变浸入，或为松果体或鞍上区的原发性脑内病变。晚期肿瘤可能穿透视神经，进入蛛网膜下腔。脑脊液细胞形态学表现与其他胚胎性肿瘤相似，常为成簇存在、胞体较大、大小不一、胞质量少的幼稚样细胞，如图 7-3-15。常用的免疫标记为 Syn 等。

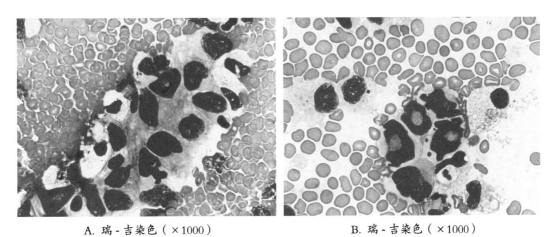

A. 瑞 - 吉染色（×1000）　　　　　　　　B. 瑞 - 吉染色（×1000）

图 7-3-15　视网膜母细胞瘤脑脊液播散

3. 不典型畸胎样 / 横纹肌样瘤　约 1/2 的不典型畸胎样 / 横纹肌样瘤患者肿瘤发生在后颅窝，其次是幕上部位。WHO 分级为Ⅳ级，约 30% 的患者在确诊时存在脑脊液转移。其脑脊液细胞形态学表现为散在或成簇存在的肿瘤细胞，胞质量丰富，可见包涵体样粉红色结构，核染色质密集，如图 7-3-16。常用的免疫标记为波形蛋白等。

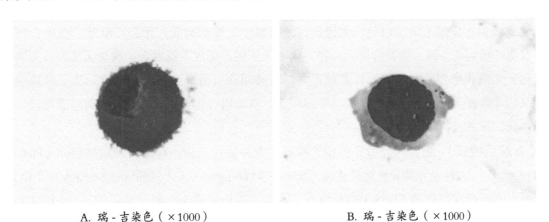

A. 瑞 - 吉染色（×1000）　　　　　　　　B. 瑞 - 吉染色（×1000）

图 7-3-16　非典型畸胎样 / 横纹肌样瘤脑脊液播散

（四）生殖细胞瘤

中枢神经系统生殖细胞瘤大多发生于儿童和青少年，以原发于大脑中线结构或松果体区为最常见，其次是原发于鞍上区位置，但也有少部分属于性腺恶性肿瘤转移至脑内。颅内生殖细胞肿瘤可分为生殖细胞瘤和非生殖细胞瘤，而非生殖细胞瘤又可进一步分为胚胎癌、绒毛膜癌、卵黄囊瘤、畸胎瘤及混合性生殖细胞瘤。由于各类生殖细胞肿瘤的预后和治疗方式显著不同，因此建议明确各类生殖细胞肿瘤的病理类型。生殖细胞肿瘤较易通过脑脊液播散，脑脊液细胞学对于肿瘤的分期和治疗效果的评价具有较好的临床价值。中枢神经系统生殖细胞瘤在组织学上与性腺精原细胞瘤、卵巢未分化胚细胞瘤相同，其特征：细胞形态大小不一，胞体较大，胞质丰富，常可见较大的囊泡状细胞核，且核仁突出，如图 7-3-17。此外一些脑脊液标志蛋白，如甲胎蛋白（AFP）、癌胚抗原（CEA）、人绒毛膜促性腺激素（β-HCG）、胎盘碱性磷酸酶（placental alkaline phosphatase，PLAP）对生殖细胞肿瘤的诊断亦具有一定的价值。

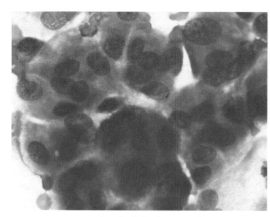 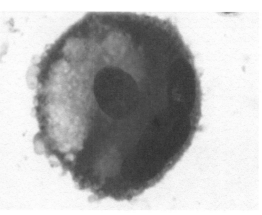

A. 瑞 - 吉染色（×1000）　　　　　　　　　B. 瑞 - 吉染色（×1000）

图 7-3-17　生殖细胞瘤脑脊液播散

三、病例分析

【患者资料】　患者，男，60 岁。因"发现肺部占位近一月"入院。患者于 1 月前因头晕无力至外院就诊，查头颅 MR 见多发占位伴周围水肿，垂体柄增粗，首先考虑转移瘤。胸部 CT 增强示左肺下叶小结节伴左肺门、纵隔间隙多发肿大淋巴结，双侧肾上腺肿块。患者常年吸烟，偶有咳嗽咳痰，痰量不大、白色、无拉丝，无咯血，无胸闷胸痛，无恶心呕吐。查体：胸廓对称，双侧呼吸运动一致，胸壁静脉无曲张。胸壁无压痛，无皮下捻发音，胸骨无压痛，胸廓扩张度对称，无胸膜摩擦感，双侧语音震颤正常。双肺叩诊呈清音，肺下界正常，肺下界移动度正常。双肺呼吸音清晰，双肺未闻及明显干湿啰音。双肺语音传导正常，双肺无胸膜摩擦音。心率 80 次 / 分，律齐，各瓣膜区无杂音。

【入院后检查】　患者入院后完善相关检查，查肿瘤标志物：胃泌素释放肽前体（ProGRP）：2548 pg/ml（↑），神经元特异性烯醇化酶（NSE）：44.66 ng/ml（↑），癌胚抗原（CEA）：7.13 ng/ml（↑）。入院后行支气管镜 EBUS-TBNA 检查，取标本送检结果未取到肿瘤组织。行 PET-CT 检查结果示左肺门不规则软组织影，纵隔多发肿大淋巴结，双侧肾上腺肿块，颅内多发占位，左下肺结节，氟代脱氧葡萄糖（FDG）代谢不均匀异常增高，结合病史考虑恶性病变及多发转移所致。左肺来源可能性大，余体部未见 FDG 代谢明显异常增高灶。

【脱落细胞显微镜检查】　脑脊液细胞学：外观：送检约 3 ml 无色透明液体。有核细胞计数 10/μl，成熟红细胞 35 ~ 65 个 / 高倍视野。有核细胞分类：成熟淋巴细胞 86%；异型细胞 14%。细胞免疫化学染色：CK7（－）；Syn（＋）。细胞形态描述：血性背景下，有核细胞增生，分类以成熟淋巴细胞为主，可见较多小圆异形细胞，该类细胞排列紊乱，呈龟背样或铺路石样排列，胞体中等至大，胞质量少或中等，色蓝，部分可见瘤状突起，胞核大，不规则，核染色质疏松，无核仁，见图 7-3-18。

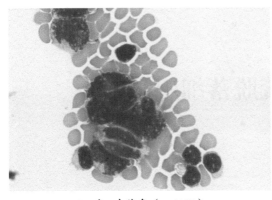
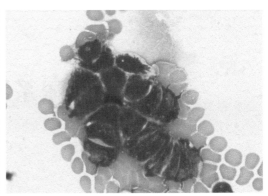

A. 瑞-吉染色（×1000）　　　　　B. 瑞-吉染色（×1000）

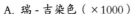

图 7-3-18　脑脊液异型细胞

【报告】　血性背景下，可见较多小圆形异型细胞增殖浸润，结合细胞形态及免疫化学染色符合小细胞神经内分泌肿瘤表现，请结合临床综合判断。

【讨论与分析】　单纯从细胞形态学上来看，这类肿瘤细胞胞体较小，临床初步判断常称为"小圆细胞性肿瘤"，需要对原始神经上皮肿瘤、淋巴瘤及急性淋巴细胞白血病进行鉴别诊断。一般来说，具有神经内分泌分化肿瘤最突出的形态特征为小细胞、胞质量少，核呈"刀切"样，核与核之间胞质融合分界不清，细胞往往呈巢状出现，核间较挤呈"一线天"的特征，Wright 染色核染色质较粗糙，类似 ALL 的核染色质，通常无核仁。通过细胞免疫化学染色可以辅助诊断小细胞神经内分泌肿瘤，常常使用免疫标记为 CK7，TTF-1，Syn，CD56，中枢神经系统需要加做 GFAP、巢蛋白（nestin），少突胶质细胞转录因子 -2（Olig-2），S-100，CD20，CD34，末端脱氧核苷酸转移酶（TDT）等相关鉴别的肿瘤免疫标记。而神经元特异性烯醇化酶（NSE）和胃泌素释放肽前体（ProGRP）已被证明是 SCLC 最有价值的肿瘤标志物。虽然 NSE 作为被推荐的 SCLC 肿瘤标志物，且在 80% NSCLC 组织中 NSE 也可表达，仅 20%～30% NSCLC 患者血清中有 NSE 升高。此外，NSE 也存在于血小板和红细胞中，敏感性较低，因此血样本是否溶血、检测时间和储存都是影响其结果准确性的重要因素。ProGRP 可准确鉴别 NSCLC 和 SCLC，在其他恶性疾病及良性疾病中则很少升高，而在肾功能不全、甲状腺髓样癌患者中则会升高。结合细胞形态、免疫细胞化学染色及肿瘤标志物的结果，可确定该患者的检验诊断类型。

（王　迪　段爱军）

思考题

1. 脑脊液脱落细胞学检验有何重要临床价值？
2. 试述肿瘤性脑脊液脱落细胞形态学特点。
3. 试述非肿瘤性疾病脑脊液脱落细胞形态学特点。
4. 如何保证脑脊液脱落细胞形态学检验的质量？

第八章　泌尿系统脱落细胞学检验

学习目标

1. **掌握:** 正常尿液脱落细胞学、炎症性疾病尿液脱落细胞学及肿瘤性尿液脱落细胞形态学特征。
2. **熟悉:** 泌尿系统尿液脱落细胞学检查的质量保证与临床应用、巴黎尿液细胞学报告系统、结果报告方式。
3. **了解:** 尿路结石、放疗和化疗后膀胱脱落细胞学改变、肾移植术后急性排异反应的尿液脱落细胞学改变。

肾形成的尿液无细胞成分,当尿液流经肾小管、肾盂、输尿管、膀胱及尿道时,可混入各部位脱落的细胞。尿液脱落细胞检查对泌尿系统良、恶性疾病诊断及疗效观察具有重要价值。

第一节　概　述

一、标本采集

泌尿系统脱落细胞学检验标本采集主要有自然排尿、导尿管导尿等方法,收集尿液时必须做到尿液新鲜、足量、防止污染,详见表 8-1-1。

表 8-1-1　泌尿系统脱落细胞学检验标本采集方法及评价

方法	评价
自然排尿法	连续 3 天留取中段尿 50 ml 以上,及时送检。容易收集,但细胞数量较少,常有退变
导尿管导尿法	细胞数量多,形态保存完整,且能提示肿瘤发病的部位,适于输尿管、肾盂、膀胱等部位肿瘤的细胞学检查;但有外界创伤,细胞常常形成细胞团和细胞簇,且有不同程度反应性变化,增加潜在感染风险
膀胱冲洗法	在导尿时或者在膀胱镜检查时,用 50～100 ml 生理盐水经由尿道作膀胱冲洗,注入和抽吸数次后收集到的冲洗液。可获得更多的细胞且细胞形态完整,污染较少,背景干净;对膀胱肿瘤诊断效果较好
肾盂尿	怀疑为输尿管或肾疾病时,可在膀胱镜检查时分别收集左右输尿管的尿液,尿液量不少于 10 ml
细胞刷片法	在内镜直视下,可对膀胱、输尿管及肾盂等可疑部位刷取细胞成分,直接涂片;用于输尿管或者肾盂占位性病变细胞学检查,细胞成分多,准确率高

二、制片与固定

1. **人工推片法**　标本静置 15～30 min，留取下层 50 ml →2000 r/min 离心 5 min →去除上清液→混匀沉淀物，取沉淀物直接推片。

2. **细胞玻片离心法**　标本静置 15～30 min，留取下层 50 ml →2000 r/min 离心 5 min →去除上清液→混匀沉淀物，取 3～5 滴于细胞离心涂片机内→自动离心制片→立即固定于 95% 乙醇中。

3. **细胞甩片离心法**　参考白细胞计数，取适量标本滴于细胞器内，800～1200 r/min 离心 5 min，取出玻片，待干，染色。

4. **TCT 法**　标本静置 15～30 min，留取下层 50 ml →2000 r/min 离心 5 min →去除上清液→将沉淀移入液基专用样本瓶→装上过滤膜及载破片等，自动制片→立即固定于 95% 乙醇中。

三、染色

常用的染色方法主要有瑞 - 吉染色、巴氏染色；根据需要可采用 SM、S 活体染色、苏丹Ⅲ染色和普鲁士蓝染色等。其中 SM、S 活体染色可鉴别管型及尿路上皮细胞类别，也可鉴别肾小管上皮细胞及诱饵细胞；苏丹Ⅲ染色是用于脂肪滴、脂肪颗粒细胞、脂肪管型及含有脂肪成分物质的鉴别；普鲁士蓝染色是用于尿液中含铁血黄素颗粒鉴别。

四、显微镜检查与结果报告

（一）显微镜检查

1. 瑞 - 吉染色、巴氏或 HE 染色检查　先用低倍镜观察涂片全片和尾部细胞染色、分布等情况，再转换到高倍镜或油镜仔细检查。

2. 其他染色　根据需要采用其他相应染色方法，显微镜检查相关有形成分。

（二）结果报告

不同医院或同一医院检验科和病理科，尿液脱落细胞形态学检查的结果报告内容与方式不全一样，但大致如下：

1. **描述性报告**　先简单描述采用不同染色方法涂片显微镜下发现的细胞、细菌、真菌、结晶等有价值的有形成分种类、数量及白细胞分类结果等，如发现癌细胞，尽可能描述癌细胞主要形态特点，最后发出"提示性报告"。如"细胞学基本正常，未发现肿瘤细胞"，"细胞学异常，考虑 XX 疾病，建议做相关检查，请结合临床"，或者"细胞学明显异常，发现肿瘤细胞，请结合临床"等。

2. **诊断性报告**

（1）巴氏五级诊断性报告：见第 2 章第 5 节的"结果报告"。

（2）巴黎尿液细胞学报告系统：尿液细胞学巴黎诊断系统或巴黎尿液细胞学报告系统（The Paris System for Reporting Urinary Cytology，TPS）是 2015 年美国学者提出来的，与宫颈 TBS 报告系统有许多相似之处。标本涂片巴氏染色后，根据标本及涂片中细胞情况，分以下几个级别报告：

Ⅰ.标本不能诊断或不满意标本（non diagnostic or unsatisfactory examples）：与其他细胞学相同，如果尿液的细胞数量很少（<2个尿路上皮细胞/10个高倍镜视野），或制片效果不满意，或细胞被炎症细胞、红细胞等遮盖而无法评估，或尿液样本收集量少于30 ml等，均为不满意标本。临床要根据情况重新收集尿液，如有非典型细胞或肿瘤细胞，即使整个尿液的细胞数量很少，也不能称为不满意标本，而应称为满意标本。

Ⅱ.高级别尿路上皮癌阴性（negative for high-grade urothelial carcinoma，NHGUC）：即高级别尿路上皮癌阴性或阴性、无恶性细胞。涂片中细胞数量适当，尿路上皮细胞形态正常，或有退行性改变、反应性改变、病毒感染、受治疗影响改变等情形，这些都可以诊断为"高级别尿路上皮癌阴性"或者"阴性，无恶性细胞"。细胞簇和细胞团在尿液中很常见，如果没有真正的血管纤维轴心，见到这些细胞群也可诊断为阴性。

Ⅲ.非典型的尿路上皮细胞（atypical urothelial cells，AUC）：非表浅和非退行性变的尿路上皮细胞，如果检查结果满足主要标准及任何一条次要标准，即可诊断为非典型的尿路上皮细胞。主要标准：尿路上皮细胞的核质比>0.5。次要标准：①核深染（和伞细胞或中层鳞状上皮细胞的细胞核相比）；②染色质增粗；③核膜不规则。

Ⅳ.可疑高级别（度）尿路上皮癌（suspicious for high-grade urothelial carcinoma，SHGUC）：非表浅和非退行性变的尿路上皮细胞，如果细胞核质比>0.7，细胞核深染（和伞细胞或中层鳞状上皮细胞的细胞核相比），再加上不规则的粗颗粒或块状的染色质、不规则的核膜中的任意一条标准，可诊断为非典型的尿路上皮细胞、不除外高级别尿路上皮癌。

Ⅴ.高级别（度）尿路上皮癌（high grade urothelial carcinoma，HGUC）：满足可疑高级别尿路上皮癌标准，瘤巨细胞及病理性核分裂象有时可见；松散的细胞团和单个细胞；细胞大小，形态差异明显；细胞量增多，细胞核质比>0.7；细胞核深染（和伞细胞或中层鳞状上皮细胞的细胞核相比）；不规则的粗颗粒或块状染色质；不规则的核膜，如果涂片超过10个上述细胞，即可诊断为HGUC。HGUC有浸润肌肉的危险，从而导致远处转移，危及生命。

Ⅵ.低级别（度）尿路上皮肿瘤（low-grade urothelial neoplasm，LGUN）：细胞学特点是细胞量增多、细胞大小与形态一致、乳头状细胞团见纤维血管轴心和单个细胞、核有轻度异型，染色质颗粒状，有时见小核仁。尿液细胞学诊断目的是诊断HGUC，其诊断LGUN的灵敏度和特异性都很低，唯一能做出明确诊断的是查见血管纤维轴心的乳头状结构。

Ⅶ.其他原发性或转移性恶性肿瘤：其他原发的膀胱肿瘤包括鳞状上皮细胞癌、腺癌和小细胞癌，膀胱内常见的转移性肿瘤包括转移性结肠癌和转移性前列腺癌。临床原发癌的病史对诊断与鉴别诊断有很大的帮助，有时这些转移癌的细胞形态和高度上皮细胞癌的鉴别诊断比较困难，需要做免疫组化染色。

五、质量保证

只有加强泌尿系统脱落细胞形态学检验各环节质量控制，才能确保其检查结果准确可靠，具体如下：

1.标本采集

（1）标本采集时间：正常情况下，排出的尿液为酸性，含高浓度的尿酸盐和其他成分，不一定等渗。虽然晨尿细胞数量较多，但晨尿含盐量高，盐类结晶较多，会有很多残渣和退形性变的细胞。因此，应尽量采集非晨尿标本。

（2）标本采集方法：建议留取中段尿；女性患者在采样前最好清洗外阴，避免阴道分泌物混入；如待检者有严重尿道或阴道炎症，可采用导尿管插管取尿；必要时也可收集膀胱冲洗液。

（3）自然尿标本留取：因泌尿道上皮细胞自然脱落的较少，至少连续检查3天，每次尽可能留取不少于50 ml尿液，150~300 ml最好。留取静置沉淀后，取50 ml离心，以提高阳性检出率。

2. 标本保存　尿液标本如在1~12 h送检并及时处理，标本不需做任何特殊处理。如在12~24 h后处理，需要放入冰箱冷藏保存。如标本保存时间超过24 h，需要加入等量的固定液（50%~70%的乙醇）。

3. 离心与涂片制备　①相对离心力或离心速度应适宜，过大则容易导致细胞破坏。②如离心后直接涂片，尽可能去除上清液，以免过多水分导致细胞脱片。③建议用多聚赖氨酸的玻片或硅化玻片，制片厚薄适宜。④有条件的则推荐采用TCT制片或细胞玻片离心法制片。

4. 固定与染色　巴氏或HE染色，涂片后立即用95%乙醇进行湿固定；染色质量保证见第2章第3节。

5. 显微镜检查　①先用低倍镜浏览全片，观察细胞等有形成分的分布、细胞排列、是否有体积大的有形成分。②高倍镜或油镜观察细胞具体结构及体积小的有形成分。③疑难或重点细胞，要对比分析、综合判断，避免过度诊断。

6. 结果报告　根据各医院实际，可采用不同的报告方式。建议尽可能正确应用巴黎尿液细胞学统一报告系统，掌握细胞学阳性和阴性的诊断标准。①尿液脱落细胞学检查不能很可靠地诊断低级别尿道上皮细胞肿瘤，尽量不要做出此诊断。②正常可查见细胞群和细胞团，对诊断意义不大。③见到散在的单个细胞或者有退形性变的细胞，具有一些高级别尿道上皮细胞癌的细胞特征，不能忽视，应诊断"可疑尿路上皮癌"。④在诊断泌尿系统肿瘤及临床有尿道结石的情况时，需要慎重，提高诊断阈值。⑤尿液脱落细胞检验主要是检查尿路的上皮细胞，但女性尿液可能还混有阴道分泌物及外阴上皮细胞；男性尿液可能混有前列腺和精液的脱落细胞；当肾实质发生损伤时，尿液中可出现肾小管的立方和柱状上皮细胞；因此，在进行细胞形态学检查时要考虑到病变细胞多种来源的可能性，并密切结合临床。

六、临床应用

尿液脱落细胞检查适应证主要有血尿、膀胱癌随访、膀胱癌高危人群筛查及出现持续不断的泌尿系统症状患者的检查。

尿液脱落细胞检查主要用于：①尿路上皮细胞肿瘤的诊断。②上下尿路肿瘤、前列腺等部位肿瘤，肿瘤术后的病情追踪和疗效观察。③对无症状的高危人群包括吸烟、工业化学物质或重金属接触史人群的筛查。

（龚道元　曹　科）

第二节　非肿瘤性疾病尿液脱落细胞形态学

一、正常尿液脱落细胞学

（一）自然排泄尿液的脱落细胞学

泌尿系统非肿瘤性疾病时尿液中可以见到的脱落细胞有移行上皮细胞（transitional epithelial cell）、鳞状上皮细胞（squamous epithelial cell）、柱状上皮细胞（columnar epithelial cell）等。

1. 移行上皮细胞

（1）来源：尿路上皮细胞来源于肾盂、肾盏至输尿管、膀胱以及尿道内口附近的黏膜。构成的细胞层因组织来源不同而不尽相同。膀胱黏膜由5~6层细胞构成，不像扁平上皮细胞那样自底层向表层清晰分化。尿路上皮细胞分为表层细胞、中层细胞、底层细胞。但报告时将它们统称为尿路上皮细胞（移行上皮细胞），并不进行各层分类。输尿管黏膜由3~5层细胞构成，形态与膀胱黏膜的中层和底层细胞相似。肾盂和肾盏黏膜由1~3层细胞构成，形态与膀胱黏膜的底层细胞相似。在电子显微镜下观察，尿路上皮细胞除了一部分表层细胞外，其余均与基底膜连接，一般认为是一种假复层上皮。另外，尿路上皮细胞的细胞间距较宽，容易发生偏移。细胞之间有广泛的紧密连接和桥粒，在重要的地方结合在一起（尤其是表层的被盖细胞之间结合较强）。基于此尿路上皮细胞随时可因尿液通过、储积及排泄而收缩或扩张，而且形成了尿液不会进入表皮层内部的结构。

（2）形态学特征及临床意义

1）表层移行上皮细胞：又称大圆上皮细胞，见图8-2-1，该细胞多在器官充盈时脱落，细胞体积大，多为30~50 μm；多呈不规则圆形，细胞核小，居中，胞质丰富，多见于膀胱炎尿液中。

2）中层移行上皮细胞：又称尾形上皮细胞或纺锤细胞，见图8-2-2，其体积大小不一，多呈尾形、纺锤形、梨形，细胞核大，呈圆形或椭圆形。多见于肾盂肾炎、输尿管及膀胱颈炎症尿液中。

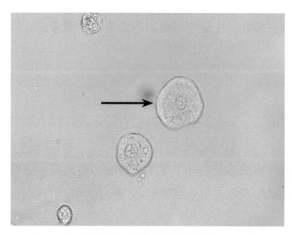

图 8-2-1　表层移行上皮细胞（未染色，×400）

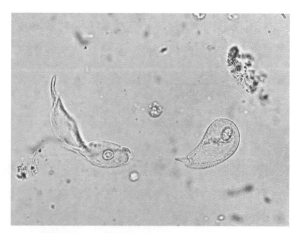

图 8-2-2　中层移行上皮（未染色，×400）

3）底层移行上皮细胞：又称小圆上皮细胞，见图8-2-3。其特点是体积小，呈圆形，核较小，较肾小管上皮细胞核稍小。正常底层移行上皮细胞较少见，在重症炎症时增多。

值得注意的是，尿路上皮细胞大量聚集出现，见图 8-2-4，且伴有血尿（排除临床插管导尿、泌尿系结石、膀胱镜后尿等），以及患者年龄大于 50 岁者，不除外存在泌尿系统恶性肿瘤，应进一步检查。

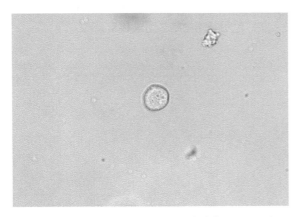
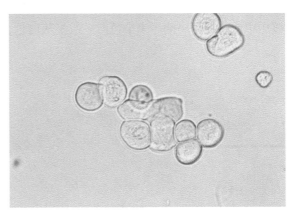

图 8-2-3　底层移行上皮细胞（未染色，×400）　图 8-2-4　成片脱落的移行上皮细胞（未染色，×400）

2. 鳞状上皮细胞

（1）来源：鳞状上皮细胞（又称为扁平上皮细胞）来源于输尿管下部、膀胱、尿道的上皮细胞，女性尿液中还包括来自阴道脱落上皮细胞的污染。正常情况下处于最表层的鳞状上皮细胞容易脱落，因此在尿中可以见到少量的鳞状上皮细胞。一般少量出现无需表述，也无参考意义。

（2）形态学特征及临床意义：鳞状上皮细胞大小 40～60 μm，形状不一，细胞质非常薄、呈均质状，细胞边缘可见折叠、弯曲或呈皱纹状，见图 8-2-5、图 8-2-6。另外，在细胞质中，有时也可观察到细微颗粒（透明角质颗粒）。细胞核如红细胞大小，多为一个核，核染色质浓缩，居中。阴道毛滴虫感染时，细胞呈显著的皱褶状和坑洼状，此现象在老年人的尿中也可观察到，因此特异性不强。鳞状上皮细胞增多，多见于女性尿中，也可见于阴道毛滴虫和细菌感染所致的尿道炎，尿道结石、尿道插管等造成的尿道机械性损伤后；男性尿中大量出现，可见于阴道毛滴虫感染或前列腺癌患者接受激素（雌激素）治疗过程中。

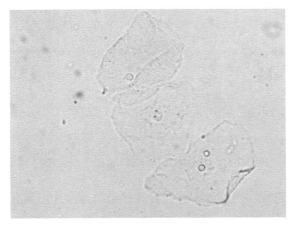
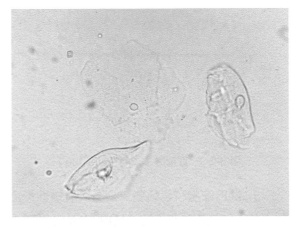

图 8-2-5　表层鳞状上皮细胞（未染色，×400）　图 8-2-6　中底层鳞状上皮细胞（未染色，×400）

3. 柱状上皮细胞

（1）来源：柱状上皮细胞来源于男性尿道膜部和海绵体部的黏膜、尿道球腺、前列腺、女性尿道黏膜和前庭大腺等。

（2）形态学特征及临床意义：大小为 15~30 μm，细胞边缘结构为角形，形态呈圆柱形。细胞质为颗粒状或均质状，细胞质内常见小颗粒。核为 8~15 μm 的单个核，核内结构呈细颗粒状，核居中或略偏于一侧。未染色时一般呈灰白色，瑞-吉染色见图 8-2-7、图 8-2-8。

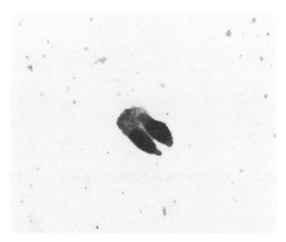

图 8-2-7　柱状上皮细胞（瑞-吉染色，×1000）　　　图 8-2-8　柱状上皮细胞（瑞-吉染色，×1000）

（二）尿液涂片中的非上皮细胞

1. 红细胞　正常尿液涂片中偶见红细胞，慢性炎症、结石、外伤或肿瘤时，可大量出现，见图 8-2-9。

2. 中性粒细胞　尿中出现大量中性粒细胞时，提示有泌尿系感染，见图 8-2-10。若大量出现并伴有细胞退化变性时，说明感染严重，有化脓及局部的坏死。

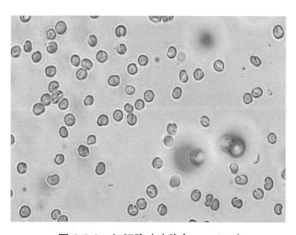
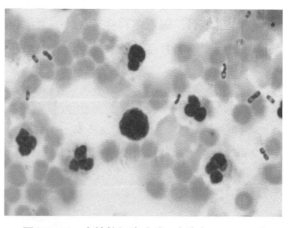

图 8-2-9　红细胞（未染色，×400）　　　图 8-2-10　中性粒细胞（瑞-吉染色，×1000）

3. 淋巴细胞和浆细胞　是泌尿道慢性炎症的表现。当泌尿道肿瘤合并感染时，涂片内常有较多的淋巴细胞和浆细胞，见图 8-2-11、图 8-2-12。

4. 组织细胞　又称吞噬细胞，尿中吞噬细胞主要分为两类：中性粒细胞（小吞噬细胞），体

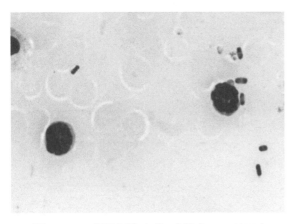

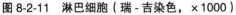

图 8-2-11　淋巴细胞（瑞 - 吉染色，×1000）

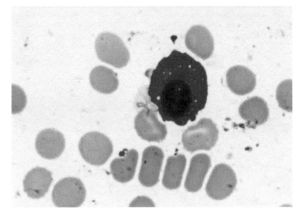

图 8-2-12　浆细胞（瑞 - 吉染色，×1000）

积为白细胞的 2～3 倍，主要吞噬细菌等微小物体；另一类为来自组织细胞的大吞噬细胞，其边缘多不整齐，呈圆形或椭圆形，胞质丰富，常有空泡，体积为白细胞的 3～6 倍。在新鲜尿液中可见阿米巴样伪足活动；核呈肾形或类圆形，结构细致，稍偏位；胞质内可见较多的吞噬物，常见的有红细胞、白细胞、脂肪滴、精子、颗粒状物甚至其他小型吞噬细胞等，见图 8-2-13。

5. 其他成分　细菌、真菌、精子等，多见于自身感染或取样污染；精子则可见于前列腺炎、精囊炎、前列腺按摩后的尿液中，也可见于部分老年人尿液中及性交后尿液中，见图 8-2-14、图 8-2-15、图 8-2-16。

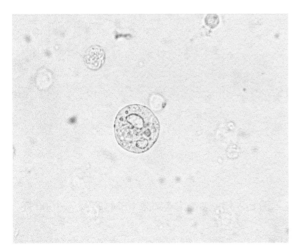

图 8-2-13　组织细胞（吞噬细胞）（未染色，×400）

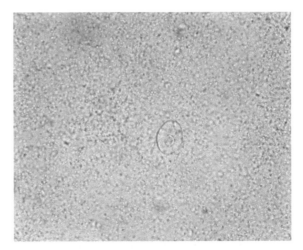

图 8-2-14　细菌（未染色，×400）

二、炎症性疾病

1. 细菌感染　尿中可见细菌，泌尿道上皮细胞可成群、成片脱落。细胞常有变性，表现为体积增大，胞质内有较多空泡等；涂片中可见大量中性粒细胞、淋巴细胞、浆细胞、组织细胞和红细胞等。

2. 病毒感染　①巨细胞包涵体病（cytomegalic inclusion disease）常常是婴幼儿的致命性疾

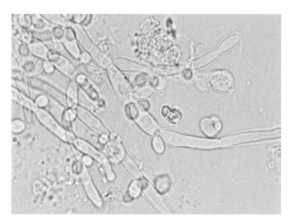

图 8-2-15　真菌（未染色，×400）

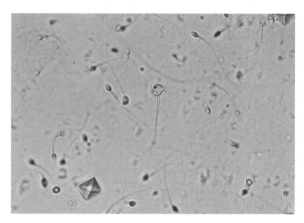

图 8-2-16　精子（未染色，×400）

病，引起不明原因的发热、瘀斑和黄疸等。尿液涂片内见脱落的肾小管上皮细胞明显肿大。在细胞核内有一个大的强嗜碱性包涵体，包涵体周围有透明晕，染色质集中在核周围，有的胞质内见多个小的嗜碱性包涵体，周围有空晕，见图 8-2-17。②人多瘤病毒，主要见于肾移植和某些免疫抑制的患者。尿液涂片中见上皮细胞体积明显增大。在细胞核内见一个强嗜碱性包涵体，充满肿大的细胞核，个别可见包涵体与核边之间有一条狭窄空晕，见图 8-2-18。电镜下见该病毒颗粒无膜，呈结晶状排列。

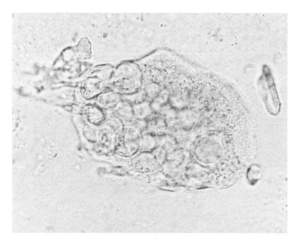

图 8-2-17　巨细胞病毒包涵体细胞（未染色，×400）

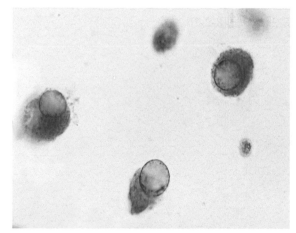

图 8-2-18　多瘤病毒细胞（SM 染色，×1000）

3. 真菌感染　最常见的是白色念珠菌，在涂片内可见孢子，偶尔看到假菌丝。真菌感染易发生于肾移植患者和其他免疫抑制剂治疗的患者。

三、尿路结石

尿路结石是常见病和多发病。未发作时，患者无疼痛感，尿常规检查干化学隐血可呈阴性、弱阳性或阳性，尿沉渣镜检无红细胞或有少许红细胞；急性发作时，患者常有剧烈下腹痛，呈不可忍受性。可出现肉眼血尿，镜下红细胞形态正常或可见大量瘤状细胞，见图 8-2-19，部分患者尿中常可见成堆脱落的上皮细胞或草酸钙结晶等。脱落的上皮细胞有不同程度的核染色质增多，

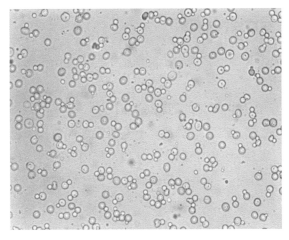

图 8-2-19　瘤状红细胞（未染色，×200）

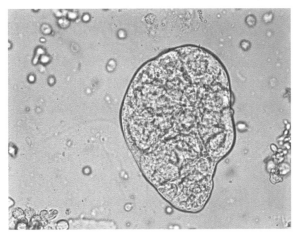

图 8-2-20　上皮细胞团（未染色，×400）

染色深，核形较规则，这类细胞易被误认为癌细胞，见图 8-2-20。但因其体积大小较一致，核染色质分布均匀，呈细颗粒状或聚集成小块状，核质比例仍在正常范围，借此可与癌细胞鉴别，见图 8-2-21。如果是肾盂或输尿管结石，涂片中还可出现较多体积大、多核的盖细胞，见图 8-2-22。

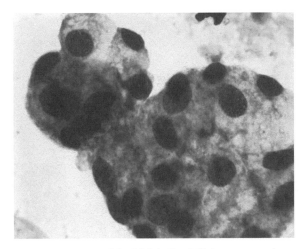

图 8-2-21　上皮细胞团（瑞-吉染色，×1000）

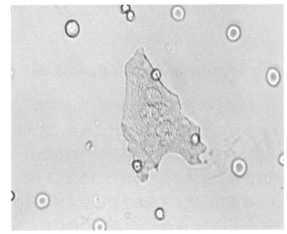

图 8-2-22　盖细胞（未染色，×400）

四、放疗和化疗后膀胱脱落细胞学改变

1. **放射治疗引起的改变**　骨盆器官的肿瘤作放射治疗时，使膀胱黏膜上皮发生明显的改变。尿涂片中见上皮细胞体积增大，细胞核肿胀，出现空泡，偶见核固缩和核碎裂。胞质呈空泡状，有时呈嗜酸性染色，胞质内见中性粒细胞。

2. **化疗引起的改变**　使用环磷酰胺药物的患者，尿涂片中见上皮细胞胞体和胞核均增大，细胞核偏位，核形轻度不规则，染色质明显增多，有的呈粗颗粒状，但分布均匀，呈撒盐粒或撒胡椒粉状。有的见大而畸形的核仁。偶见多核细胞，其核大小不等，常见核固缩。胞质明显空泡变性，有的胞质内见异物或中性粒细胞。该病变细胞与癌细胞的区别主要是前者核内染色质分布均匀，胞质明显空泡变，核质比例仍属正常范围。

五、肾移植术后急性排异反应时尿液脱落细胞学改变

急性排异反应的组织学改变可在尿涂片中反映出来。因此，利用尿液细胞学检查方法可为急性排异反应的早期诊断提供重要依据。

对肾移植患者应连续定期检查尿液（每天一次）。涂片内常见的细胞成分有：

1. **肾小管上皮细胞** 呈圆形、偶见立方形或低柱状，胞质丰富，含小空泡或细颗粒，染色较淡，见图8-2-23、图8-2-24。有的细胞发生坏死，表现为细胞核肿大，偏位，核内含空泡，核膜不清。一般肾移植术后3～5天，尿内可有少量上皮细胞，随着时间的延长，就逐渐减少。如果发生急性排异反应，肾小管上皮细胞突然增多。

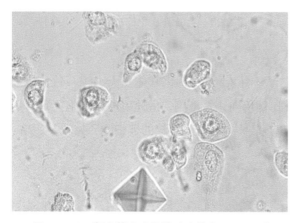
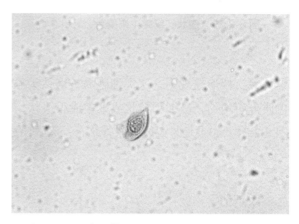

图8-2-23 肾小管上皮细胞（未染色，×400） 图8-2-24 肾小管上皮细胞（SM染色，×400）

2. **移行上皮细胞** 肾移植术后的初期，尿沉渣内出现移行上皮细胞无明显意义。但若移行上皮细胞在排异阶段发生变性、坏死，其百分比值较高时，则对确定排异反应有参考价值。

3. **淋巴细胞** 涂片内见两种淋巴细胞：小淋巴细胞核大，深染，胞质少而嗜碱性强；另一种淋巴细胞胞体大，为小淋巴细胞2～3倍，胞质丰富，有的胞质有突起。核呈圆形或核缘不整齐，核膜尚清楚，核内染色质疏松呈网状，可见核仁，核周可见亮晕。此细胞用甲基绿派洛宁染色胞质呈红色，并含大小不等的红色颗粒，核着绿色或紫蓝色。这种淋巴细胞被称为嗜派洛宁淋巴细胞。当嗜派洛宁淋巴细胞的百分比值急剧增高时，预示排异反应即将来临。

4. **红细胞、中性粒细胞和巨噬细胞** 术后尿涂片内有较多的红细胞、中性粒细胞，但应日渐减少。若突然明显增高，则应考虑急性排异反应的可能。

（曾强武 周子钦）

第三节 肿瘤性尿液脱落细胞形态学

当肿瘤细胞侵犯泌尿系统或泌尿系统原发肿瘤病变时，脱落的肿瘤细胞会随着尿液排出体外。尿沉渣有形成分分析检出肿瘤细胞，是临床诊断泌尿系统肿瘤的检查手段之一，其重要性不言而喻。尿沉渣查找肿瘤细胞有一定优势，如标本易获取；患者无痛苦，可重复取样；费用较

低，能有效减轻患者的经济负担；细胞形态学诊断较为直观等。不足之处是细胞形态学诊断主观性较强，对工作人员的技术要求较高，以及对检出肿瘤细胞的组织来源无法进行判定等。如细胞形态学结合影像学、膀胱镜及彩色超声等检查更有价值。

一、泌尿道恶性肿瘤脱落细胞学

（一）膀胱移行上皮细胞肿瘤

1. 乳头状瘤及乳头状移行细胞癌 Ⅰ 级 在涂片中，乳头状瘤和乳头状移行细胞癌 Ⅰ 级的瘤细胞大小和形态与正常移行上皮细胞相似或仅有轻度异型性，所以很难与正常移行细胞区别。若在自然排泄的尿液中发现有较小的长形细胞团，细胞大小一致，排列紧密，细胞核染色略深，细胞团可围绕一细长结缔组织轴心，边缘的细胞呈栅栏状排列，对诊断乳头状瘤有一定的价值，见图 8-3-1。但须建议作组织学检查（用膀胱镜取出少许肿瘤组织）才能作出膀胱乳头状瘤的最后诊断。如果导尿涂片中出现上述细胞团，一般认为诊断肿瘤的可能性较小，因为导尿时机械性创伤可使移行细胞成片脱落；尽管如此，也应谨慎对待。

Ⅰ 级移行细胞癌的尿涂片中，有时看不到乳头状结构，大部分细胞形态正常，只见少数细胞呈轻到中度异型性。见瘤细胞核增大至正常的 1～2 倍，染色质丰富，呈粗颗粒状，分布不均，核形不规则。由于细胞质没有相应增多，因此核质比轻度异常。

2. 移行细胞癌 Ⅱ 级 涂片内癌细胞数量明显增多，呈单个或成片状。胞核明显增大，可达正常 2 倍以上，核染色质呈粗颗粒状，染色极深，有的呈墨水滴样。核质比明显异常，见图 8-3-2。涂片背景中可见炎症细胞和坏死。

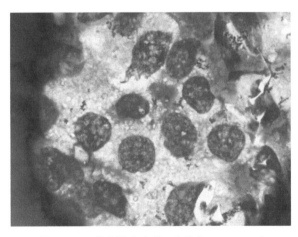

图 8-3-1 乳头状癌（瑞 - 吉染色，×1000）

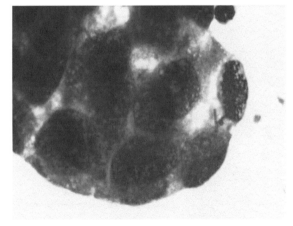

图 8-3-2 移行细胞癌（瑞 - 吉染色，×1000）

3. 移行细胞癌 Ⅲ 级 涂片内见大量癌细胞，癌细胞大小不一致，可见梭形或蝌蚪形癌细胞，并见癌巨细胞。细胞核大而畸形，染色深，部分呈墨水滴样，胞质呈嗜碱性染色，核质比例明显失常，见图 8-3-3、图 8-3-4。涂片中常见大量坏死的细胞碎片及炎症细胞。

（二）膀胱其他上皮肿瘤

1. 鳞状细胞癌 涂片内可见典型的鳞状细胞，与宫颈和支气管鳞癌细胞相似。细胞核大而畸形，染色深，胞质染成粉红色或灰蓝色，说明有角化倾向。有时可见蝌蚪形细胞或梭形细胞，

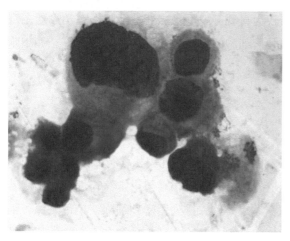

图 8-3-3　移行细胞癌（瑞 - 吉染色，×1000）

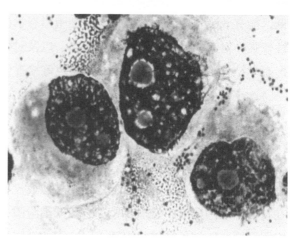

图 8-3-4　移行细胞癌（瑞 - 吉染色，×1000）

见图 8-3-5。泌尿道鳞癌不多见，有两种类型：一种为移行细胞癌伴鳞状上皮化生，称伴有鳞状化生的移行细胞癌，又称鳞状和移行细胞混合癌；另一种为单纯鳞癌细胞构成的鳞状细胞癌，常见膀胱鳞状细胞癌。该种癌细胞与宫颈癌的癌细胞相似；癌细胞胞质嗜酸性，有角化珠；核固缩，有时整个核被角化浸润，形成"怪影细胞"。

2. 腺癌　泌尿道腺癌很少见。可来自肾小管，偶尔可来自膀胱、尿道和前列腺。涂片中所见癌细胞呈圆形或卵圆形，体积较大，胞质内可见空泡，胞质形态呈多样性，如泡沫浆、云雾浆等；细胞核大而畸形，染色质呈粗颗粒状，分布不均，可见单个核、双核、多核、核小体等形态；部分核内可见巨大核仁，细胞核多偏于一侧，见图 8-3-6。偶尔可见印戒状癌细胞，见图 8-3-7。

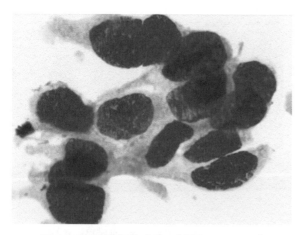

图 8-3-5　鳞癌细胞（瑞 - 吉染色，×1000）

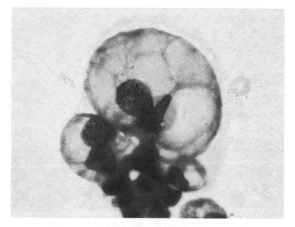

图 8-3-6　腺癌细胞（瑞 - 吉染色，×1000）

（三）肾盂和输尿管癌

来源于移行上皮细胞，以移行上皮癌为主，细胞呈多角形，常有尖突起，多形性明显；染色常偏酸，呈粉红色，胞质可见变性空泡；核大居中，核质比增大，核染色质浓染，着色较深；核仁不明显。癌细胞常杂乱无章或呈乳头状成堆排列，见图 8-3-8。

（四）尿道癌

原发性女性尿道癌不常见，偶见发生于尿道憩室，且 80% 以上为尿路上皮癌，20% 为腺癌。

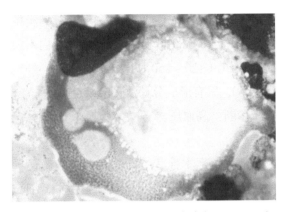

图 8-3-7　印戒状癌细胞（瑞 - 吉染色，×1000）

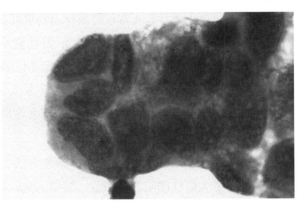

图 8-3-8　输尿管癌（瑞 - 吉染色，×1000）

偶见黑色素瘤侵犯尿道；男性尿道癌极少见，约 10% 患者尿道癌为膀胱癌术后尿道转移，尿道常有脓性或血性分泌物；癌细胞形态特点与膀胱癌相似，见图 8-3-9。

（五）肾透明细胞癌

透明细胞癌是原发于肾实质内的肿瘤，在尿液中不易发现肿瘤细胞。当肿瘤侵犯肾盂和血管时，则引起患者无痛性血尿，尿液中可以发现散在的肿瘤细胞。但肿瘤细胞极易发生变性改变，所以在血尿不明显的情况下要作出肯定的细胞学诊断是困难的。

在尿液涂片中形态保持完好的癌细胞一般体积大，直径可达 50~60 μm，胞质内有许多小空泡或细颗粒。胞质染色很淡，透明样，胞核较正常明显增大，核形不规则，染色深。有时在核边缘可见粗大染色质块，核中央染色质少，呈透明状；核内可见明显的核仁，见图 8-3-10。肾透明细胞癌是肾细胞癌中最为常见的类型，占肾细胞癌的 70%~80%。显微镜下肿瘤细胞体积较大，圆形或多边形，胞质丰富，透明或颗粒状。为了精准诊断，近年利用超声引导穿刺做细胞学检查对肾细胞癌的诊断有很大的帮助。

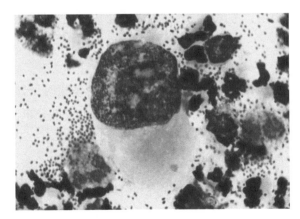

图 8-3-9　尿道癌（瑞 - 吉染色，×1000）

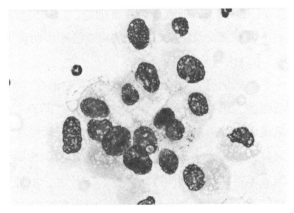

图 8-3-10　肾透明细胞癌（瑞 - 吉染色，×1000）

二、病例分析

【患者资料】患者女性，76 岁，既往高血压病史 20 余年。因感头晕、眼花 3 天入院；主诉近期尿色加深；体格检查正常；血常规检查示：Hb 91 g/L（115~150 g/L），贫血呈正细胞正色素性，白细胞、血小板计数正常；肿瘤标志物癌胚抗原（CEA）6.26 ng/mL（0～4.7 ng/mL），糖类抗原CA-125　288.30 U/mL（0～35 U/mL）；肝功能示：总蛋白（TP）60.94 g/L（65～85 g/L），白蛋白（Alb）34.69 g/L（40～55 g/L），乳酸脱氢酶（LDH）273.93 U/L（120～250 U/L）；尿常规示：外观红色，浑浊；尿干化学：BLD（3+），LEU（2+），PRO（1+），尿有形成分计数：RBC 5935个/μL，WBC 2599/μL，鳞状上皮细胞11/μL，管型未查见；临床诊断：高血压。

【脱落细胞显微镜检查】

制片方法：离心沉渣混匀推片。染色方法：瑞 - 吉染色。标本性状：红色浑浊。显微镜检查：镜下可见大量红细胞、白细胞，管型未见；有核细胞明显增多，以梭形上皮细胞为主，细长的拖尾明显，细胞核明显增大；少许体积巨大，细胞相对较圆，核不规则。片中异型细胞随处可见，蝌蚪形细胞尤其多（该类细胞成片或成堆分布，胞体纤细而长，鱼群样排列，胞质酸碱不一，以偏酸性为主，少许嗜碱性强，呈深蓝色，胞核大，核质比增大，染色质粗糙、结块、核仁不甚清晰），见图 8-3-11、图 8-3-12。

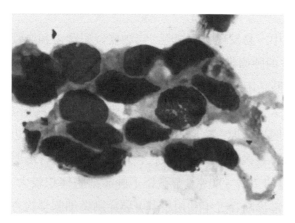 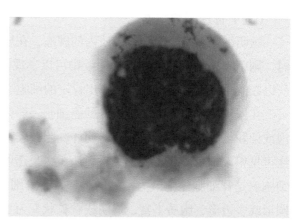

图 8-3-11　肿瘤细胞（瑞 - 吉染色，×1000）　　　图 8-3-12　肿瘤细胞（瑞 - 吉染色，×1000）

【报告】 尿沉渣查见异常细胞，以蝌蚪形细胞为主，考虑鳞癌，建议结合泌尿系统影像学、超声、膀胱镜及免疫组织化学检查进一步明确诊断。

【讨论与分析】

本病例患者 76 岁，以高血压入院治疗，常规检查尿液，外观呈红色浑浊，沉渣镜检时见异型细胞，形如鱼群样，沉渣离心后推片行瑞 - 吉染色，查见大量异常细胞，该类细胞成堆分布，呈现出两种形态表现。一种与湿片下所见鱼群样相似，胞质丰富呈纤细条带状，染色偏酸性，无颗粒；胞核大小不均，大部分呈梭形与胞质同轴走向；另一种细胞呈圆形或椭圆形，体积巨大，胞质丰富，呈弱酸性或嗜碱性，胞核大，不规则；两种形态细胞的染色质均较厚重、聚集结块，核仁不清晰；细胞形态支持肿瘤细胞。

因患者病史较为简单，临床一开始也并未考虑泌尿系统肿瘤。尿沉渣发现异常细胞后及时联系临床。再次复查尿常规后，临床加强了泌尿系统检查。CT 结果提示左侧膀胱壁占位，不排除膀胱癌；彩超提示膀胱占位性病变；尿液细胞学检查，提示检出肿瘤细胞；血液检验结果示肿瘤标志物增高，LDH 增高，也暗示肿瘤可能；最终膀胱镜活检，免疫组化结果诊断为鳞癌。

泌尿系统肿瘤时，患者可排出血尿或间歇性血尿，多为无痛性；也可以是正常外观的尿液。

镜检时需要仔细观察有无体积明显增大、成堆聚集的细胞等，发现异常细胞应及时进行沉渣染色确认，同时结合临床表现及多学科会诊，做出正确的诊断，为患者争取最佳治疗时间。

（周子钦　曾强武）

 思考题

1. 尿液脱落细胞学检验的结果报告方式有哪些？
2. 试述正常尿液脱落细胞的形态学特征。
3. 简述泌尿道恶性肿瘤的细胞学特征。

第九章 宫颈/阴道脱落细胞学检验

学习目标

1. **掌握**：宫颈/阴道正常上皮细胞、反应性上皮细胞、异常上皮细胞的形态学特点。
2. **熟悉**：宫颈/阴道脱落细胞标本涂片制备与染色方法、TBS描述性报告系统内容。
3. **了解**：宫颈/阴道脱落细胞标本采集方法、雌激素对阴道上皮细胞形态的影响。

第一节 概 述

检查宫颈/阴道脱落细胞既可以反映体内性激素水平，又可协助诊断生殖道不同部位的恶性肿瘤及观察其治疗效果，是发现宫颈疾病行之有效的无创性筛查方法，其简便、快捷、经济的特点使该方法得到广泛推广。但脱落细胞检查找到恶性细胞也只能作为初步筛选，不能定位，需要进一步检查才能确诊；而未找到恶性细胞，也不能完全排除恶性肿瘤的可能，需结合其他检查综合考虑。

一、标本采集

在20世纪，许多发达国家都见证了宫颈癌死亡率的大幅度下降，这样的成就主要归功于巴氏细胞学检查在宫颈癌筛查中的应用，但巴氏细胞学检查受人为因素影响大，不同地区、不同医疗机构、不同医生之间诊断敏感性差别较大。因此临床医生正确取材获取高质量（足量、有代表性）的标本进行细胞学制片，对提高细胞学检测的阳性率和准确性起到至关重要的作用。

（一）标本采集前的准备

1. 患者检查前指导

（1）非月经期采集细胞学标本：最好是在末次月经的2周后进行（从月经第一天开始计算），避免月经期检查（除了大量血细胞可能会覆盖上皮细胞而影响判读外，子宫内膜细胞也可能对宫颈细胞学判读造成一定的影响）。

（2）48 h内禁止阴道灌洗、上药、使用阴道避孕药或宫内节育器，也不要进行阴道内诊检查。

（3）采集样本前24 h内最好不要有性生活。

（4）检查前不要盆浴或清洁阴道，以防止阴道内的异常细胞被冲掉，影响诊断结果。

2. 医生检查指导

（1）用温盐水湿润以减少阴道放置窥器所造成的不适感，避免使用油类润滑剂而影响细胞取材。

（2）取材应在充分暴露下进行，能够直接观察到宫颈和阴道状况。

（3）应采集宫颈阴道部和宫颈口区域的样本，重点在宫颈鳞状上皮与柱状上皮细胞交界处（也叫移行带）区域进行取材。该区域为宫颈上皮的转化区，是宫颈癌和宫颈癌前病变好发区。围绝经期和绝经后女性或宫颈局部治疗后，转化区发生一定的变化，会导致鳞柱交界向宫颈管内移，此时应重视宫颈管部位的取材。

（4）若宫颈、阴道外观无异常，进行常规取材。若部分肉眼观察可疑病变区域在常规取材所不能采集到的部位，常规采集标本后，还应在可疑异常的区域进行取材。如有部分女性宫颈肥大或宫颈柱状上皮外移，转化区位于宫颈表面较外侧的区域，取样刷充分展开后依然无法完全覆盖整个转化区时，在常规取材后，对外观可疑但取材不可及的地方再次取样刷取细胞一并送检。

（5）取材后立即在已准备好的玻片上涂片并固定，即传统细胞学制片或者立刻放进盛有专用保存液的瓶内用于液基细胞学制片。避免细胞在空气中过度干燥而影响细胞形态。

（6）取样过程中宫颈出血明显时立即停止，了解是操作不当所引起的出血还是宫颈本身异常所造成的出血，应予以注明。大量出血可能造成有意义的上皮细胞取材不足，或血细胞覆盖上皮细胞而影响判读。

（7）一般情况，应尽量避免短期内（小于3个月）重复取材，以免出现假阴性结果。

（8）申请单填写应尽量完整，字迹工整，尽可能提供相关的临床信息，如与宫颈疾病有关的病史、末次月经、是否有宫内节育器、妇科检查时宫颈的形态，取材过程中有无出血等。

（二）采集方法

1. 子宫颈刮片法　主要用于子宫炎症及肿瘤的诊断。

（1）以阴道窥器暴露子宫颈。

（2）用棉球拭去子宫颈表面的分泌物。

（3）在宫颈外口鳞状上皮与柱状上皮交界处，以子宫颈外口为圆心，将木质铲形小刮板轻轻刮取一周，避免损伤组织引起出血而影响检查结果；亦不可过轻，以免因细胞成分过少而导致漏诊。

（4）取材后将刮取物涂于洁净的玻片上，制作4~6张涂片，涂片需薄而均匀，不可用力过重以防破坏细胞而使其变形。

2. 阴道后穹隆液吸取法　以远端微曲的中空金属或玻璃管外接橡皮球制成吸管，于阴道窥器下用吸管负压吸取阴道或宫颈病灶区分泌物，直接涂片检查。此法可与宫颈刮片法取材互相补充。

3. 子宫颈管腔吸取法　怀疑宫腔内有恶性病变时，可采用此法，较以上诊刮及涂片法阳性率高。选择直径1~5 mm不同型号塑料管，一端连于干燥消毒的注射器，用大镊子将塑料管另一端送入子宫腔内到达子宫底部，上下左右转动方向，轻轻抽吸注射器，将抽吸物涂片、固定、染色。取出吸管时停止抽吸，以免将子宫颈管内容物吸入。亦可用宫腔灌洗法，用注射器将10 ml无菌0.9%氯化钠注射液注入宫腔，轻轻抽吸洗涤内膜面，然后收集洗涤液，离心后取沉渣涂片。此法简单，取材效果好，特别适合于绝经后出血妇女，与诊刮效果相比，患者痛苦小，易于接受，但取材不够全面。

4. 雌激素水平测定的细胞采集法　主要目的是了解卵巢或胎盘功能。对已婚妇女，一般在阴道侧壁上 1/3 处轻轻刮取黏液及细胞做涂片，避免将深层细胞混入而影响诊断，薄而均匀地涂于玻片上，置 95% 乙醇中固定。对无性生活的妇女，阴道分泌物极少，可将消毒棉签先浸湿，然后伸入阴道，在其侧壁上 1/3 处轻轻旋转后取出棉签，在玻片上涂片并固定。

（三）注意事项

1. 阴道窥器可以用温盐水浸泡。

2. 取材前阴道窥器禁用润滑剂。

3. 若白带过多，应先用无菌干棉球轻轻擦净黏液，不可用力擦。

4. 取材前避免使用醋酸或卢戈氏碘液。

5. 取样一定要规范化。采集样本要求较高，样本不能混入过多血液、炎性细胞，因其可遮盖上皮细胞，影响涂片质量且妨碍判读。

二、涂片制备与染色

（一）涂片制备

1. 巴氏涂片方法　传统巴氏涂片需要采用宫颈刮板和宫颈管刷共同完成（国内通常只有宫颈刮板）。宫颈刮板刮取所接触的宫颈口和宫颈表面的细胞，宫颈管刷采集宫颈管内的细胞。

（1）取样步骤

1）受检者排空膀胱后，取膀胱截石位，放置阴道窥器暴露宫颈，用无菌干棉球轻轻拭去宫颈表面黏液及分泌物。

2）手持宫颈刮板，将其尖端插入宫颈口部位（宫颈口大小、刮板形状不同，可以深入宫颈口内一定的程度），以外口为中心至少旋转轻刮 1 周，其用力程度以取材后宫颈表面似有少许渗血为宜。

3）立即将刮下的样本涂在有编号的清洁玻璃片上，其正确的涂片是刮板与玻片呈 45° 角，由玻片的左边向右边均匀地、单向地依次涂抹。涂片须薄而均匀，切勿用刮片在玻片上来回重复涂抹或用力过重以防破坏细胞而使其变形、重叠或卷边，影响镜检。

4）将涂片立即放入固定液中以防空气干燥而影响细胞形态，进而干扰阅片判读。

5）按照转运流程将固定好的涂片送实验室检查。

（2）传统巴氏涂片的缺点：一是很有可能采集不到病变部位的细胞；二是在采集后样本的处理及转移过程中细胞会大量流失。传统巴氏涂片的准确性受多种因素影响，如取材方法、背景杂质（涂片背景中常含有大量红细胞、白细胞、黏液及脱落坏死组织等杂质）及实验室技术操作不当等，因而造成常规巴氏涂片假阴性率高、敏感性低，故目前国外许多国家已很少使用该技术，取而代之的是液基细胞学检查。

2. 细胞制片新技术

（1）薄层细胞学检测系统（TCT）：液基制片是在传统巴氏涂片基础上发展起来的。液基细胞学检测方法利用先进的液基细胞保存技术和计算机控制的过滤技术，几乎可收集到采样器上的所有细胞，并制备出更加清晰的超薄涂片，明显提高了宫颈阴道细胞学检查效力，降低了宫颈传统巴氏涂片检查的假阴性率，在宫颈阴道细胞学疾病的诊断、治疗、监测及随访等方面为临床医生提供了可靠的依据。

该方法的主要技术环节如下：

1）标本采集：临床医生在诊室用宫颈刷采集子宫颈细胞样本，但不直接涂片，而是把宫颈刷放入以甲醇为主要成分的细胞保存液（PreservCyt）中涮洗，宫颈脱落细胞被收集到保存液中。细胞标本瓶送达细胞学实验室后，采用 ThinPrep 2000 自动制片机制备薄层细胞片。

2）细胞混匀和负压过滤细胞采集：制片机的中心转轴连带一个长 6 cm、直径 2 cm、顶端有过滤膜的圆柱形过滤器。过滤器置入细胞标本瓶内，放在机器的操作平台上。机轴带动过滤器在瓶内自转促使液体旋动，以分散黏液，混匀细胞，其力度可以保持成片的宫颈管细胞或化生细胞不被打散，也不会损伤细胞。细胞混匀后，过滤器停止转动，与过滤器相连的负压管开始抽吸，液体通过滤膜进入过滤器，滤膜上均匀分布着直径为 5 μm（用于非妇科标本）和 7 μm（用于妇科标本）的微孔，细胞贴附在过滤膜的外表面。

3）细胞转移：当过滤膜被细胞覆盖后，负压抽吸停止，过滤器自动提起并翻转 180°，与其上方预置的玻片接触。滤膜上的细胞被转移到玻片上，在界定位置形成直径 2 cm 的细胞薄层。过滤器为一次性使用，每完成一例则需更换。该系统每小时约可处理 40 份标本。

（2）自动细胞学检测系统（LCT）：1999 年获美国 FDA 通过的自动细胞学检测系统（autocyteprep cytologic test）又称液基细胞学检测系统（liquid-based cytologic test，LCT），检查方法是用窥器充分暴露宫颈，采用特制小毛刷将宫颈管内及宫颈外口的细胞涮洗在放有细胞保存液的小瓶中，将收集的细胞保存液通过比重液离心后，经自然沉淀法将标本中的黏液、血液和炎性细胞分离，收集余下的上皮细胞制成直径为 13 mm 超薄层细胞于载玻片上，每次可以同时处理 48 份标本，并在全自动制片过程中同时完成细胞染色，达到更高质量及更高效率。这种技术将阅片范围缩小到直径 13 mm 内，同时阅片最低时间减少到 2.5 min，这样可使细胞学专家更容易观察每个视野，从而明显降低假阴性率。

3. 筛查细胞新技术

（1）计算机辅助细胞检测系统（CCT）：20 世纪 80 年代后期，随着计算机技术的发展，Neuromedical Systems Inc 研制了一种把显微镜和计算机连接在一起的"脑神经网络模拟系统"（PAPNET System）用以扫描传统的宫颈涂片。该系统对传统的巴氏宫颈涂片在显微镜下进行电脑扫描，根据涂片面积大小，计算机可以将其分为 3000 ~ 5000 个区域，再分区扫描。扫描过程分两步进行，分别采用 200 倍和 400 倍放大，最后筛选出 128 个最"异常"的细胞，通过自动对焦的数码相机录入计算机再刻录到光盘上，整个过程需 8 ~ 10 min。

细胞病理医生通过计算机显示屏阅读检出的 128 个细胞。如发现可疑细胞，可借助自动定位系统，在原始涂片上找到该细胞，由细胞病理医生在显微镜下对该细胞乃至整张涂片进行全面评估。该系统部分解决了早期研制的计算机阅片装置对重叠细胞不能做出正确解释的问题，在某些方面具有相似于人脑与眼之间的协调作用，故称为脑神经网络模拟。但有研究表明，如果用 PAPNET 系统进行初筛，其敏感性反而低于有经验的专业人员。

美国食品药品监督管理局并不建议使用 PAPNET 系统进行宫颈病变的初筛，并于 1995 年批准可以把 PAPNET 电脑显微扫描仪用于实验室的质量控制工作中，利用该装置对人工筛查阴性的宫颈涂片进行复查，以期检出可能存在的假阴性病例。有证据表明，PAPNET 系统在阴性涂片质控复查中的敏感性相当于专业人工复查。

PAPNET 系统在 1995 年进入中国，简称为 CCT（computer-assisted cytology test），很快在许多大、中城市中推广，被应用于宫颈细胞学的初筛工作中。鉴于我国细胞学领域专业人员短缺，现有人员训练不足，水平参差不齐，把智能化的 PAPNET 系统用于宫颈细胞学的初筛，也有其较好的实用价值。在实际应用中，许多细胞病理医生在 CCT 扫描的基础上，仍对涂片进行了全面人工检查，以弥补机器初筛的不足。值得指出的是，CCT 技术的引进，以及宫颈细胞学诊断分类 TBS（the bethesda system）系统在中国的推广，促进了中国细胞学人员水平的提高，也推动了细胞学在中国的发展。由于技术和商业等多方面的原因，2000 年后，PAPNET 系统已经被新一代的细胞学自动扫描技术——AutoPap 初筛系统取代。

（2）T-CCT：液基细胞学技术的问世，只是制片技术的重大革新，但不能改变阅读方式（阅片仍要靠细胞学专家用肉眼看显微镜读片去判断），其正确诊断率与人眼疲劳及阅片人的经验水平及责任心相关性大，所以要客观评价这种制片新技术。再则，这种设备需要大量资金购买（同时要随时购买细胞保存液），因此仅适用于有条件的大医院开展此项新技术。而经 CCT 筛查出的异常细胞再经细胞学专家审定，其优点是先进、准确、迅速、经济、方便。以上两种细胞学现代新技术是分别对制片方法及阅片方式的改良，如果先用液基薄层细胞学技术制备超薄层涂片，再经 CCT 筛查，则达到更高水平的诊断。需说明的是，TCT 技术尚不能做到这点，而 LCT 则可以做到这种先进组合，故又称为 T-CCT 技术。

（二）涂片染色和观察

宫颈细胞涂片的染色很重要，染色的好坏直接关系到阅片的质量。染色要达到以下三个要求：①核的结构要清晰，这是诊断癌细胞的重要依据；②细胞质和核的分色较好；③透明，目的是使细胞厚度和细胞重叠情况不影响镜检。常用巴氏染色、HE 染色、瑞 - 吉染色，详见第二章。

（高海燕）

第二节　宫颈／阴道正常脱落细胞形态学

一、鳞状上皮细胞

上皮细胞分为底层、中层及表层，其生长与成熟受卵巢雌激素影响。女性一生中不同时期及月经周期中不同时间，各层细胞比例均不相同，细胞由底层向表层逐渐成熟。鳞状上皮细胞的成熟过程是：细胞由小逐渐变大；细胞形态由圆形变舟形、多边形；细胞质染色由蓝染变粉染；细胞质由厚变薄；细胞核由大变小，由疏松变致密。生育期妇女阴道分泌物涂片中主要为表层鳞状上皮细胞，妊娠妇女由于孕激素的影响，在妊娠 14 周后涂片中主要为中层鳞状上皮细胞，产后妇女、绝经后妇女上皮细胞萎缩，涂片中主要为底层细胞或成片外底层细胞（又称为萎缩细胞）。

1. **底层细胞**　相当于组织学的深棘层，又分为内底层细胞和外底层细胞。

（1）内底层细胞：又称生发层，只含一层基底细胞，是鳞状上皮再生的基础。其细胞学表现为：圆形或椭圆形，核质比 1：1，细胞小，为中性粒细胞的 4~5 倍，巴氏染色细胞质蓝染，核大而圆，见图9-2-1，内底层细胞不在生育期妇女的正常宫颈细胞涂片中出现。

（2）外底层细胞：为3~7层细胞。圆形，比内底层细胞大，为中性粒细胞的8~10倍，巴氏染色细胞质淡蓝，核为圆形或椭圆形，核质比1：2~1：4，见图9-2-2。卵巢功能正常时，涂片中很少出现。

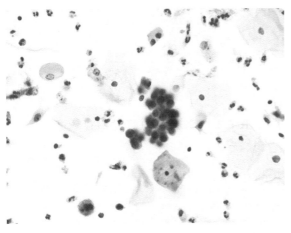
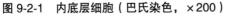
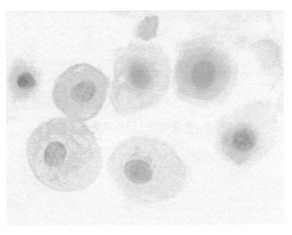

图9-2-1　内底层细胞（巴氏染色，×200）　　　　图9-2-2　外底层细胞（巴氏染色，×400）

2. 中层细胞　相当于组织学的浅棘层，是鳞状上皮中最厚的一层。根据其脱落的层次不同，形态各异。接近底层的细胞呈舟状，接近表层的细胞大小与形状接近表层细胞。巴氏染色细胞质淡蓝，根据储存的糖原多寡，可有多量嗜碱性染色或半透明细胞质。核小，呈圆形或卵圆形，淡染，核质比低，约1：10左右，见图9-2-3。瑞-吉染色呈浅蓝色，巴氏染色呈淡绿或灰蓝色。

妊娠期细胞学变化主要和高孕激素水平相关。孕早期阶段，孕激素主要由黄体产生，稍晚期阶段，随着胎儿和胎盘的进一步生长发育，胎盘产生大量孕激素。高水平孕激素和相对低水平雌激素使得宫颈被覆鳞状细胞由发育成熟的表层变为中层，因此，多数妊娠期巴氏涂片以中层鳞状上皮细胞为主，单个散在或形成簇状。妊娠期中层鳞状细胞通常含有丰富的糖原，这些糖原在巴氏涂片中被染成金黄色。

3. 表层细胞　相当于组织学的表层。胞体大，直径40~60 μm，扁平或多边形，细胞胞质丰富、含角蛋白，核小而圆形、核固缩或消失。根据核的情况将其分为角化前细胞（细胞核小而圆，染色质疏松）和角化细胞，角化细胞又分为不完全角化细胞（核固缩）和完全角化细胞（核淡影或核消失）。表层细胞是生育期年龄妇女子宫颈涂片中最常见的细胞。雌激素水平越高，角化细胞越多，见图9-2-4、图9-2-5、图9-2-6。

二、柱状上皮细胞

子宫颈、子宫和输卵管内膜的上皮都是单层柱状上皮细胞，子宫颈、子宫内膜被覆单层黏液柱状上皮细胞，输卵管内膜被覆纤毛柱状上皮细胞，但纤毛极易退化而消失。由于它们的形态与功能不同，在阴道涂片中子宫颈内膜细胞与子宫内膜细胞经常出现，有时被误认为恶性细胞，应当鉴别。

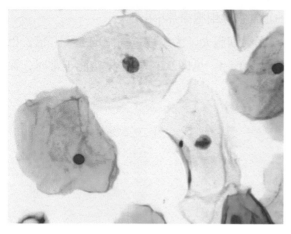

图 9-2-3　中层细胞（巴氏染色，×400）

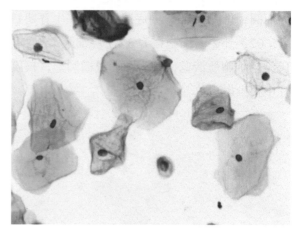

图 9-2-4　表层细胞（巴氏染色，×400）

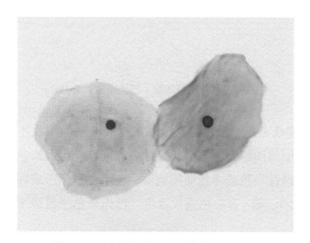

图 9-2-5　表层细胞（巴氏染色，×400）

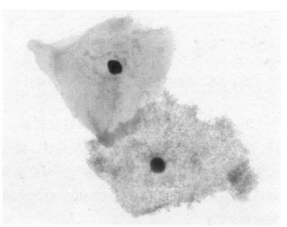

图 9-2-6　表层细胞（巴氏染色，×400）

（一）子宫颈内膜细胞

子宫颈内膜的柱状上皮细胞包括腺体有两种细胞，即黏液细胞（分泌型柱状细胞）与纤毛细胞（纤毛型柱状细胞）。

1. 分泌型柱状细胞　又名黏液细胞，其形态因妊娠及激素水平等因素而异。当分泌旺盛时，细胞呈高柱状，顶端因储有分泌物而隆凸；分泌作用减低时，则又恢复为低柱状。新鲜脱落的黏液细胞为柱状、高柱状或杯状，常成群出现，并行排列，从平面观呈蜂窝状。胞质浅染，边缘多不整齐，含有不规则的空泡，核圆形或椭圆形，位于基底部，核染色质疏松粒状，可见核仁。

2. 纤毛型柱状细胞　纤毛细胞为立方形或低柱形，呈分散、栅状或蜂窝状排列。顶端可见淡红色纤毛。胞质染淡红色或蓝色，可见核周晕。核圆形或椭圆形，核染色质粒状，可见核仁。在阴道涂片中，纤毛细胞一般较少，绝经之后则比较多见。输卵管内膜细胞亦为柱状上皮，分为黏液细胞及纤毛细胞，形态构造与子宫内膜细胞相似，不易遇到。

（二）子宫内膜细胞

子宫内膜细胞包括子宫内膜腺细胞和间质细胞，子宫内膜腺细胞和间质细胞均可出现在宫颈涂片上。

1. **子宫内膜腺细胞（endometrial glandular cells）** 正常子宫内膜腺细胞（指自行性脱落的内膜细胞）出现在月经周期第 1～12 天，数量很少，细胞呈圆形或卵圆形，约为中性粒细胞大小。胞核偏位，圆形或卵圆形，退变而深染，核仁小或不见，染色质细而分布均匀，细胞核与中层鳞状细胞核大小相似。胞质非常少，嗜碱性，核质比较高。多呈小的三维立体结构细胞团，排列紧密，有时也可见大的细胞团，但很少为单个细胞。

典型双轮廓子宫内膜细胞球的结构多见于月经周期第 6～10 天，中间为紧密深染间质细胞团，外层由浅染子宫内膜腺细胞包绕。液基涂片，细胞核呈豆状，核仁与染色质细微结构更清楚，胞质内空泡常见。在巴氏细胞学检查中，常遇到的难题是区分子宫内膜腺细胞和宫颈管腺细胞，两者特征是：子宫内膜腺细胞排列紧密拥挤，胞质稀少；宫颈管腺细胞排列疏松，呈簇状，细胞较大，胞质丰富，见表 9-2-1、图 9-2-7、图 9-2-8。

表 9-2-1　宫颈腺细胞与子宫内膜细胞的鉴别

	宫颈腺细胞	子宫内膜腺细胞
大小	大	小
形态	多为柱形	多为圆形
胞质	丰富	较少
胞质空泡	常有	少见
细胞排列	栅栏或蜂窝状	小团或乳头状
核形态	圆形或卵圆形	豆形或肾形
核仁	明显	不明显

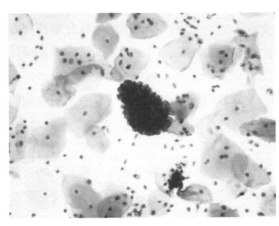
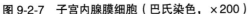

图 9-2-7　子宫内腺膜细胞（巴氏染色，×200）

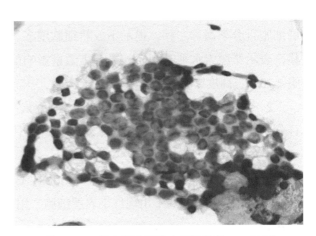

图 9-2-8　子宫颈腺细胞（巴氏染色，×400）

小于 45 岁女性在非月经期涂片发现子宫内膜腺细胞没有临床意义。新的 TBS-2014 报告系统要求对于 45 岁及以上年龄妇女出现子宫内膜细胞应该报告，但应注明月经周期（小于 12 天或大于 12 天）。45 岁以上女性，正常内膜腺细胞的出现率，不同的研究变化很大，介于 0.5%～3% 到 1/1600 或更低。正常子宫内膜腺细胞的出现提示女性可能有患子宫内膜病变的风险，但这种风险很低，尤其对于绝经前女性和没有子宫内膜癌危险因素及无任何临床症状的女性。2012 美国阴道镜检查与子宫颈病理学会（ASCCP）指南建议，对无临床症状、绝经前有子宫内膜腺细胞的女性，巴氏检查后均不需要进一步评估。巴氏检查7%有正常子宫内膜腺细胞的绝经后女性，可见明显的子宫内膜病变（子宫内膜增生或恶性肿瘤），因此，绝经后女性巴氏检查见到子宫内膜腺细胞，无论有无临床症状，均建议进一步组织取材检查子宫内膜。

2. **子宫内膜间质细胞**（endometrial stromal cells） 与子宫内膜腺细胞相同，正常子宫内膜间质细胞仅出现在月经周期前半期。在巴氏细胞学检查中，可见两种"间质细胞"，即表浅和深层的间质细胞。现在认为表浅间质细胞可能是来源于骨髓的组织细胞，而非真正来源于间叶的间质细胞，故称为间质组织细胞。这些细胞多见于月经周期第 6 ~ 10 天，帮助清除月经末期子宫内膜碎片。表浅间质细胞与小的组织细胞形态相似，但常松散聚集成群（粘连的组织细胞）。间质细胞较小，仅比子宫内膜腺细胞稍大，核小呈圆形、卵圆形或豆形，核常偏位。有时细胞核可呈多形性，深染，核膜不规则而被误判读为非典型子宫内膜腺细胞。

深层间质细胞较小，呈梭形或纺锤形，胞质少，核呈卵圆形、梭形，易见长轴、核沟。深层间质细胞在宫颈涂片中很少见。

三、雌激素对阴道上皮细胞形态的影响

阴道涂片只能反映患者体内雌激素的相对水平，不能单凭细胞的形态和它的类型来决定，应观察各层细胞在比例上的变化。一两次涂片检查是难以准确判断的，需周期性连续检查方能确诊。临床上常用 4 种指数代表体内雌激素水平，即成熟指数、致密核细胞指数、嗜伊红细胞指数和角化指数。

1. **成熟指数**（maturation index，MI） 是阴道细胞学卵巢功能检查最常用的一种，计算阴道上皮 3 层细胞百分比，按外底层 / 中层 / 表层，如外底层 5、中层 60、表层 35，MI 应写成 5/60/35。通常在低倍显微镜下观察计数 300 个鳞状上皮细胞，求得各层细胞的百分率。若外底层细胞百分率高称左移，提示不成熟细胞增多，即雌激素水平下降；若表层细胞百分率高称右移，表示雌激素水平升高。一般有雌激素影响的涂片基本上无外底层细胞，轻度影响者表层细胞 <20%，高度影响者表层细胞 >60%。

2. **致密核细胞指数**（karyopyknotic index，KI） 是计算鳞状上皮细胞里表层致密核细胞的百分率，即从视野中数 100 个表层细胞，如其中有 40 个致密核细胞，则 KI 为 40%，指数越高，表示上皮越成熟。

3. **嗜伊红细胞指数**（eosinophilic index，EI） 是计算鳞状上皮细胞里表层红染细胞的百分率。通常在雌激素影响下出现红染表层细胞，用以表示雌激素水平。指数越高，提示上皮细胞越成熟。

4. **角化指数**（cornification index，CI） 指鳞状上皮细胞里表层（最成熟细胞层）嗜伊红致密核细胞的百分率，用以表示雌激素的水平。

四、涂片背景

可见到一些非细胞成分如黏液和非上皮细胞成分，主要为中性粒细胞、红细胞、组织细胞、淋巴细胞等，宫颈涂片通常可见到不同量的中性粒细胞，当大量中性粒细胞与黏液一起出现于涂

片中时，并不表明有炎症，为分泌物白带表现，表明取样不满意。当滤泡性宫颈炎时可见到不同转化阶段的淋巴细胞。宫颈涂片中偶尔可见到平滑肌细胞，平滑肌细胞长纤维形，核长棒状，胞质比成纤维细胞宽、嗜伊红。

（高海燕）

第三节　宫颈/阴道非肿瘤性疾病脱落细胞形态学

一、宫颈及阴道炎症

（一）细菌性宫颈炎、阴道炎

最常见的是球菌感染，也可见杆菌感染或球菌与杆菌混合感染所引起。炎症所引起的上皮细胞的改变，经过适当的治疗后可恢复正常。

1. **急性炎症** 上皮细胞表现为变性坏死，胞质空泡变性、细胞边界模糊或胞质溶解形成裸核，核可发生核溶解、核固缩及核碎裂、核边界不清或膨胀浅染。涂片背景污秽，有大量的白细胞。化脓性炎症时，白细胞变性坏死形成大量脓球，并可见较多的坏死细胞，见图9-3-1。

2. **慢性炎症** 长期慢性炎症可引起上皮细胞修复及增生。炎性增生的细胞多为炎性核异质细胞，核稍大、稍深染，可见双核。底层细胞增多，鳞状上皮化生细胞常见，见图9-3-2。

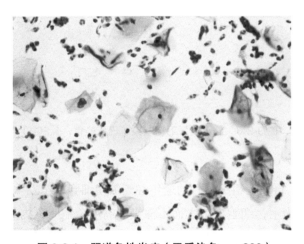

图9-3-1　阴道急性炎症（巴氏染色，×200）

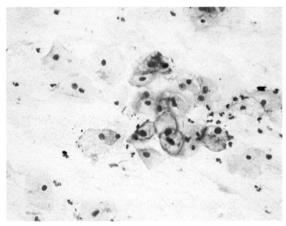

图9-3-2　阴道慢性炎症（巴氏染色，×200）

（二）真菌性阴道炎

上皮细胞有变性坏死改变，背景可见真菌菌丝及孢子，菌丝可见分叉，孢子染色后呈亮红色小点状。在中性粒细胞和鳞状上皮细胞堆的背景中呈"发芽树枝"状的酵母菌，见图9-3-3、图9-3-4。

（三）滴虫性阴道炎

涂片可见阴道毛滴虫，呈梨形，15～30μm，因退变常不见鞭毛，巴氏染色呈灰蓝色或灰色，可见不甚清晰的胞核，胞体边界亦不十分清楚。由于阴道黏膜受到损伤，鳞状上皮各层细胞均可

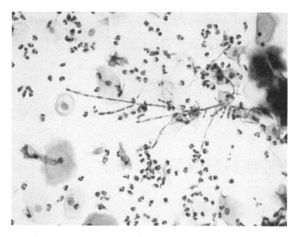

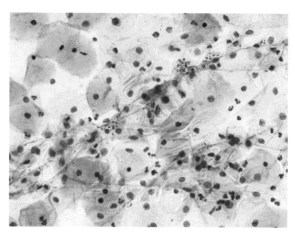

图 9-3-3　真菌性阴道炎（巴氏染色，×200）　　　　　图 9-3-4　真菌性阴道炎（巴氏染色，×200）

脱落，细胞退变和增生可同时看到。因大量黏液存在，使涂片背景有明显"污浊"感，常伴有纤毛菌感染，见图 9-3-5、图 9-3-6。

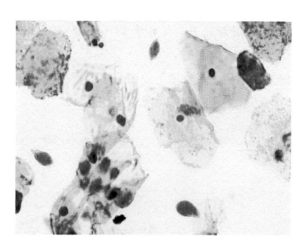

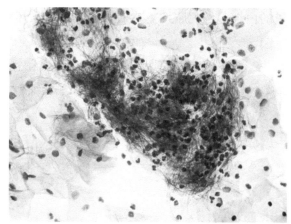

图 9-3-5　滴虫性阴道炎（巴氏染色，×400）　　　　　图 9-3-6　滴虫伴纤毛菌感染（巴氏染色，×200）

（四）萎缩性阴道炎

妇女绝经后卵巢功能衰退，体内雌激素缺乏，再加上组织器官的老年性萎缩使细胞形态发生改变，又称老年性阴道炎。涂片中以外底层细胞为主，细胞核增大而不深染。高度萎缩时，内、外底层细胞体积较小，大小不太一致，多为圆形或卵圆形，常见裸核、核碎裂等退行性变。外底层样细胞出现胞质嗜伊红增强并核固缩，类似角化细胞（即早熟角化）。常伴有组织细胞出现，可见大量炎性细胞；中、表层细胞明显减少，见图 9-3-7、图 9-3-8。

（五）衣原体感染

以沙眼衣原体最常见，主要感染宫颈鳞状上皮与柱状上皮交界处，即在转化区及宫颈管繁殖、生长。一般感染鳞状化生细胞或深层细胞，不感染表层细胞。被感染的细胞胞质有特征性改变：胞质嗜碱性，常有小空泡；有嗜碱或嗜酸性包涵体，大小较一致，轮廓清楚，分布在核周围；核可增大，但染色质均匀。若核增大、深染者需注意是否为肿瘤性增生病变合并感染，见图 9-3-9、图 9-3-10。

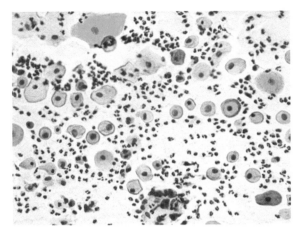

图 9-3-7 萎缩性阴道炎（巴氏染色，×100）

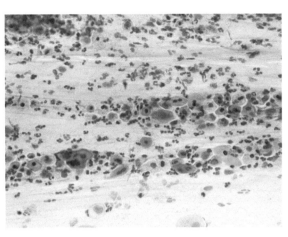

图 9-3-8 萎缩性阴道炎（巴氏染色，×100）

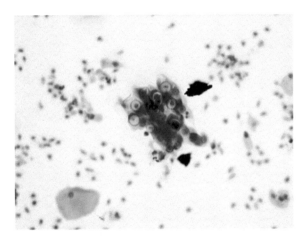

图 9-3-9 衣原体感染（巴氏染色，×200）

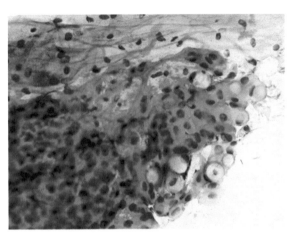

图 9-3-10 衣原体感染（巴氏染色，×200）

（六）病毒感染

1. **人乳头瘤病毒（HPV）感染** 是常见的性传播疾病之一，引起尖锐湿疣。HPV 感染与宫颈癌的发生密切相关，表现为局部鳞状上皮增生，并常发展成为鳞状上皮细胞内病变，亦有发展成宫颈癌的可能。

细胞学涂片改变：①挖空细胞：又称核周空穴细胞，见于中层和表层细胞。细胞有 1～2 个核，核增大，染色质致密、深染，居中或偏位，无核仁；核周有胞质退变和液化所致的大空泡，呈"空洞"样，外围胞质致密围绕似增厚的洞壁；胞核或胞质内无包涵体。②异常角化细胞：胞质内有角化现象，巴氏染色呈橘黄色，细胞呈梭形或卵圆形，似小型角化细胞，胞核染色质致密深染。③湿疣外底层细胞：即化生型外底层细胞，可出现底层细胞核异质，见图 9-3-11、图 9-3-12。

2. **单纯疱疹病毒（HSV）感染** 主要为 HSV-2 感染。受累细胞在感染早期可见到体积增大的单个细胞，核肿胀，呈毛玻璃样外观，并常见多核巨细胞。感染晚期或再感染时，在核内可见嗜酸性包涵体及其周围有大的空泡，见图 9-3-13、图 9-3-14。

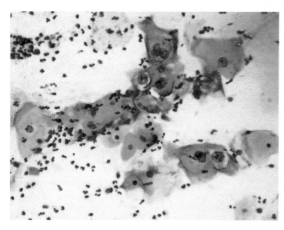

图 9-3-11　HPV 感染（巴氏染色，×200）

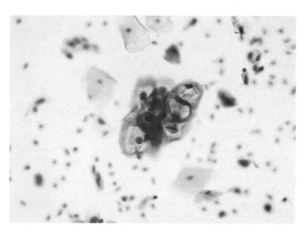

图 9-3-12　HPV 感染（巴氏染色，×200）

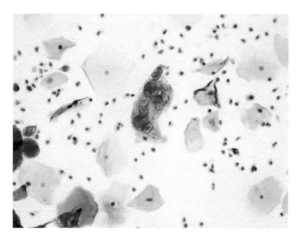

图 9-3-13　HSV 感染（巴氏染色，×200）

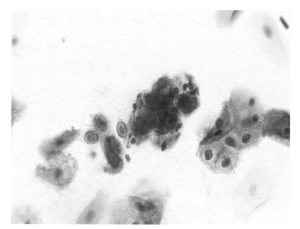

图 9-3-14　HSV 感染（巴氏染色，×200）

二、宫颈／阴道良性反应性改变

反应性细胞改变是良性病变，包括因炎症（包括典型修复过程）、萎缩、放射反应、避孕器及其他因素引起的不同改变。

（一）炎症反应性细胞改变

炎症引起细胞改变的一般性特征，细胞体积有增大或缩小的变化。胞质多嗜碱性，巴氏染色呈蓝色、绿色或淡红色，成熟或缩小的表层细胞胞质则嗜酸性，呈深红色。细胞核可见肿胀性或固缩性改变，多呈圆形，无畸形；核染色质淡染或轻度深染，分布均匀，呈细颗粒状；偶见双核细胞以及核仁。

涂片中所见表层细胞、中层细胞、外底层细胞以及极少量的内底层细胞，以表层细胞体积最大，呈多边形，因呈薄片状故多有边缘卷折，核多固缩或碎裂；中层细胞体积较大，呈四边形，多见菱形。胞质着色均匀、染色略深。细胞核圆形、核质比增大；外底层细胞体积较小，呈圆形、类圆形、胞质少，核质比增大。除上述基本细胞类型外，还可在炎症中见到修复细胞和化生细胞。修复细胞多成片聚集，细胞间界限多不清，细胞体积与外底层细胞相似，呈梭形和不规则形等，胞质呈绿色或淡红色。化生细胞多呈类圆形或多边形，有"蜘蛛样"突起，体积与外底层细胞相仿，但胞质染色较深，多见双嗜色，核圆形或卵圆形，核膜清晰并见核仁，细胞一般成片排列，细胞间可有连接，也可单个散在。此外，还可见一些成团排列的，体积较小，圆形或类圆形，核染紫红色的储备细胞，其胞质极少，略嗜碱性。涂片背景成分多见炎性浸润，大量的中性分叶核粒细胞以及组织细胞（单核细胞、吞噬细胞等），若有出血，还可见大量的红细胞出现，见图9-3-15、图9-3-16、图9-3-17、图9-3-18。

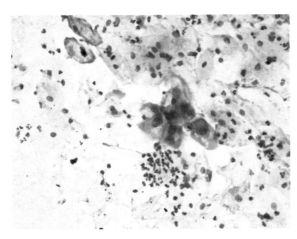

图9-3-15 炎症反应性细胞（巴氏染色，×200）

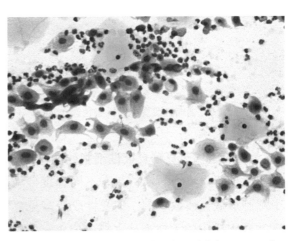

图9-3-16 化生细胞（鳞化）（巴氏染色，×200）

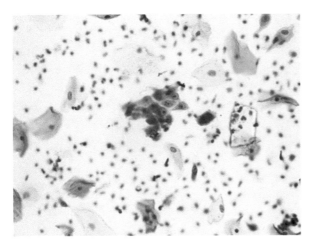

图9-3-17 修复细胞（巴氏染色，×200）

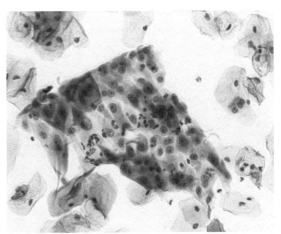

图9-3-18 修复细胞（巴氏染色，×200）

（二）萎缩伴炎症或不伴炎症反应性细胞改变

阴道萎缩的涂片中可见到大量的外底层细胞和内底层细胞，而正常表层、中层鳞状上皮细胞却几乎不见，这是典型特征。底层细胞成团或散在分布，细胞核增大，可达到中层细胞核面积的3~5倍，核质比轻度增高。核染色质分布均匀，有时胞质溶解呈裸核。其次可见到很多体积小，呈类圆形、核固缩、胞质橘红色的过度角化细胞。多见于绝经后妇女，因卵巢功能降低致激素水平下降，导致阴道/宫颈鳞状上皮不能成熟而提前角化。若年轻妇女涂片所见与上述类似则可能是激素水平低下。萎缩伴有炎症时可出现类似于肿瘤样素质的大量炎性渗出物和嗜碱性颗粒状背景，见图9-3-19、图9-3-20。

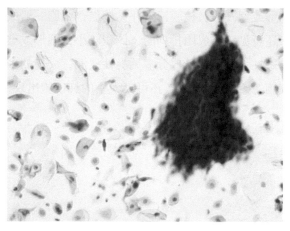

图 9-3-19　萎缩性改变（巴氏染色，×200）

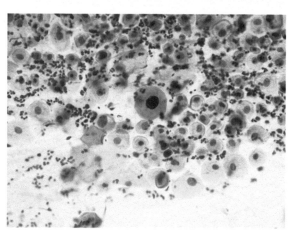

图 9-3-20　萎缩性伴炎症改变（巴氏染色，×200）

（三）宫内节育器反应性细胞改变

涂片背景干净、清洁，有不同程度砂粒体钙化现象。腺细胞多呈小簇出现，一般 5~15 个细胞成簇，簇数不多。核变性改变多见，轻度增大或固缩，核膜清晰，核仁可见。胞质丰富并且胞质中的大空泡挤占核的位置，核被挤向一边，形成"印戒细胞"样细胞和带有多房分叶状空泡的腺细胞。这种细胞常被误认为是印戒样腺癌细胞，要注意鉴别，见图 9-3-21、图 9-3-22。

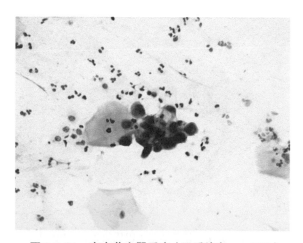

图 9-3-21　宫内节育器反应（巴氏染色，×200）

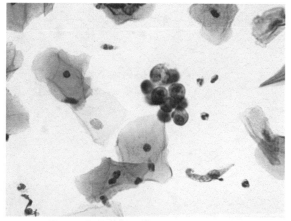

图 9-3-22　宫内节育器反应（巴氏染色，×200）

（四）放疗后的细胞改变

放疗可致细胞形态明显改变，有奇形怪状细胞出现。细胞体积显著增大但核质比无明显增大，胞核可增大、大小不等，变性改变包括核苍白、染色质聚集增粗、深染、核空泡、双核及多核等，在修复反应中可见单个或多个核仁，胞质有空泡样或嗜多色性改变，见图 9-3-23、图 9-3-24。

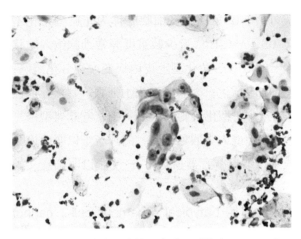

图 9-3-23　放疗反应性改变（巴氏染色，×200）

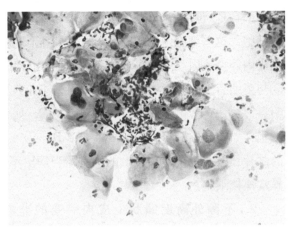

图 9-3-24　放疗反应性改变（巴氏染色，×200）

（黄作良　段爱军）

第四节　宫颈/阴道异常上皮细胞形态学

一、鳞状上皮细胞异常

（一）非典型鳞状细胞

非典型鳞状细胞（atypical squamous cells，ASC）提示鳞状上皮内病变的细胞学改变从形态学特征和数量上难以明确诊断。

1. 未明确意义的非典型鳞状细胞（atypical squamous cells of undetermined significance，ASC-US）

细胞学特征：①表层、中层和副基底层细胞核增大，核体积增大比正常中层细胞核大 2.5～3 倍；②核和细胞形状有些不一致，模糊不清或多核，可见到双核细胞；③核质比轻度增加，核轻度深染，染色质颗粒不够均匀，核膜光滑、规则；④核异常伴随胞质的强嗜橘黄色改变（非典型角化不全），见图 9-4-1、图 9-4-2。

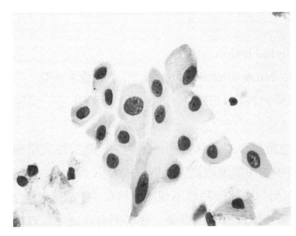

图 9-4-1　ASC-US（巴氏染色，×400）

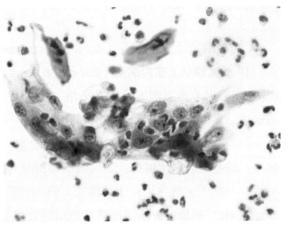

图 9-4-2　ASC-US（巴氏染色，×400）

ASC-US 包括：①诊断 HPV 证据不足，又不除外者；②角化不良细胞或称为非典型角化不全细胞，这些细胞依据形态异常程度可能归为 ASC-US、ASC-H 或者少数重度异常细胞纳入鳞状上皮内病变，因其可能是取材不佳致使不能明确诊断的 HPV、角化型上皮内病变或高分化鳞癌；③与萎缩有关的非典型鳞状上皮细胞；④非典型储备细胞增生；⑤非典型化生细胞，其核异形性明显，核比正常化生细胞增大 1.5 ~ 2.5 倍，如为不成熟非典型化生则归入 ASC-H；⑥非典型修复细胞，如核异形性明显，则归入 ASC-H；⑦一些退变细胞或人为假象细胞，阅片者难以明确诊断的涂片；⑧宫内节育器影响的细胞（当病史不详或难以取出节育器追随时）；⑨难以明确意义的异常裸核细胞。

2. 不除外高度鳞状上皮内病变的非典型鳞状细胞（atypical squamous cell，cannot exclude HSIL，ASC-H）

细胞学特征：①具有核质比增大的小细胞：非典型不成熟化生细胞，细胞常常单个散在或不超过 10 个细胞小片状排列；②化生细胞核比正常增大 1.5 ~ 2.5 倍，核质比接近 HSIL，并伴核染色质分布不匀；③拥挤成片的小细胞，即小堆组织碎片、成堆小细胞，核极性丧失，结构不够清楚。胞质较深，细胞形状具有多形性，碎片中细胞重叠，颇似宫颈管腺上皮细胞团，但其边缘轮廓清楚锐利，可与宫颈腺上皮细胞团鉴别，见图 9-4-3、图 9-4-4。

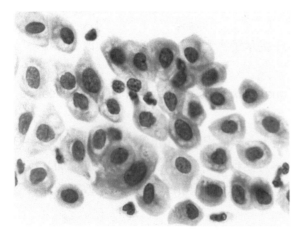
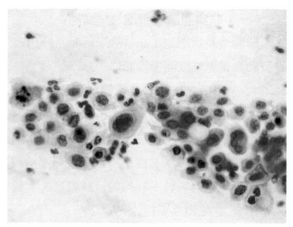

图 9-4-3 ASC-H（巴氏染色，×400）　　　　图 9-4-4 ASC-H（巴氏染色，×400）

（二）鳞状上皮内病变（squamous intraepithelial lesion，SIL）

1. 低度鳞状上皮内病变（low-grade squamous intraepithelial lesion，LSIL）细胞学改变　与 CIN-I 和轻度非典型增生术语含义相一致。HPV 感染包括在 LSIL 中。细胞学诊断 LSIL 中，追随的病理结果能检出 CIN-Ⅱ 或 CIN-Ⅲ，达 15% ~ 25%。

细胞学特征：①病变多为中、表层细胞；②细胞单个或片状排列，胞质"成熟"或表层型胞质，细胞边界清楚可见；③细胞核体积增大，至少比中层细胞核大 3 倍，核大小、形状中度不一致，双核或多核常见；④核深染，但染色质分布均匀，核膜稍呈不规则，核仁少见或不明显；⑤伴有 HPV 感染时，除了明显的核周空穴以及胞质外围深着色的现象，还必须有核畸形，双核及不良角化等才能诊断为 LSIL；若仅有核周空穴现象，而无核畸形，则没有足够的证据诊断为 LSIL，见图 9-4-5、图 9-4-6。

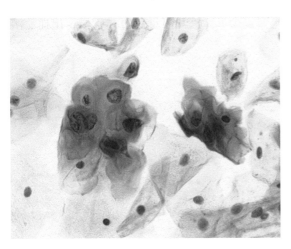
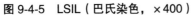

图 9-4-5 LSIL（巴氏染色，×400）

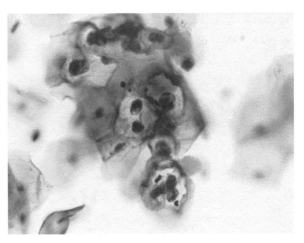

图 9-4-6 LSIL 伴 HPV 感染（巴氏染色，×400）

2. 高级鳞状上皮内病变（high-grade squamous intraepithelial lesion，HSIL）细胞学改变 HSIL 与 CIN-Ⅱ 和 CIN-Ⅲ，中、重度非典型增生和原位癌术语含义相一致。

细胞学特征：①病变以中、底层细胞为主。②细胞常散在，成片或成堆聚集分布，成片或合体样细胞簇失去极性。细胞核畸形，其绝大多数细胞具有"不成熟"胞质，如花边状和淡染或致密化生型胞质；少数胞质呈"成熟"状或过度角化型。③细胞核增大：在 LSIL 范围内，但胞质量少，而使核质比明显增大，核面积实际上可能比 LSIL 要小，细胞大小也比 LSIL 小，CIN-Ⅱ时，可见少量胞质，CIN-Ⅲ时胞质更少；④核深染，较 LSIL 明显，染色质可能为细颗粒状或块状，但分布尚均匀。核仁不明显，细胞核轮廓有不规则现象，若有核染色质向核膜集中，则提示恶性可能。⑤病变累及腺体时，涂片会见到不典型的腺上皮，见图 9-4-7、图 9-4-8。

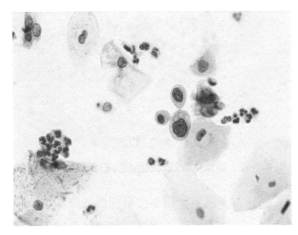

图 9-4-7 HSIL（巴氏染色，×400）

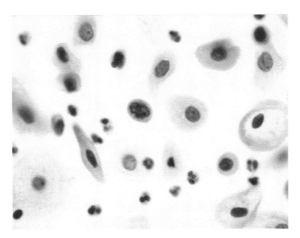

图 9-4-8 HSIL 在萎缩型细胞中（巴氏染色，×400）

（三）鳞状细胞癌

鳞状细胞癌是向鳞状细胞分化的恶性侵袭性肿瘤。

1. 细胞学分型

（1）角化型鳞状细胞癌：细胞多散在分布，成团聚集不多见。癌细胞大小和形状相差悬殊，形状各异，有梭形细胞、蝌蚪状细胞等，其胞质多为深染的橘红色。核深染，畸形明显，染色质分布不均匀呈块状、颗粒状或固缩状。核仁比非角化型要少见。涂片可见肿瘤样素质,出血、溶血背景,见图9-4-9、图9-4-10。

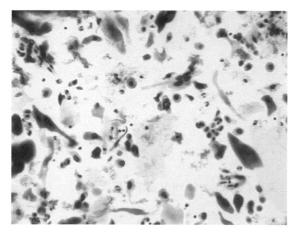

图9-4-9　角化型鳞状细胞癌(巴氏染色,×100)

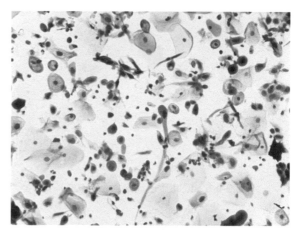

图9-4-10　角化型鳞状细胞癌(巴氏染色,×100)

(2)非角化型鳞状细胞癌:细胞单个散在或为聚集界限不清的合体样细胞群。细胞体积大,多数细胞核质比重度增大。胞质多蓝染。胞核增大明显,核形不规则,染色质增多,呈粗颗粒状、块状并分布不均匀。核仁常见。多见肿瘤样素质,背景中可见出血、溶血及炎细胞,见图9-4-11、图9-4-12。

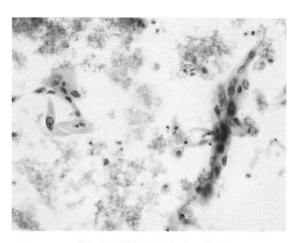

图9-4-11　非角化型鳞状细胞癌(巴氏染色,×200)

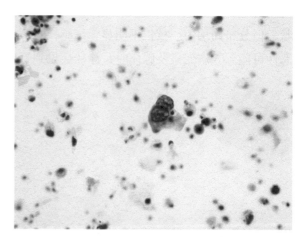

图9-4-12　非角化型鳞状细胞癌(巴氏染色,×200)

(3)小细胞型鳞状细胞癌:细胞常散在或松散成群分布。细胞体积小,呈圆形或卵圆形,胞质蓝染。细胞核增大、形状不规则,核染色质分布不均,少数细胞核仁明显;肿瘤性素质(如坏死碎屑、陈旧性出血)常见,见图9-4-13、图9-4-14。

二、腺上皮细胞异常

(一)非典型腺上皮细胞(atypical glandular cells,AGC)

1. 非典型子宫颈管上皮细胞(atypical endocervical cells)　指子宫颈管腺上皮细胞显示细胞核的非典型性程度超出反应性和修复性改变,但又缺乏明确的子宫颈管原位腺癌和侵袭性腺癌

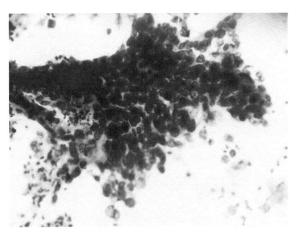

图 9-4-13 小细胞鳞状细胞癌（巴氏染色，×200）

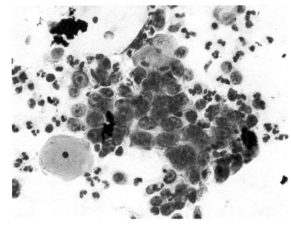

图 9-4-14 小细胞鳞状细胞癌（巴氏染色，×200）

的特点。细胞学特征：细胞呈片状或带状排列，轻度拥挤，核重叠，细胞界限不清晰，偶见细胞团呈菊蕊团或羽毛状排列。胞核增大，为正常子宫颈管细胞核的 3～5 倍，核大小和形状轻度不一致，轻度深染。核分裂偶见，可见小核仁。胞质量减少，核质比（N/C）增高，见图 9-4-15、图 9-4-16。

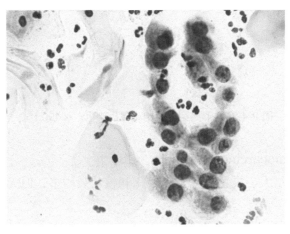

图 9-4-15 非典型子宫颈管上皮细胞
（巴氏染色，×400）

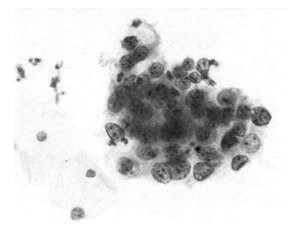

图 9-4-16 非典型子宫颈管上皮细胞
（巴氏染色，×400）

2. 非典型子宫内膜细胞（atypical endometrial cells） 细胞学特征：细胞呈小团分布，一般每团有 5～10 个细胞，细胞界限不清。胞核较正常子宫内膜细胞轻度增大。核染色稍深，可见小核仁。胞质少，偶有空泡形成，见图 9-4-17、图 9-4-18。

3. 非典型腺细胞（非特异）[atypical glandular cells（NOS or specify in comments）] 判读为"非典型腺细胞"后，要尽可能细分，以确定其来源（子宫颈管或子宫内膜）。如果其细胞来源不能确定，可使用广义的"非典型腺细胞"术语，见图 9-4-19、图 9-4-20。

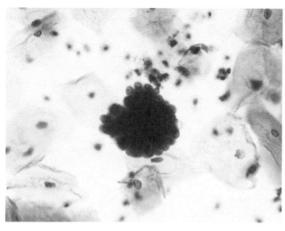

图 9-4-17　非典型子宫内膜细胞（巴氏染色，×400）

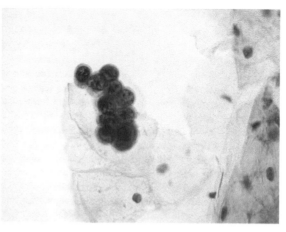

图 9-4-18　非典型子宫内膜细胞（巴氏染色，×400）

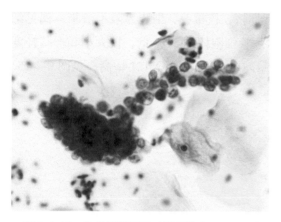

图 9-4-19　非典型腺细胞（巴氏染色，×400）

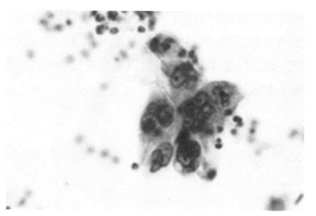

图 9-4-20　非典型腺细胞（巴氏染色，×400）

（二）子宫颈管原位腺癌（endocervical adenocarcinoma in situ，AIS）

为高级别子宫颈管腺上皮病变，其特征为核增大、染色过深、复层化和核分裂增多，但无侵袭。

细胞学特征：细胞排列呈片状、簇状、带状和菊蕊团形式，核拥挤、重叠，失去蜂窝状结构，部分细胞显示出明显的柱状形态。细胞团有呈栅栏状排列的细胞核，核及带状胞质从细胞团周边伸出，呈鸟尾羽毛状。细胞核增大、大小不一，呈卵圆或拉长形及复层化，核染色过深，有均匀分布的粗颗粒状染色质；核分裂和凋亡小体常见，核仁小或不明显。胞质量及黏液减少，核质比增高。涂片背景干净（无肿瘤样素质或炎性细胞碎片）。如果同时兼有鳞状上皮病变，也可见到异常鳞状上皮细胞，见图 9-4-21、图 9-4-22。

（三）腺癌

1. 子宫颈管腺癌（endocervical adenocarcinoma）　细胞学诊断标准与子宫颈管原位腺癌相同，但有侵袭性特征。细胞学特征：可见大量异常细胞，典型的细胞呈柱状。细胞可单个散在，两维片状，或三维簇团结构，合体聚集现象常见。核增大、核多形性，染色质分布不均，显透亮，核膜不规则，可见巨大核仁。胞质通常有细小空泡，可见肿瘤样坏死背景。如出现异常鳞状

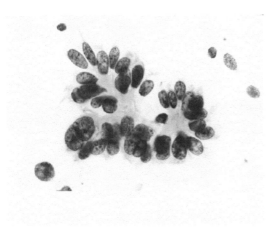

图 9-4-21　子宫颈管原位腺癌细胞
（巴氏染色，×200）

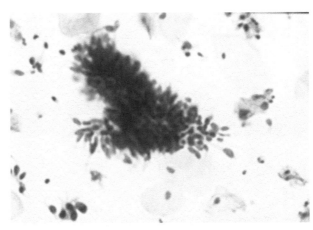

图 9-4-22　子宫颈管原位腺癌细胞（巴氏染色，×400）

细胞，表明同时存在鳞状上皮病变或腺癌伴有部分鳞状上皮分化，见图 9-4-23、图 9-4-24。

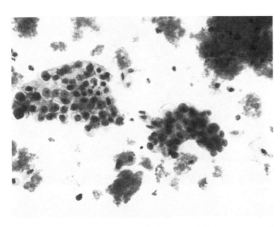

图 9-4-23　子宫颈管腺癌细胞（巴氏染色，×200）

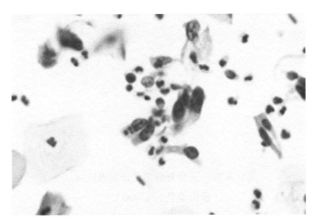

图 9-4-24　子宫颈管腺癌细胞（巴氏染色，×200）

　　2. 子宫内膜腺癌（endometrial adenocarcinoma）　恶性肿瘤细胞取代子宫内膜细胞，细胞学表现在分化程度上各有不同。细胞学特征：典型的细胞分布是单个散在或呈小而紧密的簇状排列。核的大小不等，极向消失。肿瘤分化级别越高，核增大越明显，核染色质中度增多、增粗和深染，分布不均，染色质旁区空亮，核仁清晰。胞质典型的特征是量稀少、嗜碱性、可有空泡。肿瘤样素质可能不明显，可见细颗粒碎屑或凝固性坏死碎屑黏附在异常细胞簇团周边，见图 9-4-25、图 9-4-26。

　　3. 子宫外腺癌（extrauterine adenocarcinoma）　如有明确病史背景，而且细胞形态特征与子宫颈腺癌有显著不同，则转移性腺癌就应考虑。累及或侵犯宫颈的腺癌有乳头状浆液性卵巢癌、转移性乳腺癌、直肠癌以及胃癌等。

　　（1）卵巢癌：来自卵巢的乳头状囊腺癌是最常见的侵犯宫颈的腺癌之一。其特点是瘤细胞呈乳头状或梁状，具有明显的三维立体结构的细胞团，常见砂粒体，这是与子宫颈管腺癌的不同点，见图 9-4-27、图 9-4-28。

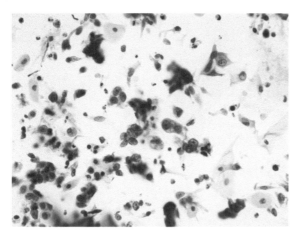

图 9-4-25　子宫内膜腺癌细胞（巴氏染色，×200）

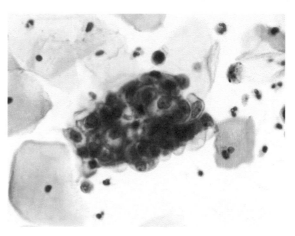

图 9-4-26　子宫内膜腺癌细胞（巴氏染色，×400）

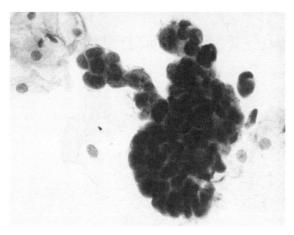

图 9-4-27　子宫外腺癌 - 卵巢癌转移
（巴氏染色，×400）

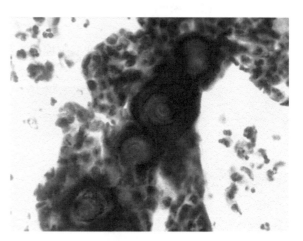

图 9-4-28　卵巢癌砂粒体（巴氏染色，×400）

（2）直肠癌 / 结肠癌：直肠癌大部分为中到高分化的腺癌，高柱状瘤细胞呈菊形放射状，胞质红染。由于解剖关系，直肠癌侵袭阴道和宫颈管的可能性很大，较多女性直肠癌患者在中晚期已经有累及宫颈的情况，见图 9-4-29，图 9-4-30。

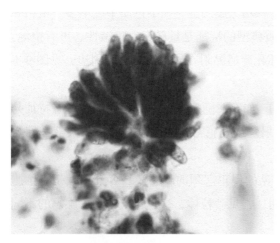

图 9-4-29　子宫直肠腺癌转移（巴氏染色，×400）

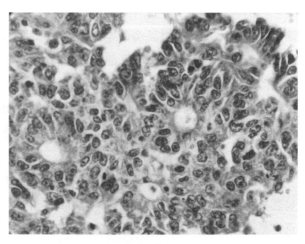

图 9-4-30　子宫结肠腺癌转移（HE 染色，×400）

三、未分化癌

未分化癌在女性生殖器官中极为少见，占阳性涂片总数的1%以下。由于肿瘤恶性程度高，临床发展快，所以肿瘤常有坏死、出血和炎症。

细胞学特征：癌细胞较小，呈不规则的圆形或卵圆形，大小与内基底层细胞相似。细胞核相对增大，为正常的1~2倍，畸形明显，深染，染色质颗粒粗大，分布不均。胞质很少，嗜碱性，不具有鳞癌或腺癌的特征。核质比明显失常，有时呈裸核样。癌细胞成团脱落时，细胞核排列较紧密，有时可见镶嵌结构。涂片背景很"脏"，表现为白细胞多、黏液多，且可见成片的坏死细胞和红细胞，见图9-4-31、图9-4-32。

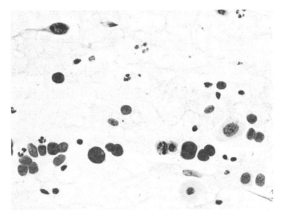

图 9-4-31　小细胞未分化癌细胞
（巴氏染色，×400）

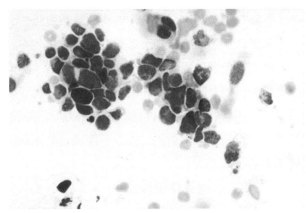

图 9-4-32　小细胞未分化癌细胞
（巴氏染色，×400）

（黄作良　段爱军）

第五节　宫颈／阴道脱落细胞学诊断要领与报告方法

一、细胞学诊断要领

1. 单个细胞而言，胞核的结构最为重要，胞质的颜色关系不大，尤其是早期癌瘤的变化，几乎全在细胞核，所以要注意核的大小，边缘是否整齐，染色质是否增多，核边呈波纹、波浪、锯齿状改变过程。

2. 因细胞群接近组织学结构，涂片中要特别注意细胞群，对细胞群之间要多个相互比较，注意细胞的排列和极性。

3. 要注意游离的裸核，仔细观察它的结构，并且与其他裸核细胞相互比较。

4. 外底层细胞核异质或角化现象增高，伴有底层细胞增多，以致角化前细胞相对减少时，常是癌前病变的象征。

5. 大片细胞坏死最常见的是滴虫感染和晚期癌瘤，但二者可同时存在。滴虫感染，常是导致假阳性的原因，应治愈后再复查。

6. 原位癌的涂片背景比较干净，不同于滴虫感染和浸润癌，但原位癌与浸润癌须病理组织学确诊，细胞学涂片只能大略推测，不能肯定诊断。

二、细胞学报告方法

（一）改良巴氏五级分类法

Ⅰ级：涂片内未见到异常细胞（基本正常）。

Ⅱ级：涂片内可见异常细胞，但皆为良性。

Ⅱa级：见轻度核异质细胞和变形细胞等。

Ⅱb级：见中到重度核异质细胞，属于癌前期病变，需要定期复查。

Ⅲ级：见可疑癌（恶性）细胞，其形态明显异常，但难以肯定良性或恶性，需要复查。

Ⅳ级：见癌细胞，但是不够典型或数量极少，需要进一步证实。

Ⅴ级：见癌细胞，其形态典型而且数量较多，如有可能应分出其组织学类型。

巴氏染色及巴氏细胞学分级在女性宫颈/阴道脱落细胞学检查中发挥了巨大作用，使无数的肿瘤患者得到及时的诊断和治疗，极大地降低了宫颈癌的死亡率。但巴氏细胞学分级不能直接反映子宫颈疾病，尤其是对宫颈癌的前驱病变或癌前病变的细胞病理学改变的本质，其报告分类、术语与组织病理学术语不一致，不能满足临床医生对患者进一步检查和处理的需要。目前已基本被TBS报告法替代。

（二）TBS描述性报告法

1988年美国癌症研究所组织50余位来自不同国家、地区的病理学、细胞学及妇女保健医学专家会集Bethesda城，充分肯定了巴氏子宫颈细胞学涂片检查的重要意义，讨论了巴氏五级报告方式存在的不足，提出了新的子宫颈细胞病理学报告方式"The Bethesda System for reporting cervical cytology"，简称子宫颈"TBS"报告系统。其内容涉及标本质量评估、微生物感染、反应性细胞改变、非典型鳞状上皮细胞、鳞状上皮内病变、鳞状细胞癌、非典型腺上皮细胞、腺癌及其他恶性肿瘤等诸多方面。在近几十年应用中，"TBS"报告方式已经过三次重要修订，逐步得到完善，并已在世界范围内推广应用。

1. 标本评估

（1）正确的标签和识别信息（由临床医生提供）：患者的姓名、年龄、送检单位、医生签名。

（2）相关的临床数据（由临床医生提供）：月经周期、避孕药、怀孕、产后4个月内、子宫内节育环、不正常流血、子宫切除、其他手术、HPV检测结果及其他。

（3）鳞状上皮细胞数量要求达到最低细胞数量标准。在传统细胞涂片中保存清晰的鳞状上皮细胞的最低细胞数量标准为8000～12000个；在液基涂片中保存清晰的鳞状上皮细胞的最低细胞数量标准为5000个，这只是满意标本的下限（一般认为一张满意的涂片细胞数量为20000个以上）。

2. TBS描述性诊断报告分类

（1）无上皮内病变或恶性肿瘤

①生物病原体：包括阴道滴虫、类似 *Candida*（白色念珠菌属）的真菌、细菌性阴道病、类似 *Actinomyces*（放线菌属）的细菌、类似疱疹病毒所致的细胞病变等。

②其他非肿瘤性所见，反应性细胞改变：炎症（包括典型的修复）、放射治疗、宫内节育器、子宫切除术后腺上皮细胞状态、萎缩等。

③其他：如在 45 岁或以上年龄妇女发现子宫内膜细胞。

（2）鳞状上皮细胞异常

①非典型鳞状细胞（ASC）：意义不明确（ASC-US）、不能除外高级别鳞状上皮内病变（ASC-H）。

②鳞状上皮内病变（SIL）：低度鳞状上皮内病变（LSIL）：包括 HPV 的细胞变化、轻度异型增生和 CIN-I；高度鳞状上皮内病变（HSIL）：涵盖中及高度异型增生、原位癌、CIN-Ⅱ 和 CIN-Ⅲ；疑似侵袭癌的高度鳞状上皮内病变。

③鳞状细胞癌（SCC）。

（3）腺上皮细胞异常

①非典型腺细胞（AGC）：非典型子宫颈管腺细胞（非特异，若有特殊应注明）；非典型子宫内膜腺细胞（非特异，若有特殊应注明）；非典型腺细胞（非特异，若有特殊应注明）。

②非典型腺细胞，倾向于肿瘤（AGC–FN）：非典型子宫颈管腺细胞，倾向于肿瘤；非典型腺细胞，倾向于肿瘤。

③子宫颈管原位腺癌（AIS）。

④腺癌（ADC）：子宫颈管腺癌、子宫内膜腺癌、子宫外腺癌、非特殊类型。

（4）其他恶性肿瘤：需具体说明。

3. 细胞学检查判读结果与临床处理原则

（1）未见上皮内病变及癌变，建议 1 年内复查。

（2）念珠菌、滴虫、单纯疱疹病毒感染及显著的炎性变化，建议在治疗后复取标本制片检查。

（3）非典型鳞状细胞（非典型腺细胞），意义不明确；建议在 3~6 个月内复查或做阴道镜检查及活组织检查。

（4）非典型鳞状细胞、不除外高级别上皮内病变；低级别上皮内病变（子宫颈上皮内瘤变 1 级）及伴有 HPV 感染；高级别上皮内病变（子宫颈上皮内瘤变 2~3 级）及可疑鳞状细胞癌；建议做阴道镜检查及活组织检查。

（5）对非典型腺细胞，倾向于肿瘤（可疑腺癌），建议做宫颈管活检、宫内膜刮取检查。

三、病例分析

【患者资料】 患者，女，71 岁，绝经后出血半月，就诊妇科门诊。HPV 检查结果：高危型 HPV16 阳性（+）；阴道分泌物常规检查，生理盐水直接涂片，湿片显微镜检查：上皮细胞 2+/HP，白细胞>30/HP，球菌 3+/HP，可见异常的大细胞，疑似肿瘤细胞，建议脱落细胞形态学检查。

【脱落细胞显微镜检查】 制片方法：细胞甩片离心法。标本类型：阴道分泌物。染色方法：瑞-吉染色、巴氏染色。片中可见肿瘤细胞，细胞胞体明显增大、胞质嗜碱性强、含黏液分泌泡、核质比大、核仁大，1~2 个清晰可见，可见肿瘤细胞嵌合现象，见图 9-5-1、9-5-2。

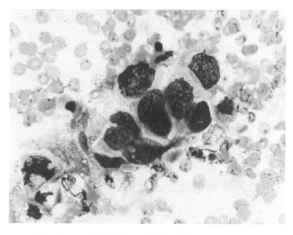

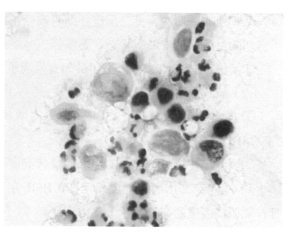

图 9-5-1　阴道分泌物（瑞 - 吉染色，×1000）　　　　图 9-5-2　阴道分泌物（巴氏染色，×400）

【脱落细胞学报告】　细胞形态学明显异常，查到异常大细胞，疑似肿瘤细胞，建议进一步做相关检查，请结合临床。

【跟踪随访】　该患者转某省医院，经阴道镜组织活检，病理结果确诊：宫颈鳞癌。

【讨论与分析】　患者，女，71 岁，绝经后出血查因，就诊妇科门诊，送阴道分泌物检查，显微镜检查：湿片发现异常大细胞，单个或成团，疑似肿瘤细胞；又采用细胞甩片离心法制片，经瑞吉染色和巴氏染色，显微镜检查：片中可见肿瘤细胞，细胞胞体明显增大、胞质嗜碱性强、含黏液分泌泡、核质比增大、核染色质细致，核仁大而清晰，1~2 个；可见肿瘤细胞嵌合现象。为进一步明确诊断，患者转某省级医院住院诊治，病理结果确诊：宫颈鳞癌。阴道分泌物常规检查快速、简便、价廉，不仅识别细胞、细菌、真菌、线索细胞、纤毛菌等，还可发现肿瘤细胞，对患者疾病的早期诊断具有重要意义，可以做到早发现、早诊断、早治疗。

（黄作良　段爱军）

 思考题

1. 简述宫颈 / 阴道脱落细胞学检查常用的染色方法及评价。
2. 简述鳞状上皮细胞正常的形态特点。
3. 简述鳞状上皮细胞内病变的类型及细胞学特点。
4. TBS 描述性报告系统的要点及临床应用有哪些？

第十章　呼吸道脱落细胞学检验

学习目标

1. **掌握**：呼吸道脱落细胞学检验的取材、涂片、染色技术、结果报告方式、非肿瘤性疾病上皮细胞形态、肺癌的脱落细胞形态特征。
2. **熟悉**：呼吸道脱落细胞学标本采集方法与选材要点。
3. **了解**：标本采集方法的应用评价。

第一节　概　述

呼吸道脱落细胞学检验是对呼吸道管腔器官表面脱落的细胞，经染色后通过观察细胞的形态变化对疾病进行诊断的形态学检查。可结合临床症状、X线检查、CT扫描、肿瘤标志物和纤维支气管镜检查等多种检查方法，了解呼吸道局部情况，辅助发现呼吸道疾病病因、诊断疾病和病情评估。特别是纤维支气管镜检查可以直接取得支气管新生物或分泌物做细胞学检查，或同时夹取少许组织作压片镜检或活体病理检查，有利于发现肿瘤性、感染性和免疫损伤等各种呼吸道疾病。呼吸道脱落细胞学检验包括痰液细胞学、支气管刷片/压片细胞学、肺泡灌洗液细胞学和肺部细针穿刺细胞学检验。

一、标本采集

（一）痰

1. **自然咳痰法**　让患者反复漱口，将口腔内唾液全部吐尽，深呼吸后再用力咳痰，反复4~5次，咳出肺深部的痰液，采集于干燥洁净容器内，避免混入唾液或鼻咽分泌物。建议连续送检3天，提高检出率。

2. **诱导咳痰法**　痰液较稠的患者不能自然咳出时，通过雾化吸入可以获得满意的痰标本。嘱患者尽量排尽鼻腔、口腔和咽喉部的分泌物，雾化吸入10~15 min，将痰液咳于干净的痰盒内。

（二）支气管刷片/压片

1. **支气管刷采样**　采用纤维支气管镜，在直视下将新生物、可疑部位或病变部位直接刷片/压片做细胞学检查，此法是临床常用方法，不仅可以对病变性质作出诊断，还可以定位。特别是目前的全肺实时诊疗导航支气管镜技术，通过对患者薄层高分辨率CT数据进行三维重建，再结合虚拟支气管镜技术，可以深入到达 12～14 级支气管结节部位，实现肺部病灶的实时导航和精确定位。

2. 支气管肺泡灌洗液采样　在纤维支气管镜下向支气管肺泡注入生理盐水并进行反复冲洗，获得各级支气管肺泡表面衬液送检。灌洗之后可进行刷检、穿刺等操作。

（三）肺部细针穿刺吸液采样

在 X 线或 CT 引导下作穿刺获得标本。主要用于经痰液、支气管液细胞学检查为阴性的患者或无痰液患者以及肺转移病灶患者。对肺周围型病变或转移性肿瘤是首选方法，对肺癌诊断率可达 80%～95%。

二、涂片制备与染色

（一）痰标本的肉眼观察、选材及涂片

1. 选材　肉眼观察挑送带血丝及血丝旁的痰液、灰白色痰丝，特别是含有乳白色颗粒状物呈螺旋卷曲状的痰丝，可以提高检出率。选材时注意观察有无脱落的组织小块。若痰液较稀薄，可用痰液细胞浓集法。将痰液直接转入盛有 40～60 ml 的乙醇（50%）瓶中，固定 30 min 后，用电磁搅拌器搅拌并打碎，离心沉淀，取沉淀物涂片。也可用胰蛋白酶消化法。

2. 涂片　用竹签或镊子挑取有诊断价值的痰液约 0.2 ml，置于干净的载玻片上，使之铺开，厚度 1～2 mm，一般涂片 4 张。对于泡沫痰或较难涂匀的黏痰，可采取压片法：将痰液标本夹于横竖交叉的两张玻片之间，上、下玻片边压边拉，然后将两玻片平行，刮出一张涂片。涂片自然干燥或若一次压片后标本仍较厚，可用相同方法重复操作，直到标本变薄、适于检查为止。

（二）固定

涂片带湿固定 20 min，涂片干透后，方可染色，防止脱落。具体操作见第二章第三节。

（三）染色

常用瑞 - 吉染色、巴氏染色和 HE 染色方法进行染色。具体操作见第二章第四节。

三、实验室检查与结果报告

（一）实验室检查

对呼吸道管腔器官表面脱落的细胞，经染色后在显微镜下观察细胞的大小、形态、细胞质、细胞核、染色质等情况，综合细胞形态判断其细胞种类、计数其细胞数量变化，并结合患者一般情况、临床诊断、影像检查、纤维支气管镜检查、病理检查和其他实验室检查等情况对疾病进行诊断及疗效评估。

（二）结果报告

五级报告：

1. **阴性**　未见异常细胞，报告所见到的为正常细胞和其他成分。

2. **轻度不典型增生**　核轻度增大，核有轻度畸形，核染色较深。

3. **中度不典型增生**　核中度增大，核中度畸形，核深染。

4. **重度不典型增生**　高度可疑癌、原位癌、癌旁癌。核明显增大，核有畸形，核明显深染。

5. **找到癌细胞**　癌细胞典型，数目较多。

必须是在取材、涂片、染色满意的情况下获得阴性或阳性结果，不合格标本建议和临床沟通后，重新取材检查，再出具报告。

四、标本采集方法的应用评价

1. **痰液细胞学检查** 操作简单、方便、无痛苦、无毒副作用，患者易于接受，但检出率偏低。

2. **支气管刷片细胞学检查** 主要由临床医生操作，患者有一定的痛苦，对突出于支气管管腔表面的肺癌确诊率较高。

3. **肺泡灌洗液** 主要由临床医生操作，患者有一定的痛苦，可以和支气管刷片细胞学检查互为补充。

4. **肺部细针穿刺细胞学检查** 主要由临床医生操作，患者有一定的痛苦，对痰或支气管刷片阴性的肺癌，或向支气管管腔外生长的肺癌患者，多选用此法，检出率较高。

（庞冲敏）

第二节　呼吸道正常细胞学形态学

一、痰液及支气管刷片中正常上皮细胞形态

（一）痰液

1. **鳞状上皮细胞** 主要来源于口腔及咽喉部，是一种多层上皮细胞，表层鳞状上皮细胞易脱落，直径为 40~60 μm，形态扁平似鱼鳞状，多边多角，边缘常卷曲。胞核较小，呈圆形或卵圆形，有时有 2 个以上小核。中、底层细胞少见，见图 10-2-1、图 10-2-2。

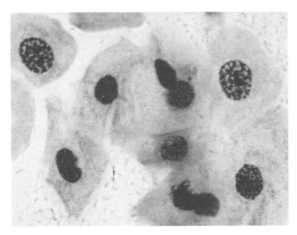
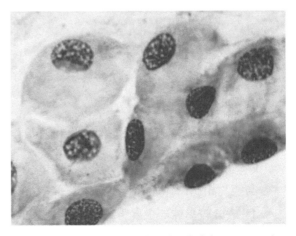

图 10-2-1　鳞状上皮细胞（瑞 - 吉染色，×1000）　　图 10-2-2　鳞状上皮细胞（瑞 - 吉染色，×1000）

2. 柱状上皮细胞

（1）纤毛柱状上皮细胞：主要来自鼻咽部、气管、支气管等部位，其形态呈圆柱形或类圆柱形，胞体（8~18）×（20~50）μm。胞核呈圆形，直径 10~15 μm，常偏于一侧，多位于

细胞中下部的基底端，着淡紫红色至深紫红色，核染色质较细致、均匀，有时可见核仁。胞质丰富，细胞游离端胞质宽平，表面有密集而纤细的纤毛，形成纤毛柱状形态，见图10-2-3、图10-2-4。

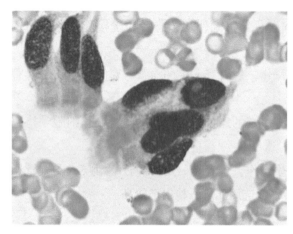
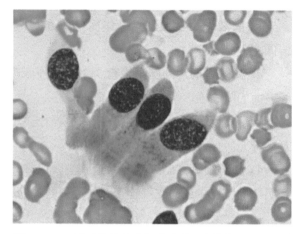

图 10-2-3　纤毛柱状上皮细胞（瑞 - 吉染色，×1000）　　图 10-2-4　纤毛柱状上皮细胞（瑞 - 吉染色，×1000）

（2）杯状细胞：健康人痰涂片中较少见，慢性刺激或哮喘时明显增多。杯状细胞是散在分布于纤毛柱状细胞间的分泌细胞，底部狭窄，含深染的核，核呈圆形或类圆形，顶部膨大，胞质充满黏液，常不着色，呈空泡状，有的胞质染成灰红、灰蓝色，见图10-2-5、图10-2-6。

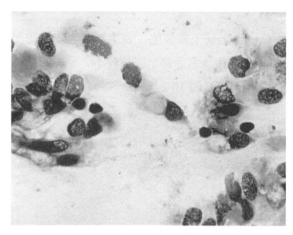
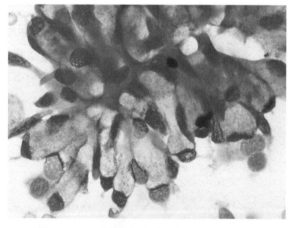

图 10-2-5　杯状细胞（瑞 - 吉染色，×1000）　　　　图 10-2-6　杯状细胞（瑞 - 吉染色，×1000）

（二）支气管刷片

与痰片相比，具有以下特点：

1. 成分较单纯　主要为纤毛柱状上皮细胞、杯状细胞，此外还有基底层上皮细胞和肺泡上皮细胞等。

（1）基底层（储备）细胞：来源于支气管，正常情况下很难脱落。常见于支气管刷采集和灌洗液样本，痰液标本中少见。当支气管黏膜因炎症而高度增生时，可见成堆的基底层细胞脱落。细胞形态特点是细胞体积较小，成片分布，排列紧密；胞核圆或椭圆形；胞质相互融合。

（2）Ⅰ型肺泡上皮细胞：又称小肺泡细胞，此种细胞扁平而较薄，厚约 0.2 μm，核部略厚，基底部是基底膜，表面光滑，核扁圆形，光学显微镜下难以辨认。Ⅰ型肺泡细胞覆盖了肺泡95%的表面积，是进行气体交换的部位。电镜下，胞质中可见较多小泡，内有细胞吞入的微小粉尘和表面活性物质，细胞将它们转运至间质内清除。Ⅰ型肺泡细胞无增殖能力，损伤后由Ⅱ型肺泡细胞增殖分化补充。

（3）Ⅱ型肺泡上皮细胞：细胞为长方形、立方形或近似球形，位于肺泡拐角处，具有合成、分泌肺表面活性物质的功能。Ⅱ型细胞除与肺表面活性物质代谢有关外，还可调节肺泡水分，并兼有分化成Ⅰ型细胞，起到干细胞的作用。

（4）Clara细胞：主要分布于终末细支气管上皮，为无纤毛的柱状上皮细胞，具有分泌功能，也可转化为纤毛柱状上皮细胞。

2. 细胞保存较好 支气管刷片是直接在病变部位取材涂片，不经过任何处理，所以细胞形态完整，利于观察。

3. 可以对病变部位进行定位检查。

二、痰涂片背景成分

1. 巨噬细胞

（1）尘细胞：当巨噬细胞吞噬灰尘、粉尘、烟尘及金属粉尘等颗粒时称为尘细胞。不含金属颗粒的尘细胞，胞质内颗粒可增多、增粗，分布疏密不一，有时甚至布满整个细胞，胞质呈深蓝色或黑色，其形态与含铁血黄素细胞很难鉴别。但是铁染色时由于尘细胞胞质不含铁蛋白，无法形成蓝色的亚铁氰化铁颗粒，故铁染色时胞质不会呈蓝色反应，可以与含铁血黄素细胞区别。吞噬金属的尘细胞，胞内颗粒折光性较强，呈透明碎玻璃样，可与其他棕色、黑色颗粒并存，见图10-2-7。

（2）心衰细胞：当巨噬细胞吞噬含铁血黄素颗粒时称为含铁血黄素细胞或心衰细胞。含铁血黄素微粒集结而成的色素颗粒，呈灰黄色、棕褐色、黑褐色及紫褐色等，见图10-2-8。

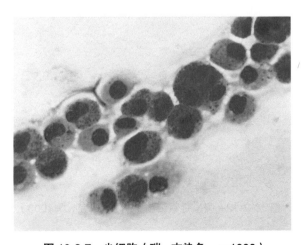
图 10-2-7 尘细胞（瑞-吉染色，×1000）

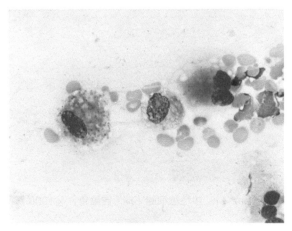
图 10-2-8 心衰细胞（瑞-吉染色，×1000）

（3）泡沫细胞：当巨噬细胞吞噬了大量脂质时称为泡沫细胞。胞质呈泡沫样、空泡样改变，见图10-2-9。

（4）多核巨噬细胞：是指多个核组成的巨噬细胞。朗格汉斯巨细胞是多核巨噬细胞的一种，胞核可达几十个，排列成圆形或马蹄形，它由类上皮细胞聚集而成，实质是巨噬细胞，见图10-2-10。

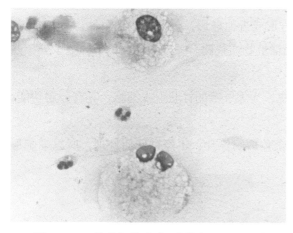

图 10-2-9　泡沫细胞（瑞 - 吉染色，×1000）

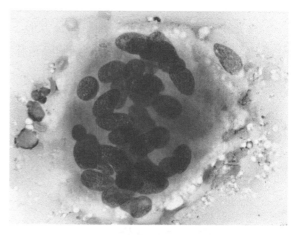

图 10-2-10　多核巨噬细胞（瑞 - 吉染色，×1000）

2. 其他细胞

（1）中性粒细胞：多为中性分叶核粒细胞，胞体圆形，胞质丰富，淡红色，充满淡紫红色的中性颗粒，核呈分叶状，常分 2 ~ 5 叶，核染色质粗，呈块状，无核仁。当中性粒细胞胞内吞噬细菌时称为中性粒细胞噬菌细胞，见图 10-2-11。

（2）淋巴细胞：多为小淋巴细胞，胞质少，核染色质密集结块。

（3）嗜酸性粒细胞：其胞质充满橘红色的、具有折光性的嗜酸性颗粒，核多分 2 叶，也可见单叶。如果胞质破损，嗜酸性颗粒可溢出胞外，见图 10-2-12。

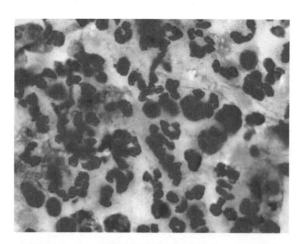

图 10-2-11　中性粒细胞（瑞 - 吉染色，×1000）

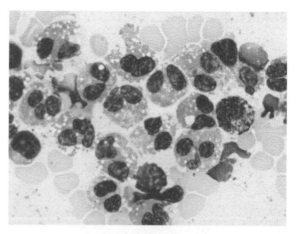

图 10-2-12　嗜酸性粒细胞（瑞 - 吉染色，×1000）

3. 其他非细胞成分

（1）柯斯曼螺旋体：这是一种由黏液浓缩而成的小支气管管型，中心部有一紫色轴心，周围淡红色，并可见绒毛状突起，呈螺旋状，在螺旋体的周围，常见肺泡巨噬细胞。见于慢性阻塞性支气管炎、肺气肿、肺癌等引起支气管不完全阻塞时，在重度吸烟者和老年人较多见。它的出现表示痰液来自于肺深部，并提示有支气管阻塞，见图10-2-13。

（2）钙化小体：为紫色的具有板层结、同心圆排列的颗粒，呈不规则圆形。偶尔可在痰中发现，尤其是慢性肺结核时较多见。

（3）含铁小体：是由单层界膜包绕的内含大量含铁颗粒的残余小体。正常网状内皮系统的细胞中有少量的含铁小体。

（4）石棉小体：常在从事石棉生产，接触含有石棉材料的工作者痰中发现，呈球形串珠样结构，黄褐色或黑色，见图10-2-14。

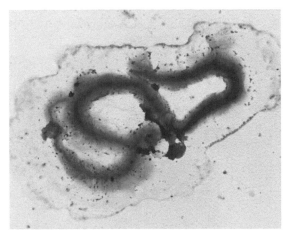

图 10-2-13　柯斯曼螺旋体（瑞-吉染色，×1000）

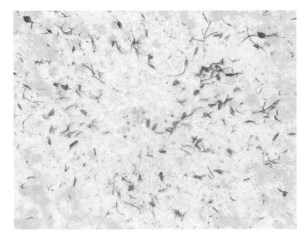

图 10-2-14　石棉小体（美兰染色，×1000）

（5）橙色血质（血晶）及胆红素结晶：两者形态均可呈金黄色菱形、针状、松针集束状、星芒状。氢氧化钠可溶解胆红素结晶，不溶解橙色血质，可鉴别，见图10-2-15、10-2-16。

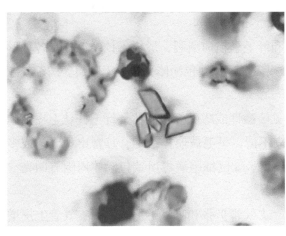

图 10-2-15　橙色血质（瑞-吉染色，×1000）

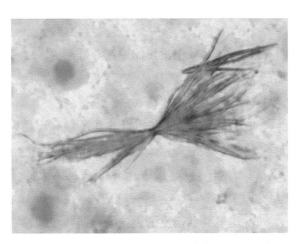

图 10-2-16　胆红素结晶（美兰染色，×1000）

（庞冲敏　葛晓军）

第三节　非肿瘤性疾病上皮细胞形态学

一、纤毛柱状上皮细胞改变

1. **固缩变性**　细胞固缩变小，单个散在呈小锥形或三角形，胞质深红色，核固缩变小，有轻度畸形，见图10-3-1。

2. **多核纤毛柱状上皮细胞**　细胞体积大，呈多边形或不规则形；胞核小，大小较一致，呈圆形或椭圆形，数个至数十个不等，紧密排列，可见重叠，有的胞核固缩成一团，染紫蓝色；胞质丰富。高倍镜观察时，可见细胞一端有纤毛和终板。此类细胞多见于支气管灌洗液，痰涂片中较少见，见图10-3-2。

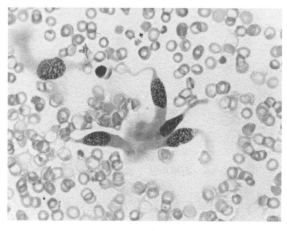
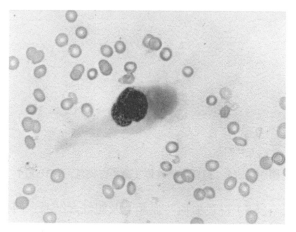

图10-3-1　固缩变性纤毛柱状上皮细胞
（瑞 - 吉染色，×1000）

图10-3-2　多核纤毛柱状上皮细胞
（瑞 - 吉染色，×1000）

3. **纤毛柱状上皮细胞退变**　纤毛脱落，细胞和纤毛呈横向断裂，形成无核纤毛丛和各种形态的无纤毛的核、胞质残体；胞质残体内可见1个或多个嗜酸性包涵体。常见于肿瘤、病毒或细菌感染，见图10-3-3。

4. **包涵体**　在纤毛柱状细胞胞核和胞质内可见嗜酸性或嗜碱性包涵体，纤毛柱状上皮细胞增大，核亦肿大。①腺病毒感染时，核染色质模糊不清，呈毛玻璃样结构，且常出现双核或多核。②呼吸道合胞病毒感染时，可见巨大的合体细胞。③巨细胞病毒所致包涵体周围有明亮空晕，见图10-3-4。

5. **呈乳头状增生的上皮细胞团**　在慢性炎症、支气管扩张和哮喘等病变时，支气管上皮增生，细胞层数增多，纤毛柱状上皮细胞和杯状细胞形成乳头状细胞团。细胞核大小形态一致，排列紧密、重叠，位于细胞团中央，外围为胞质带，游离面可见纤毛和黏液空泡。这种增生的细胞团有时与腺癌相似，必须注意鉴别，有纤毛是良性细胞的重要标志，见图10-3-5。

二、储备细胞（基底细胞）增生

正常情况下储备细胞牢固附着于基底膜，在痰标本中极其少见。支气管刷片或冲洗液中因机

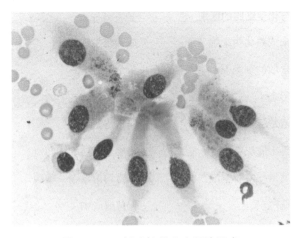

图 10-3-3　纤毛柱状上皮细胞退变
（瑞 - 吉染色，×1000）

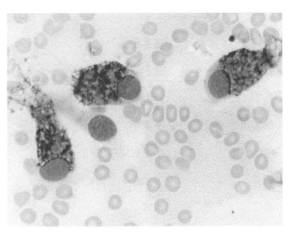

图 10-3-4　纤毛柱状上皮细胞内病毒包涵体
（瑞 - 吉染色，×1000）

械作用较多见。这种增生的基底细胞必须注意与小细胞未分化癌相区别，特别是在核大小不一致时，见图 10-3-6。

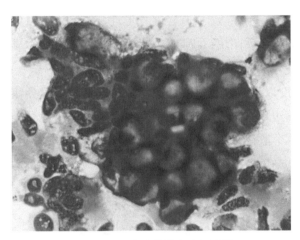

图 10-3-5　乳头状的上皮细胞团
（瑞 - 吉染色，×1000）

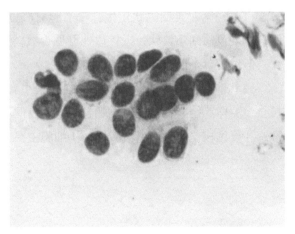

图 10-3-6　基底层上皮细胞（瑞 - 吉染色，×1000）

三、鳞状上皮细胞改变

1. **鳞化细胞**　细胞大小不一，可相差 1 倍以上，呈圆形、椭圆形、扇形、多边形、梭形以及三角形等；胞核较外底层细胞核略大，大小一致，呈卵圆形或轻度不规则形，染色质呈细颗粒状，分布不均，有些核固缩、深染；胞质很少，嗜碱性。在鳞状化生细胞团周边有时可见纤毛柱状细胞。

储备细胞与化生细胞的不同点，见表 10-3-1。

表 10-3-1　储备细胞与化生细胞的区别

	储备细胞	未成熟化生细胞	成熟化生细胞
排列	成群或孤立散在	松散的细胞群	单个
形态	卵圆形或低柱状	形态不一	多角形
细胞边界	不清楚	清楚，常有细胞突	非常清楚
细胞大小	小于底层细胞	等于底层细胞	与中、表层细胞相似
胞质	少，细小空泡，嗜碱	适量，常有空泡，嗜碱	丰富均匀致密，嗜酸
核位置	边缘	偏位	偏位或居中
染色质	细颗粒	细网状	细网状
细胞群周围	正常柱状细胞	鳞状细胞	鳞状细胞

2. 鳞化核异质（非典型鳞状化生）　指在鳞化的基础上发生了非典型增生（核异质）改变的细胞，染色质增粗、深染，核增大，且核大小形状有异形。非典型鳞状上皮化生被认为是一种癌前病变。

（1）轻度非典型鳞状化生：①细胞有轻度大小不一致；②核有轻度异形性，核质比轻度失调；③染色质细颗粒状，近核边处可见少数较大的染色质团块；④胞质可为嗜酸性；⑤细胞常成片，但也可单个散在，见图 10-3-7。

（2）重度非典型鳞状化生：①细胞大小有重度以上不一致；②核有明显的多形性，呈分叶状、裂隙样、结节状，染色质颗粒粗大，有时在核边缘聚集成团块状，核质比有中度以上显著异常；③可见核仁，大而呈嗜酸性；④细胞主要为单个散在，见图 10-3-8。

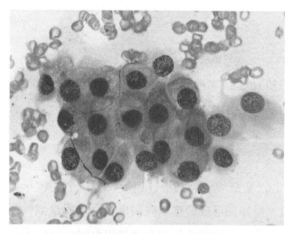

图 10-3-7　轻度鳞状化生（瑞 - 吉染色，×1000）

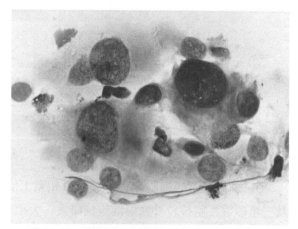

图 10-3-8　重度鳞状化生（瑞 - 吉染色，×1000）

鳞化、轻度核异质、重度核异质、癌细胞的形态特征鉴别，见表 10-3-2。

表 10-3-2　鳞化、轻度核异质、重度核异质、癌细胞的形态特征鉴别

指标	鳞化细胞	轻度核异质细胞	重度核异质细胞	癌细胞
细胞大小	小	略大	中度增大	>2 倍以上
细胞一致性	大小一致	略不一致	明显不一致	大小悬殊
细胞形态	圆或卵圆	轻度异形	中度异形	明显畸形
细胞胞质	嗜碱性	少数嗜碱	多数嗜酸	嗜酸或嗜碱
胞核大小	小	略大	增大 1 倍左右	增大 1 倍以上
胞核一致性	大小一致	略不一致	明显不一致	大小悬殊
胞核染色质	细粉末状	细粉末状，有少数小团块	粗大，有较多团块	粗大，聚集成较大团块
胞核形状	圆或卵圆	轻度畸形	中度畸形	明显畸形，结节、分叶
核质比	正常	轻度失调	中度失调	明显失调
细胞分布	多成片	常成片，有单个散在	有单个散在或成片	单个散在或成团成群

（庞冲敏　葛晓军）

第四节　肺癌的脱落细胞形态学

一、肺癌的临床分类

呼吸道肿瘤中，原发性肺癌占 90%，转移性肿瘤占 10%。原发性肺癌多起源于支气管黏膜上皮，占 95% 以上，故又称为支气管肺癌。少数由支气管壁腺体、肺泡上皮引起。肺癌的临床分类有解剖学分类、组织学分类和细胞学分类。

（一）解剖学分类

肺癌按发生的部位和形态可分为：①中央型（肺门型），肿瘤发生于主、叶和段支气管，约占 3/4，以鳞癌和小细胞未分化癌为主；②周围型，肿瘤发生于段支气管以下，约占 1/4，以腺癌为主；③弥漫型，肿瘤弥漫地分布于肺内，此型多来自细支气管及转移癌。

（二）组织学分类

肺癌分为以下几个类型：

1. **鳞状细胞癌**　变异型、梭形细胞癌。

2. **小细胞未分化癌**　①燕麦细胞癌；②中间细胞癌；③混合燕麦细胞癌。

3. **腺癌**　①腺泡细胞癌；②乳头状腺癌；③支气管肺泡癌；④实体癌伴有黏液形成。

4. **大细胞未分化癌**　变异型。①巨细胞癌；②透明细胞癌。

5. 腺鳞癌。

6. 类癌。

7. **支气管腺癌**　①腺样囊腺癌；②黏液表皮样癌。

8. 其他。

（三）细胞学分类

肺癌的细胞学诊断应尽可能与组织学分型相吻合，一般分化好的及小细胞癌，组织学分型准确率高达 80% 以上；分化差的及大细胞未分化癌则准确率较低；不能分型者，不要勉强。

二、肺癌脱落细胞学特点

（一）鳞癌

主要来源于支气管上皮细胞鳞状化生后的恶变。

1. 细胞病理特征

（1）分化较好的鳞癌：①癌细胞大，多形性明显；②核大，畸形明显，染色深；③胞质丰富，核质比失调不明显，边界清楚，无角化的癌细胞；④癌性吞噬对癌细胞诊断具有重要意义；⑤癌细胞单个散在多见，见图 10-4-1。

（2）分化差的鳞癌：此型较多见且不易辨认。①小细胞角化型，相当于基底细胞大小，呈小菱形、多角形、圆形或不规则形等，散在分布，核畸形明显，深染呈煤块状，胞质角化，染色淡蓝或深蓝；②小细胞无角化型，中等大小，不规则形，核多为圆形或不规则圆形，染色质呈粗颗粒状，有时可见核仁，核膜增厚，胞质染色深蓝，见图 10-4-2。

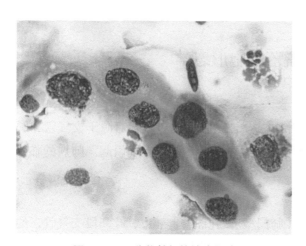

图 10-4-1　分化较好的鳞癌细胞
（瑞 - 吉染色，×1000）

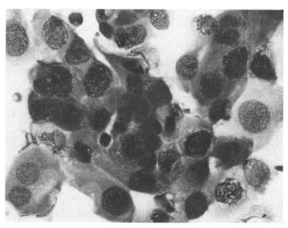

图 10-4-2　分化差的鳞癌细胞
（瑞 - 吉染色，×1000）

痰液、支气管刷片、支气管灌洗液标本中鳞癌细胞学特征的比较，见表 10-4-1。

表 10-4-1　痰液、支气管刷片、支气管灌洗液标本中鳞癌细胞学特征的比较

细胞学特征	痰液	支气管刷片	支气管灌洗液
单个细胞	多见	少见	多见
成群细胞	少见	很常见	罕见成团
核内结构	不清楚，染色质致密（墨滴样）	清楚，染色质网状规则较柔和（水彩）	轻度不规则深染，染色质颗粒状（油彩）
核固缩	明显	不明显，一般少见	可见
核仁	少，模糊不清晰	常见，可见到大核仁	有时可见，多个

续表

细胞学特征	痰液	支气管刷片	支气管灌洗液
核膜	薄	薄	薄
胞质角化	明显	不明显，或无	明显
涂片背景	污秽	干净	干净

2. 鉴别诊断

（1）鳞状化生：①非典型鳞化有一定的核大小不一，畸形较轻，染色质稍粗，细胞连接成片，没有典型的单个鳞癌细胞；②非典型鳞化即表示癌前变化，亦是肺鳞癌附近支气管上皮细胞常发生的一种异常病变；③凡是发现较明显的非典型鳞化时，除了须仔细寻找单个典型鳞癌细胞外，还应作细胞学的随访观察，以便发现早期癌变。

（2）痰中找到癌细胞，一般可诊断为肺鳞癌。

（3）腺癌细胞退变时可出现核固缩、胞质呈嗜酸性。如果数量较少，易误诊为鳞癌。

（4）放疗或化疗后，支气管上皮细胞或鳞化细胞可出现核增大、深染、核仁大，有的类似鳞癌细胞，对这类病例的诊断需慎重。

（二）腺癌

主要来源于支气管上皮细胞和肺泡细胞的恶变。

1. 细胞病理特征

（1）支气管腺癌：①分化较好的细胞可单个散在或成群分布，细胞群较大，群内细胞相互重叠呈立方体结构，它是组织学上腺样或乳突样结构在细胞学上的表现，胞质内有黏液空泡伴胞质透明淡染，细胞常有特殊排列。②分化差的常成团脱落，胞质界限不清，胞核较小，圆形或不规则形，少数畸形较明显，染色质粗颗粒状或粗块状深染，胞质偶可见较小的黏液小泡，细胞可排列成小血管状、菊花状、桑葚状、镶边样等，见图10-4-3。

（2）支气管肺泡癌：与支气管腺癌细胞形态相似，很难完全区分。但仔细观察仍可发现有一些差异：①支气管肺泡癌更易成群。②癌细胞大小较一致，核畸形不明显，巨大核仁少见。③癌细胞常与大量肺泡吞噬细胞混杂在一起，这是癌细胞来自肺泡腔的一个间接证据，见图10-4-4。

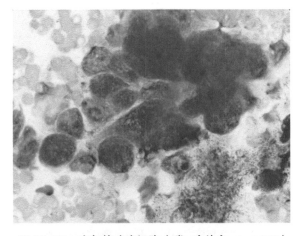

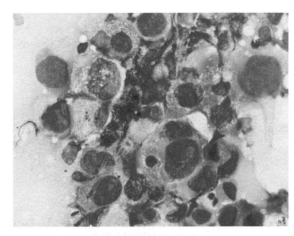

图 10-4-3　支气管腺癌细胞（瑞-吉染色，×1000）　　**图 10-4-4　支气管肺泡癌细胞（瑞-吉染色，×1000）**

痰液、支气管刷片、支气管灌洗液标本中腺癌细胞学特征的比较，见表10-4-2。

表10-4-2　痰液、支气管刷片、支气管灌洗液标本中腺癌细胞学特征的比较

细胞学特征	痰液	支气管刷片	支气管灌洗液
细胞团	常见	常见	常见
胞核	小、小泡状	最柔和	大，很柔和
染色质	粗颗粒	细网状	细网状
核仁	显著，蓝或红	很显著，多红色	显著，多红色
核膜	厚	厚	厚
胞质	少，薄	多，半透明	中等，薄
涂片背景	较干净	很干净	干净

2. 鉴别诊断

（1）成团脱落的增生的支气管上皮细胞：①增生的支气管上皮细胞，核大小的变异和核仁增大没有腺癌明显。②细胞群多呈片状，核重叠较少，而腺癌细胞的核常重叠呈立方体结构。③细胞有极性，核与核之间的距离相似，而腺癌细胞群内核大小不等，核之间距离不一。④细胞团的边缘核呈栅栏状排列，或细胞呈柱状，游离缘有纤毛或终板，或细胞团的周围或一侧出现一层没有细胞核的胞质带，多见于良性细胞；观察单个散在的细胞，如果发现具有典型结构的癌细胞，则可明确腺癌诊断。

（2）分化差的鳞癌脱落细胞可出现巨大的核仁，有时可能误诊为腺癌。但若出现重叠的、立体状结构癌细胞，有利于腺癌的诊断。

（3）病毒感染一些柱状上皮细胞可出现核增大、多核或核内包涵体，易误判为核仁，需加以鉴别。病毒感染细胞时细胞核虽增大，但内部结构不清，呈毛玻璃样结构，包涵体周围有空晕，可鉴别。

（4）痰内吞噬细胞与腺癌细胞的区别，见表10-4-3。

表10-4-3　痰液标本吞噬细胞与腺癌细胞的区别

	吞噬细胞	腺癌细胞
细胞特征	1. 胞质内含有灰尘颗粒或脂质，不含黏液 2. 核质比例正常	1. 胞质内常含有黏液空泡，无灰尘颗粒 2. 核质比例明显增大
核的特征	1. 核略偏位 2. 略小于基底层细胞核 3. 轻度畸形 4. 染色质细颗粒状，分布均匀 5. 核仁不明显，有时可见小核仁 6. 边界清晰 7. 无核分裂象	1. 核偏位，可紧靠细胞边缘 2. 核明显增大，为底层细胞核的1~3倍 3. 核轻到中度畸形 4. 染色质增多，分布不均 5. 核仁常明显，可见巨大核仁 6. 核膜可增厚 7. 可见核分裂象
成群细胞	1. 排列稀松，无特殊排列 2. 细胞与核大小形态一致，核染色较一致	1. 紧密排列成团，可呈腺泡状、桑葚状 2. 细胞与核大小形态不一，染色质深浅不一

（三）小细胞未分化癌

主要来源于呼吸道黏膜中的神经内分泌细胞。

1. 细胞病理特征　组织学将小细胞未分化癌分为 3 型，即燕麦细胞型、中间细胞型和混合燕麦细胞型，但细胞学方法区别较困难，一般不作分型，见图 10-4-5。

（1）细胞小，8～10 μm，比淋巴细胞大 1 倍以内。

（2）核形态不规则，呈圆形、卵圆形、长形、三角形、多角形等，燕麦细胞癌是指细胞核一端钝圆，另一端尖细，形似燕麦的癌细胞。

（3）可散在，但常成团出现，癌细胞有随黏液丝排列的特点。

痰液、支气管刷片、支气管灌洗液标本中小细胞未分化癌细胞学特征的比较，见表 10-4-4。

表 10-4-4　痰液、支气管刷片、支气管灌洗液标本中小细胞未分化癌细胞学特征的比较

细胞学特征	痰液	支气管刷片	支气管灌洗液
细胞团	紧密	疏松	疏松
胞核	最小、墨水滴样	大、柔和（较深）	小、墨水滴样
染色质	聚结	粗块	聚结
核仁	不见	少见	罕见
核膜	薄	薄	薄
胞质	最少	可见（核周）	少
涂片背景	较干净	干净	污秽

2. 鉴别诊断

（1）淋巴细胞：当淋巴细胞性肺炎、滤泡性支气管扩张时，痰涂片中可见成条分布的淋巴细胞。①淋巴细胞均成单个，无葡萄状结构细胞群。②少数转化的淋巴细胞可见到核仁，而未分化小细胞癌一般没有核仁。③未分化小细胞癌的核有较明显的染色质中心，核比淋巴细胞大。

（2）基底细胞增生：基底细胞增生在痰液涂片和肺泡灌洗液涂片中较少出现，而在支气管刷片中常见。

（四）大细胞未分化癌

大细胞未分化癌多为单个细胞脱落，有时可成群。群内细胞大小不一，很少重叠。癌细胞较大，既没有鳞癌特征，亦没有腺癌特点，见图 10-4-6。

（五）腺鳞癌

腺鳞癌在光镜下并不多见，而据电镜观察，腺鳞癌在肺癌中常见，细胞学检查并没有特殊的表现，而是一种既有鳞癌特点又有腺癌特点的混合性癌。

三、痰、支气管刷片和肺细针穿刺细胞学的关系

1. 防癌普查或肺癌病例应首选痰或支气管刷片检查，尤其是中央型肺癌，痰或支气管刷片

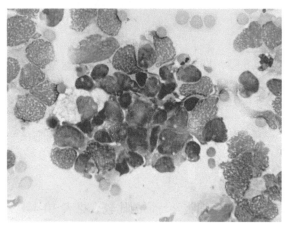

图 10-4-5　小细胞未分化癌（瑞 - 吉染色，×1000）

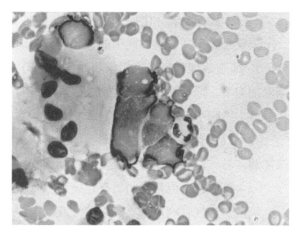

图 10-4-6　大细胞未分化癌（瑞 - 吉染色，×1000）

的确诊率较高。做过 3 ~ 5 次脱落细胞学检查的病例，确诊率一般在 85% 以上。

2. 对痰或支气管刷片检查阴性的肺癌，尤其是周围型的，应考虑做细针穿刺细胞学检查（fine-needle aspiration cytology，FNAC），这两种方法是互补的。

3. 对肺转移癌，一般细胞学检查的阳性率较低，但 FNAC 的阳性率较高。因此，对怀疑肺转移癌的病例，FNAC 是首选方法。

四、病例分析

【患者资料】　患者，男，56 岁，主因"反复咳嗽，咯血 2 月，发热 1 天"入院；无高血压、糖尿病病史，有 30 年吸烟史，体格检查正常。胸部 CT 考虑：右肺渗出性病变，肺结核不除外。肺部肿瘤标志物：鳞状上皮细胞癌抗原 1.7 ng/ml（<1.5 ng/ml），胃泌素释放肽前体 22.5 pg/ml（<63 pg/ml），癌胚抗原 4.06 μg/ml（吸烟<5.0 μg/ml），神经元特异性烯醇化酶 40.31 ng/ml（<17 ng/ml），细胞角蛋白片段 5.400 ng/ml（0 ~ 3.3 ng/ml）。血常规检查白细胞轻度升高，C 反应蛋白 13.81 mg/l（0.068 ~ 8.2 mg/l），CD64 指数 1.34（<1.0）。支气管镜：见右上叶及中间支气管新生物，不能明确性质。临床初步诊断：1. 右肺肺炎（社区获得性）。2. 右肺原发性支气管肺癌，建议进一步支气管镜检，送检脱落细胞和组织病理检查。

【脱落细胞显微镜检查】　制片方法：涂片；染色方法：瑞 - 吉染色；显微镜检查：镜下可见大量红细胞；有核细胞明显增多，以纤毛柱状上皮细胞为主，可见大量异形细胞（该类细胞成团分布，胞体大小不一，胞质强嗜碱性，呈深蓝色，胞核大，核质比高，染色质厚重、致密，核仁明显），可见较多中性粒细胞，见图 10-4-7、图 10-4-8。

【报告】　可见异形细胞，依据细胞形态分析，考虑癌细胞，建议结合免疫组织化学进一步明确诊断。

【讨论与分析】　该标本取自支气管镜下新生物，取得的标本为组织小团块，经过压片，瑞 - 吉染色后镜下可见大量异形细胞，该类细胞成团分布，胞体大小不一，既有体积大的单个分布的细胞，也有成团分布的体积小的异形细胞，染色质相对于正常上皮厚重、致密，核仁明显，依据细胞形态考虑肿瘤细胞。结合图 10-4-7 和图 10-4-8，癌细胞明显大小不均。肺癌的组织结构较复杂，其细胞构成亦较复杂，同一肿瘤可以出现两种以上不同类型的癌细胞。分化越低，癌细胞

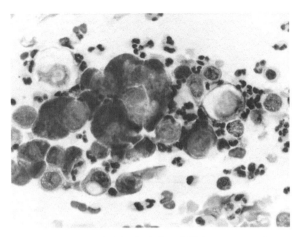

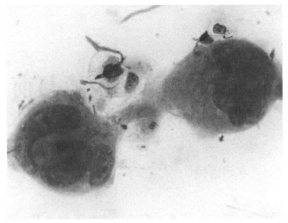

图 10-4-7　肿瘤细胞（瑞-吉染色，×1000）　　　　图 10-4-8　肿瘤细胞（瑞-吉染色，×1000）

的异质性越明显，即在同一肺癌中出现两种或两种以上的癌细胞，且单个癌细胞具有双向分化的特点，这说明不同的肺癌具有相同的组织学起源，多潜能的基底细胞在不同微环境影响下，可以向不同的方向分化，导致肺癌的异质性。结合肺部肿瘤标志物神经元特异性烯醇化酶和细胞角蛋白片段升高显著，说明癌细胞有低分化和腺癌分化特征，这也与形态学观察相符合。实验室检查中，C 反应蛋白和 CD64 指数升高，提示有感染，结合形态学中性粒细胞升高，说明形态学和检验数据是吻合的。

（庞冲敏　葛晓军）

 思考题

1. 临床呼吸道脱落细胞学检验有何临床意义？
2. 试述鳞状化生、轻度核异质、重度核异质、癌的形态特征鉴别。
3. 试述鳞癌的细胞病理特征。
4. 试述腺癌的细胞病理特征。

第十一章　精液与前列腺液脱落细胞学检验

学习目标

1. **掌握**：精液、前列腺液脱落细胞形态学检验的标本采集与处理，显微镜检查、形态学分析和质量控制；前列腺非肿瘤性和肿瘤性疾病脱落细胞学的形态特征和临床意义。
2. **熟悉**：睾丸及附睾脱落细胞学形态学和临床意义，前列腺炎的细胞形态学表现，前列腺癌的细胞病理学和形态学特征。
3. **了解**：睾丸及附睾肿瘤的种类；前列腺肿瘤性疾病的类型；前列腺癌的组织病理学。

第一节　精液中脱落细胞形态学

精液脱落细胞形态学包括精子、生精细胞、异常脱落细胞和其他有形成分等的形态学分析，精液中的各种有形成分都可以作为评价睾丸生殖功能和病理损伤的有效指标，精液脱落细胞学的变化是反映睾丸功能、损伤和疾病的重要标志物，虽然多数实验室已具备形态学检测能力，但精液形态学分析仅仅停留在湿片分析，精子形态、生精细胞、肿瘤细胞及其他有形成分的辨别及诊断仍滞后。

一、标本采集与处理

（一）标本采集

精液标本采集多选用手淫法，手淫法采集困难者，可用性交中断法、电按摩法或专用安全套法等。禁欲 2~7 天，留样前先排空尿液，收集一次性射精的全部精液于清洁、干燥、无毒的容器内，立即送检，冬季应注意保温。

（二）涂片制备与染色

精液充分液化，用一次性塑料吸管反复吹吸，动作轻柔混匀精液，尽量避免产生气泡。根据精子浓度，取 5~10 µl 的精液置于载玻片一端，用另一张盖玻片边缘接触精液滴向玻片另一端推拉，制成推片，在空气中自然干燥后染色。如果精子浓度过低（$<2 \times 10^6/ml$），可将标本于 3000 r/min 离心 10 min，去上清液，取沉渣浓缩制片。

1. 瑞-吉染色　是最常用的形态学检验染色方法，对血细胞、精液生精细胞和肿瘤细胞具有较好的染色效果，也可用于精子形态学分析，是精液脱落细胞形态学分析推荐的方法。

2. **改良巴氏染色** 适用于分析精子形态学和检查未成熟生精细胞和非精子细胞。制片可长期保存，在阴暗、干燥处，可稳定保存数月至数年。

3. **Diff-Quik 染色** 常用的快速染色方法，在 2 min 内即可完成染色，染色效果同瑞 - 吉染色，适用于精子和脱落细胞的着色。

4. **Shorr 染色** 染色效果同巴氏染色相近。

（三）显微镜检查与结果报告

精液涂片染色后镜检，可见正常精子形似蝌蚪状，分头、颈、中段、主段和末段。在评估精子正常形态时，通过光学显微镜很难观察到精子末段，可以认为精子是由头（和颈）和尾（中段和主段）组成。一般在油镜下计数 200 个精子，脱落或游离的精子头部作为异常精子形态计数，游离的精子尾部不计数。只有头和尾都正常的精子才认为是正常的。异常精子形态分类方法，记录异常形态精子的异常部位，所有处于临界形态的精子应该认为是异常。正常形态精子的参考下限为 4%。形态正常精子的总数更具有生物学意义。

二、精液脱落细胞形态学检验

（一）睾丸、生殖系统正常脱落细胞学

精液中的有形成分都是睾丸等生殖系统的代谢产物，反映睾丸的生殖功能。正常精液里不见或偶见，在病理情况下，或者通过穿刺针吸可见多种有形成分。

1. **生精细胞** 生精细胞即未成熟生殖细胞，是指精子发生的各阶段，包括精原细胞、初级精母细胞、次级精母细胞和不同发育阶段的精子细胞。

（1）精原细胞：精原细胞是由原始生精细胞分化而来的，是睾丸中最幼稚的生精细胞。精原细胞形态特征：胞体直径 5.5 ~ 9 μm，圆形或类圆形；经瑞 - 吉染色细胞质呈均匀灰蓝色，一般无颗粒；胞核较大，呈圆形，居中或稍偏位，占细胞 2/3 以上；染色质较致密，粗颗粒状，呈深紫色，核仁不清，见图 11-1-1A。

（2）初级精母细胞：胞体直径 7.0 ~ 16.5 μm，呈圆形或类圆形；胞核大小不一，常偏位，占细胞 1/6 ~ 2/3 或以上。瑞 - 吉染色胞质呈浅蓝色，可见细颗粒和空泡；胞核呈紫色细颗粒状或粗颗粒状。由于初级精母细胞经过细线前期和休止期、细丝期、接合丝期、粗丝期和复丝期等阶段，形态可多种多样，胞核染紫色，其颗粒粗细、致密程度和大小均不同。分化好的细胞，核内可见粗颗粒状的核微体（核仁），有时核呈胀大状态。初级精母细胞的形态，除细线前期较其他初级精母细胞的体积小及细胞质较少外，各级初级精母细胞主要区别在于核染色质的颗粒大小及疏松状态变化，见图 11-1-1B。

（3）次级精母细胞：次级精母细胞由初级精母细胞第一次减数分裂而来。胞体圆形，直径 6.5 ~ 13.85 μm，瑞 - 吉染色胞质呈浅蓝色，与初级精母细胞相似，偶见空泡。细胞核圆形或类圆形，单核时常居中或稍偏位，双核时常对称排列，三核或多核时呈重叠排列，细胞核也可呈分裂象，呈深紫色粗大颗粒，也可呈块状，见图 11-1-1C。

（4）精子细胞：胞体直径 4.0 ~ 8.6 μm，多呈圆形，偶见椭圆形。胞核多呈球形或椭圆形，可见单核、双核或多核，常贴于细胞质边缘，也有居中。瑞 - 吉染色胞质呈浅蓝色，可见空泡。细胞核染成深紫红色，形成浓染、致密的精子头雏形，核内颗粒浓集，不易分辨。精液中可以看

到不同发育阶段的多形态的精子细胞，可见多核精子细胞，以及伸出尾鞭毛的精子细胞，见图11-1-1D。

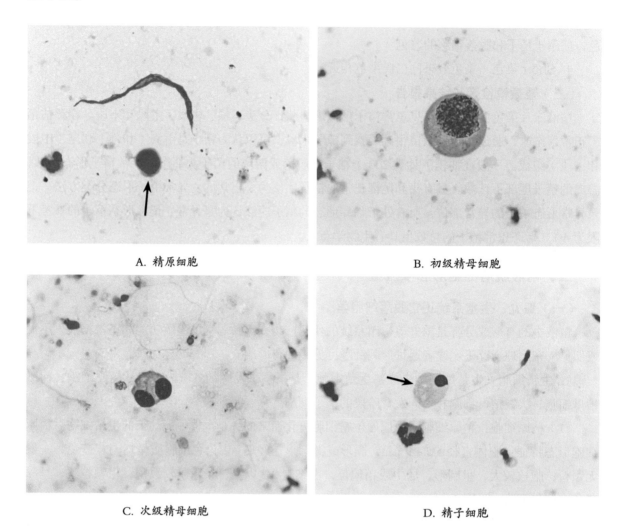

A. 精原细胞

B. 初级精母细胞

C. 次级精母细胞

D. 精子细胞

图 11-1-1　各级生精细胞（瑞 - 吉染色，×1000）

（5）生精细胞的凋亡：睾丸生精细胞凋亡，是发生在生理条件下的细胞死亡，或者是某些因素诱发原已存在的死亡机制，而导致细胞的死亡，它是组织对各种不良刺激的反应过程。原位缺口末端标记（TdT-mediated dUTP nick end labeling）检测是观察细胞凋亡的有效方法，经原位缺口末端标记和苏木精染色，凋亡的生精细胞呈棕黄色，胞核浓染。瑞 - 吉染色跟 TUNEL 法有相同的效果。

精液中凋亡的生精细胞常单个、散在分布，也可见成堆存在，有时可见多种形态的凋亡细胞，凋亡细胞与正常细胞分离，不引起炎症反应。经瑞 - 吉染色后，凋亡的生精细胞胞核变小，染色质致密、深染，可碎裂成多个凋亡小体。

2. **间质细胞或莱迪希细胞**　多散在或成堆分布，大小 16 ~ 24 μm，较支持细胞略小，似间皮细胞，胞质丰富，灰蓝色，胞核居中，圆形或卵圆形，边缘不规则，可见双核。该细胞与男性性激素的分泌密切相关，在青少年睾丸萎缩等疾病中，可见与支持细胞均增多。

3. **支持细胞**　支持细胞直径 18 ~ 30 μm，多呈不规则形、多边形、多毛絮状突出，胞质丰富，界限不清，灰蓝色，有淡染区或空泡，胞核呈不规则圆形，染色质细致疏松，核仁大而明显，核易破碎呈裸核状。该细胞在中年人睾丸中不常见，但在生精停止的成年人中可大量出现。支持细胞生长在生精小管的内表面，各级生精细胞均镶嵌在上面，起到支持、营养和形成血睾屏障的作用，构成生精小管的微环境。

4. 支持细胞骨架　支持细胞的形状、内部各成分的相互位置关系以及它们的运动都与胞质内蛋白细丝的功能相关，这些细丝相互交错，组成复杂的网，成为细胞的支架，即支持细胞的骨架。

5. 微管与微丝　是构成细胞骨架的蛋白细丝。微丝是细胞内直径约 8 nm 的蛋白细丝，排列成网、成束或散在分布于胞质中，高倍电镜下呈线样螺旋状结构，其主要成分是肌动蛋白，所以也叫肌动蛋白丝；微管呈中空的圆筒样结构，管壁由微管蛋白分子组成，具有运输功能，作为细胞骨架，支撑细胞使之具有一定的形状，与细胞运动相关，细胞伪足也由微管支撑。

6. 睾丸内结晶　可见胆固醇结晶、磷酸钙结晶和橙色血质结晶等，胆固醇结晶和磷酸钙结晶一般无临床意义，橙色血质结晶为斜方形、菱形、针束状、颗粒状或团块状的橙黄色结晶，提示陈旧性出血。

（二）生殖道常见上皮细胞

1. 附睾上皮细胞　多散在分布，体积较大，直径 28 ~ 30 μm，呈柱状或椭圆形，胞质灰蓝色，核卵圆形，染色质不均匀呈粗颗粒状，可见 1 ~ 2 个核仁。

2. 精囊腺上皮细胞　精囊腺上皮细胞常见于前列腺液标本，多散在分布，前列腺按摩时挤压精囊腺，则精囊腺细胞增多，并混有大量精子。直径 30 ~ 80 μm，呈不规则上皮样，胞质丰富，嗜碱性，内含棕黄色颗粒及空泡，核圆形或不规则形，染色质均匀颗粒状，着色深，核仁不清，核膜光滑，界限清楚，常围有精子。

3. 前列腺上皮细胞　成堆或散在分布，偶见蜂窝状排列，直径 15 ~ 20 μm，多呈膨胀的柱状，不规则圆形或多边形；胞质中等，呈淡蓝色，或蓝紫色，常含分泌物或空泡。胞核呈圆形或椭圆形，居中或偏位，多为单个核，核仁不清。

4. 尿道上皮　偶见尿路移行上皮和鳞状上皮等。鳞状上皮细胞，胞体较薄，较大，60 ~ 100 μm，呈多形性；胞质清透，着色较淡，可见折叠、卷曲现象，胞质内可见颗粒和细菌等；胞核较小，圆形或类圆形，细胞角化，胞核缩小或消失，核仁不可见。表层移行上皮呈圆形或多边形，胞体大小不一，胞质较鳞状上皮细胞稍厚，细颗粒状，均匀分布，可见空泡样改变；胞核呈圆形或卵圆形，数目一个或多个，可见小核仁。正常情况下，上皮细胞<5/HP。

（三）血细胞

精液中白细胞、红细胞增多见于生殖系统炎症、结核、恶性肿瘤等，正常情况下，白细胞和红细胞<5/HP。白细胞异常增多可诊断为白细胞精子症，可伴有精液量、精子浓度、精子活动力和精子功能的改变。

（四）其他有形成分

淀粉样小体，大小不一，圆形或卵圆形，自中央向外，有同心圆线纹的层状结构，多见于老年人，也见于前列腺炎或前列腺肥大的患者。

三、睾丸及附睾非肿瘤性疾病精液脱落细胞学

（一）急性附睾炎

急性附睾炎患者睾丸肿大，直径可达 20 cm，肿胀、疼痛，局部有红、肿、热、痛等明显急性炎症症状，伴有畏寒、发热，全身不适等全身症状，经治疗即可治愈。

1. 形态特点 可见中性粒细胞明显增多，伴不同程度退化变性，部分粒细胞质有中毒颗粒及空泡，可见吞噬细胞及组织细胞，背景可见大量成熟红细胞。

2. 临床意义 多因外伤引起，也可继发于某些急性传染病或感染性疾病，如流行性感冒、流行性腮腺炎、肺炎、膀胱炎、伤寒、淋病、麻疹等。

（二）慢性睾丸炎

有急性睾丸炎的病史，症状较轻，病程可长达数年，在睾丸或附睾形成大小不一的肿块，可有压痛、胀痛，全身症状不明显，有时可伴有全身不适，劳累后疼痛加重。

1. 形态特点 可见少数变性的精原细胞，支持细胞和间质细胞数目相对增多，可见数量不等的淋巴细胞、组织细胞和浆细胞，以及少数散在分布的中性粒细胞。涂片示纤维化明显，取材困难。

2. 临床意义 慢性睾丸炎是睾丸炎与附睾炎因急性炎症久治不愈，迁延引起，持续存在转为慢性的过程。

（三）化脓性附睾炎

化脓性附睾炎表现为附睾肿大，肿块有压痛或自发性疼痛，可伴不同程度全身症状，常有炎性的鞘膜积液。

1. 形态特点 外观呈脓性，可见大量中性粒细胞，或不同程度的退化变性和坏死细胞，少数巨噬细胞，大量脓样黏液物质背景，有时可见少许上皮细胞。

2. 临床意义 由细菌感染引起，主要是淋球菌及其他化脓性细菌，常伴有尿道及前列腺炎，但睾丸仍正常。

（四）附睾结核

结核杆菌侵入附睾局部，随之累及全附睾，如外伤感染，常累及附睾头部，但极少见。附睾处可触及较小、质硬肿块，后逐渐延伸，使整个附睾肿大，较输精管粗，呈半球状结节，后肿块发展为干酪样坏死，软化及液化形成脓肿，并与阴囊壁粘连，破溃形成瘘管，经久不愈。

1. 形态特点 早期外观呈血性，干酪样物或脓样坏死物，镜下可见较多类上皮样细胞，与淋巴细胞形成结核结节，可见少数朗格汉斯细胞，伴有多少不等的坏死组织及破碎细胞，有时背景伴多少不等的组织细胞、淋巴细胞和浆细胞。个别病例抗酸染色可查到抗酸杆菌，肉芽肿细胞也可以出现在精原细胞瘤患者附睾，但附睾结核缺乏典型精原细胞瘤细胞，并常伴坏死病灶，可以区别。

2. 临床意义 该病是常见疾病，均为继发感染，一般继发于肺、肾等的结核病灶，又称肉芽肿性附睾炎。

（五）肉芽肿性睾丸炎

以炎性肉芽肿性病理改变为特征的睾丸疾病，可能是生殖细胞损伤后产生或释放某种物质引

起炎性肉芽肿形成。患者常有睾丸损伤史。临床上可急性起病，睾丸呈明显的炎性肿痛，亦可进展缓慢，似睾丸肿瘤。

1. 形态特点 可见较多炎性细胞，如中性粒细胞、组织细胞、淋巴细胞、吞噬细胞吞噬精子头部，并可见成群上皮样细胞，少数多核巨细胞，此外还有生精细胞及精子。

2. 临床意义 肉芽肿性睾丸炎由精液或精子外渗入周围组织引起炎性反应，肉芽肿常见于附睾，亦可见于精索，该病属于良性病变。

（六）鞘膜积液

一种常见的疾病，一侧或两侧鞘膜间隙内集聚大量积液，睾丸周围肿胀，有波动感，质较软，一般无全身症状，细针穿刺可以从中抽出液体成分。

1. 形态特点 穿刺液为淡黄色澄清液体，抽出后肿块可缩小，如由外伤引起抽出物可为血性，涂片可见少数淋巴细胞及间皮细胞。少数间皮细胞体积增大，核肿胀。

2. 临床意义 鞘膜积液可分为急性鞘膜积液、慢性鞘膜积液、先天性积液和婴儿性积液4类。

（1）急性鞘膜积液：多由于鞘膜受伤而引起，阴囊肿大迅速，伴急性炎症体征，如发热、痛感，常继发急性附睾炎。

（2）慢性鞘膜积液：最常见阴囊肿大，直径20~30 cm，可导致行动不便或有下垂感，由于摩擦表皮除有红、痛感外，一般无其他症状。

（3）先天性积液：积液可流入腹腔，应与慢性腹股沟疝鉴别。

（4）婴儿性积液：积液累及鞘膜的一部分，可能恢复肿胀，仅限于精索部分。

（七）精液囊肿

是一种精液潴留性囊肿，多发生于睾丸与附睾连接处输精管内，触及有囊性感。一般在附睾或睾丸前方或后面，大小不一。

1. 形态特点 外观为乳白色液体，涂片可见数量不等精子，以及少数表层鳞状上皮细胞、细胞碎屑等。

2. 临床意义 一般无症状，较大可伴阴囊坠痛，有压痛，无炎症表现。

四、睾丸及附睾肿瘤脱落细胞学

睾丸肿瘤占泌尿系统肿瘤的3%~9%，占男性恶性肿瘤的1%~2%，多发生于20~40岁青壮年；精原细胞瘤多见于中年人，30岁以下少见；而胚胎瘤发病年龄小，以20~30岁较多见，也见于幼儿，最小10个月龄，多为单侧，发病与外伤、睾丸炎、内分泌等因素有关。睾丸肿瘤从发生来源分为生殖性细胞与非生殖性细胞两大类：前者发生于睾丸及精管上皮细胞，占睾丸95%以上；后者发生于间质细胞等，占2%~5%。原发性附睾肿瘤较罕见。

（一）精原细胞瘤

多见于青年男性，尤其青春期多发，随年龄增长，发病率逐渐下降。精原细胞瘤可分为典型精原细胞瘤、间变性精原细胞瘤及精母细胞瘤3种，精原细胞瘤也可以是睾丸畸胎瘤的组成部分。

1. 典型精原细胞瘤 外观为血性，涂片细胞呈弥散分布，中等大小，较淋巴细胞稍大，大小均匀，呈圆形或多边形；胞质较少，边缘不齐，可见核固缩及坏死物；胞核大，呈圆形或卵圆形；核染色质呈颗粒网状，分布均匀，核仁多个，大而畸形；裸核多见，背景常见泡沫状结构。该病突出特征是常见淋巴细胞混杂，有时可见肉芽肿细胞，如类上皮样细胞等，病理切片可见浸润状"虎纹"结构。该病需与结核性睾丸炎鉴别，后者无大量病理性精原细胞瘤浸润，但有坏死改变。

2. 间变性精原细胞瘤 多散在分布，瘤细胞体积大，细胞脆弱、易碎，多呈裸核样，也可见少量胞质附着，较小的瘤细胞团散在分布。与经典精原细胞瘤不同，该类细胞大小不一，外形不规则，核染色质粗糙、分布不均，核仁多个，大而畸形，核碎裂多见。背景中常见少量淋巴细胞。

3. 精母细胞瘤 该病发病年龄较大，预后较好，较少转移。涂片看到大量大小各异单个核瘤细胞，有时成堆成团，以中等大瘤细胞为主，胞质少，瑞-吉染色呈灰蓝色，胞核大，可见双核，核仁大而明显。涂片背景较干净，少见淋巴细胞和其他炎性细胞，与其他精原细胞瘤不同。

（二）睾丸胚胎癌

睾丸胚胎癌的发病率低于精原细胞瘤，约占睾丸肿瘤的20%，发病年龄较小，多见于青少年，最小年龄仅10个月，来源于多向分化的胚胎细胞，对放疗不敏感。

1. 形态特点 外观呈血性颗粒状。癌细胞大小不一，形态不规则，多形性，密集成团呈乳头状、巢状或腺样结构，分界不清；胞质少，呈嗜碱性，边缘模糊，常呈裸核状，有空泡；胞核大、不规则形，排列密集而紊乱，相互重叠，核染色质密集成块，或疏松网状，分布不均，常呈空泡状，核碎裂多见；有1~2个明显核仁，形态不规则。突出特点是背景中癌细胞间常含有坏死样物质。分化癌细胞，形态规则呈圆形，腺泡状结构。

2. 临床意义 恶性程度较高，进展迅速，瘤体比精原细胞瘤小，多为鸡蛋大，可部分或完全破坏睾丸组织，约20%累及精索。由于瘤细胞对血管浸润力强，常有早期转移，以血行转移为主，可同时累及肺、脑、骨髓等器官，淋巴转移与精原细胞瘤相同。

（三）睾丸间质细胞瘤

睾丸间质细胞瘤是具有内分泌功能的睾丸肿瘤之一，较少见，占睾丸肿瘤的1%~5%，以30~50岁多见，也可见于儿童，常为单侧性。睾丸可有弥漫肿大或结节状，大小为1~10 cm，质硬、光滑、并有压痛。

1. 形态特点 瘤细胞散在分布，界限清楚，大小不一，直径14~20 μm，呈圆形或多边形；胞质丰富，灰蓝或粉红色，内含脂质或棕色的脂褐素颗粒，胞质内可找到细长、菱形的棒状结晶（Reinke类晶体），外形似大小不同香烟状，有特殊诊断价值；胞核居中，圆形或椭圆形，核染色质呈颗粒状，可见双核、多核，核仁1~2个。

2. 临床意义 患儿常有早熟表现，如声音变粗，毛发增多，面部出现痤疮及阴茎长大，并有勃起、射精等功能。成人可表现为乳腺发育症，性功能减退。尿中促性腺激素、雌激素和17-酮类固醇增高。个别有恶变现象，可有腹股沟、盆腔淋巴结转移，甚至转移至肺及股骨。

（四）恶性畸胎瘤

恶性畸胎瘤是较常见的肿瘤，约占睾丸恶性肿瘤的10%。多发生在20~30岁青壮年，40岁以上少见，恶性程度较高，转移较快，对放疗不敏感。瘤组织可由外胚层、内胚层和中胚层组成，其中外胚层为常见的肿瘤成分，主要为鳞状上皮及其皮肤附件，中胚层可见骨、软骨、肌肉及淋巴组织等。内胚层为消化道、呼吸道等成分。瘤细胞形态全部成熟，称为胚胎瘤，部分成熟或不成熟，称为胚胎癌或恶性畸胎瘤。

1. 形态特点　外观呈血性，多种细胞混合，畸胎瘤细胞成分不易辨识。如畸胎瘤恶变时，可见到分化的角化鳞屑、鳞状上皮细胞、梭形细胞，也可见恶变细胞，同腺癌或鳞癌特点。有30%～35%的病例，常同时伴有精原细胞、胚胎癌或"绒"癌细胞成分，并混有黏液、脂肪或其他细胞，因此细胞学呈多样而复杂。

癌细胞聚集成团，胞质嗜碱性，有尘样紫红色颗粒，弥散分布；核呈不规则腺样排列，圆形或类圆形，核染色质致密或疏松。部分细胞大小不一，胞质呈退化性变，有空泡；胞核畸形、梭形、三角形、月牙形等，有的残缺不全；核染色质浓密不均，呈网状，核仁可见。部分病例癌细胞分界不清，核溶解，核相互重叠，形态怪异，核染色质结构紊乱或致密成块，似退化细胞团，与退化结核结节相似，但核大小不一，畸形，不见坏死颗粒，可与结核鉴别。

2. 临床意义　肿瘤一般呈椭圆形、结节状实性肿大，体积较大，早期可有下垂感，能浸润阴囊和精索。早期发生转移约占10%，主要通过淋巴转移至纵隔和锁骨上淋巴结，通过血行转移到肺、肝、脑、骨髓等处。

（五）绒毛膜上皮癌

绒毛膜上皮癌又称滋养细胞癌，为睾丸胚胎癌的一种，也可由良性畸胎瘤恶变而来，是起源于胚胎性绒毛膜的恶性肿瘤，包括两层滋养层的全部。它常发生于子宫，但并非唯一的原发部位，与妊娠有明显的关系。

1. 形态特点　绒毛膜上皮癌细胞有两种，一种为滋养细胞，多成群分布，外形圆形、椭圆形或不规则形，胞质少，淡蓝色；核不规则圆形、椭圆形，偶有重叠排列，核染色质颗粒状，分布不均，核仁1个或不清。另一种为巨大合体瘤细胞，体积巨大，形态不规则，畸形；胞质蓝色，红蓝相间或灰红色，有空泡；胞核巨大，圆形或类圆形，常有双核、多核，相互重叠，核染色质浓集呈颗粒状，或密集成块，可见核仁1～2个。

2. 临床意义　睾丸绒毛膜上皮癌极少见，多发生在青少年。因本病恶性程度极高，早期即可发生肺转移，出现胸痛、咳嗽、咯血等症状。其他转移部位有阴道、外阴、盆腔、肝、脑等，并出现各脏器相应的症状。一旦发病，若不及时治疗，患者往往于1年内死亡。

（六）附睾肿瘤与附睾癌（腺癌）

附睾肿瘤罕见，又称间质瘤。可见腺纤维瘤、腺样腺瘤等，其中腺样腺瘤多见，多为良性，好发于20～40岁，可发生于附睾或精索，伴附睾恶性肿瘤，即附睾癌，如平滑肌肉瘤、纤维肉瘤、横纹肌肉瘤等。附睾癌是附睾恶性肿瘤的一种，以腺癌多见，还有黑色素瘤、纤维肉瘤等。

1. 形态特点　附睾肿瘤细胞椭圆形或低柱状，常聚集成片呈不典型腺泡状，胞质丰富，淡染，分界不清；核呈卵圆形，大小一致，少数可见相互重叠，核染色质呈致密网状，个别浓密成块，可见单个核仁。附睾癌细胞多成堆成团呈巢状分布，腺样排列，体积较大，圆形、椭圆形或不规则形；胞质多少不一，低分化细胞胞质少，反之高分化细胞胞质丰富，蓝染，分界不清；胞核大，畸形，核染色质浓集深染，分布不均，可见核仁。

2. 临床意义 附睾肿瘤多呈圆形，直径多在 4 cm 以内，有包膜，表面光滑，多为单侧。一般无症状或有轻微痛感。附睾癌生长迅速，有痛感及沉重感，常侵入周围组织，产生鞘膜积液，并可通过淋巴管转移到腹股沟淋巴结及血行转移到肺、肝及肾等器官。

五、病例分析

【患者资料】 患者，男，29 岁，因不育来院就诊，病史：既往体健，无腮腺炎病史，结婚3 年，无避孕不育。查体：双侧睾丸大小无明显异常，左侧精索静脉曲张Ⅱ度，精液常规分析：外观：乳白色；精液量：4 ml；pH：7.4；镜检：无精子。

【脱落细胞显微镜检查】 离心沉淀做精液脱落细胞学检查：中性粒细胞 3%，精原细胞 3%，初级精母细胞 65%，次级精母细胞 5%，精子细胞 24%。形态学分析：初级精母细胞明显增多，以粗线期初级精母细胞为主，凋亡明显，可见胞核固缩、深染，易见核碎裂，见图 11-1-2；精子细胞生成减少，伴分化不良，见图 11-1-3；部分生精细胞内可见包涵体。

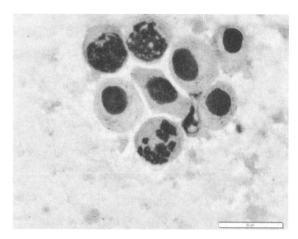
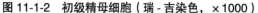
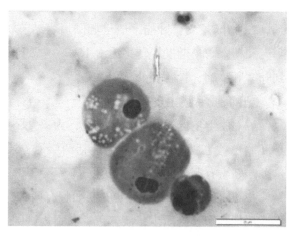

图 11-1-2　初级精母细胞（瑞 - 吉染色，×1000）　　　图 11-1-3　精子细胞（瑞 - 吉染色，×1000）

【报告】 无精症，考虑物理性因素引起的睾丸生精阻滞在精母细胞阶段，不排除精索静脉曲张等基础疾病因素。

【讨论与分析】 脱落细胞形态学分析：无精子，反应睾丸生殖功能障碍；可见支持细胞骨架，支持细胞功能减弱，生精细胞脱落属于高峰期；粗线期初级精母细胞明显增多，凋亡明显，其他阶段生精细胞减少；精子细胞数量减少，伴分化不良，精子生成障碍；少见中性粒细胞，无巨噬细胞，无炎症；生精细胞内可见包涵体，多为支原体或衣原体感染。最终诊断睾丸生精阻滞在精母细胞阶段，可能物理因素或者精索静脉曲张引起。精液脱落细胞学分析对评价睾丸功能具有重要作用。

（周玉利）

第二节　前列腺液脱落细胞形态学

一、概述

（一）标本采集与涂片染色

1. 标本采集　前列腺液标本由临床医生进行前列腺按摩术后采集。标本采集于洁净、干燥、有盖的无菌标本盒中。

2. 制片、固定、染色

（1）制片：推片，适合黏稠标本；压片，适合稀薄标本；对不黏稠和不稀薄的标本，采用微量加样器取 10 μl 前列腺液滴在玻片右侧涂长椭圆形，再在椭圆形左侧滴加 10 μl 前列腺液推片，制片 2~4 张，标本量多时，可以使用细胞涂片离心机制片，待干。

（2）固定：95% 乙醇固定 1~2 min，待干。

（3）瑞 - 吉染色：见第二章第四节。

（4）改良巴氏染色：见第二章第四节。

（5）Diff-Quik 快速染色：见第二章第四节。

（6）苏丹Ⅲ染色：是一种脂溶性染料，易溶于醇类，更易溶于脂肪，当与标本中的脂肪滴或含脂肪成分接触时，染料会脱离乙醇而溶于这些有形成分中，使之呈橘红色（阳性），易于在显微镜下观察和辨认。主要用于含有脂肪成分如脂肪滴、脂肪颗粒、脂肪管型等染色鉴别。

（7）革兰染色：是细菌学中重要的染色方法，主要用于革兰阳性菌和革兰阴性菌的鉴别。

（8）碘染色：主要用于病原微生物的着色和媒染，也可用于淀粉颗粒或含淀粉成分类物质和寄生虫的鉴别。

（二）显微镜检查与细胞形态学结果报告

1. 检查方法

（1）外观检查：颜色、浊度、黏稠度、pH 等。

（2）湿片检查：用微量吸管或微量加样器滴加 1 滴前列腺液于载玻片中央，盖上盖玻片。先用低倍镜观察，再转高倍镜观察细胞有形成分的种类、数量和细胞形态；若要鉴别前列腺颗粒细胞、吞噬细胞、线索细胞、嗜酸性粒细胞、多核巨细胞、淀粉样体、前列腺小体、脓细胞、寄生虫等或疑有肿瘤细胞时，应做不同的染色，进行细胞形态学鉴别。

（3）显微镜检验：首先要低倍镜观察全片，选择合适的位置，转油镜进行细胞分类，一般计数 100 个有核细胞。

2. 参考区间　卵磷脂（磷脂酰胆碱）小体：多量，均匀分布满视野；前列腺颗粒细胞：<1/HP；红细胞：<5/HP；白细胞：<10/HP。

3. 报告方式　卵磷脂小体数量较多，高倍镜下满视野分布均匀可报告为 4+；占视野 3/4 为 3+；占视野 1/2 为 2+；数量极少，分布不均匀，占视野 1/4 为 1+。

（三）质量保证

1. 标本采集与运送

（1）禁忌证：检验前应掌握前列腺按摩禁忌证，如疑有前列腺结核、肿瘤、急性炎症且有明显压痛者，应禁止或慎重采集标本。

（2）其他：检验前患者要禁欲3天以上，以免造成白细胞假性增多。标本采集入无菌标本盒后应立即送检，避免干燥。

2. 制片 要厚薄适宜，太厚细胞易脱落，太薄细胞少不便观察。

3. 染色 染液要充分混合均匀，掌握好时间，染色过深或过浅都会影响细胞观察。

4. 显微镜检查 前列腺液细胞学检查通过不同染色技术，是快速、简便筛查前列腺炎的一种手段。检验人员要全面掌握前列腺液中正常和异常细胞有形成分的形态特点，低倍镜观察全片，必要时用高倍镜或油镜进行细胞形态分析。正常情况下，前列腺液可见大量的卵磷脂小体，极少量红细胞、白细胞、巨噬细胞、上皮细胞、前列腺脂肪颗粒细胞、淀粉样体，可因精液混入少许精子。在病理情况下，卵磷脂小体明显减少（观察卵磷脂小体时，光线稍暗，并适当调节细螺旋），可见细菌、真菌、线索细胞、嗜酸性粒细胞、吞噬细胞、泡沫细胞、多核巨细胞、淀粉样体或淀粉样体包裹大小不等的淀粉样颗粒、胆固醇结晶及前列腺小体和结晶，如胆固醇结晶、胆红素结晶、尿酸结晶、草酸钙结晶等，大量白细胞、寄生虫或疑有肿瘤细胞，建议进一步做相关检查。

二、前列腺正常脱落细胞学

（一）细胞

1. 前列腺上皮细胞 前列腺上皮细胞主要分为前列腺主上皮细胞（分泌性上皮细胞）、前列腺基上皮细胞（基底细胞）和神经内分泌细胞，显微镜下可见前两种上皮细胞。正常情况下，前列腺上皮细胞少见，前列腺增生、前列腺炎和前列腺癌时前列腺上皮细胞可见增多。

（1）前列腺主上皮细胞：为单层柱状或复层柱状，脱落后常成片分布或栅栏状排列，胞体大，呈圆形、椭圆形或不规则形，胞质丰富，呈嗜酸性或嗜碱性，胞核大，染色质细致疏松，网状结构，核仁隐约可见，见图11-2-1。

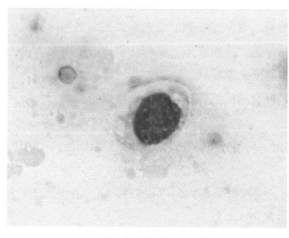

A. 瑞-吉染色（×1000）　　　　　　B. 巴氏染色（×1000）

图 11-2-1　前列腺主上皮细胞

（2）前列腺基上皮细胞：胞体较大，类圆形或不规则形，边缘可见折叠，胞质丰富，嗜碱性，淡染，胞核小，圆形或类圆形，多居中，染色质致密、块状，无核仁，见图11-2-2。

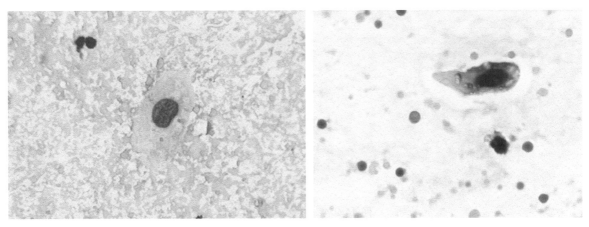

A. 瑞-吉染色（×1000）   B. 巴氏染色（×1000）

图 11-2-2　前列腺基上皮细胞

2. 精囊上皮细胞　在前列腺液中很少见。淡黄色或灰色，浆内含黄棕色色素颗粒，可见核内包涵体，核折叠呈豆形或分叶状，核仁明显，偶见大、深染、畸形核。黏稠精液背景常含单个梭形基质细胞和精子，见图11-2-3。

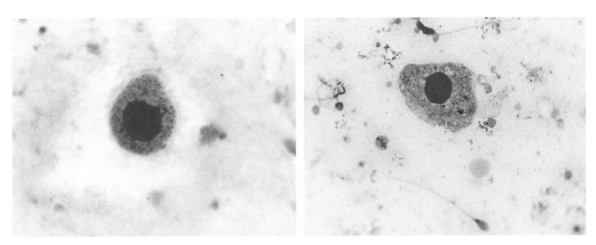

A. 瑞-吉染色（×1000）   B. 瑞-吉染色（×1000）

图 11-2-3　精囊上皮细胞

3. 尿路上皮细胞

（1）鳞状上皮细胞：由肾盂、输尿管、膀胱和尿道近膀胱段等处的移行上皮组织脱落而来。大小40～60 μm，是最大的尿路上皮细胞，圆形或不规则形，多边多角，边缘常卷褶；胞核很小，呈圆形或卵圆形，有时可有两个以上小核，全角化者核更小或无核，为上皮细胞中胞核最小者，胞质丰富，见图11-2-4。

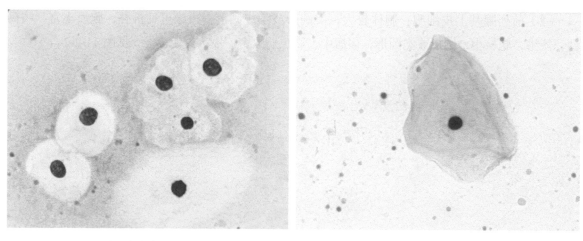

A. 瑞 - 吉染色（×1000）   B. 巴氏染色（×1000）

图 11-2-4   尿路鳞状上皮细胞

（2）尿路表层上皮细胞：大小 15 ~ 40 μm，形态多圆形或不规则形，胞核较小，呈圆形或卵圆形，居中，胞质中等量，染色质颗粒状，网眼状，明显的细胞边界，见图 11-2-5。

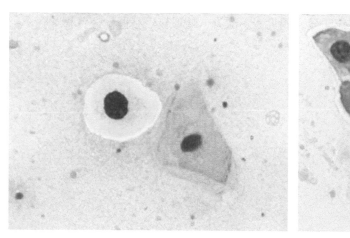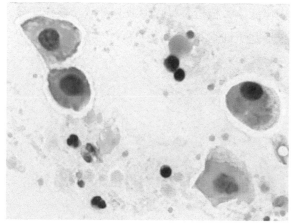

A. 瑞 - 吉染色（×1000）   B. 巴氏染色（×1000）

图 11-2-5   尿路表层上皮细胞

（3）尿路中层上皮细胞：大小 20 ~ 30 μm，胞体较大，多呈不规则圆形、圆形、纺锤形等，胞质中等，多呈颗粒状，明显的细胞边界，胞核稍大，圆形或椭圆形，常偏于细胞一侧，见图 11-2-6。

（4）尿路底层上皮细胞：大小 15 ~ 30 μm，多来自于肾盂。圆形或矩形，体积大小不一，胞质丰富，有明显的细胞边界，核稍大，圆形或椭圆形，居中或偏位，见图 11-2-7。

4. 柱状上皮细胞   大小 15 ~ 30 μm，多呈圆柱形，上宽下窄，细胞边缘呈角状，胞质颗粒状或均质状，核偏于一侧，圆形或椭圆形，位于中下或接近底部，见图 11-2-8。

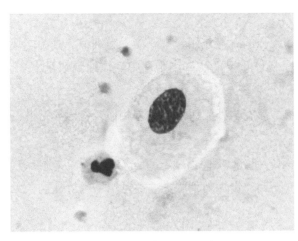

A. 瑞-吉染色（×1000）　　　　　　　　　　　B. 巴氏染色（×1000）

图 11-2-6　尿路中层上皮细胞

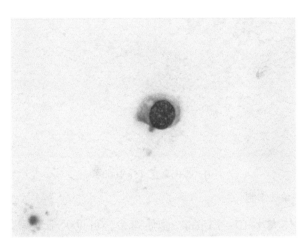
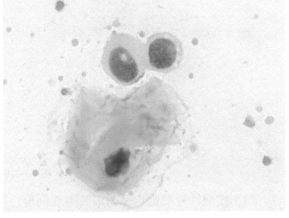

A. 瑞-吉染色（×1000）　　　　　　　　　　　B. 巴氏染色（×1000）

图 11-2-7　尿路底层上皮细胞

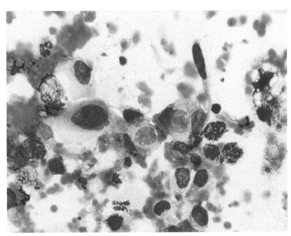
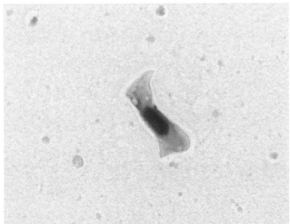

A. 瑞-吉染色（×1000）　　　　　　　　　　　B. 巴氏染色（×1000）

图 11-2-8　尿路柱状上皮细胞

5. 白细胞

（1）中性粒细胞：中性粒细胞具有趋向能力和较强的吞噬作用，主要能吞噬细菌、真菌、坏死组织、细胞碎片、结晶及抗原抗体复合物等，是机体重要的防御细胞；中性粒细胞数量增多，见于急性前列腺炎和慢性前列腺炎。

（2）淋巴细胞：分为小淋巴细胞和大淋巴细胞，形态与外周血淋巴细胞相似，检出异常淋巴细胞，见于病毒性感染。

（3）单核细胞：圆形、椭圆形或不规则形，胞质丰富，含有吞噬空泡，少许颗粒，胞核肾形，椭圆形或不规则形；增多见于急性前列腺炎恢复期、慢性前列腺炎、前列腺增生等疾病，见图11-2-9。

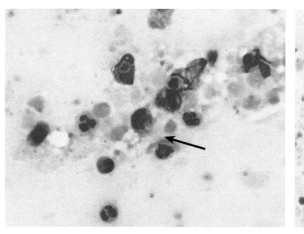

A. 瑞-吉染色（×1000）　　　　　　　　　　B. 巴氏染色（×1000）

图 11-2-9　单核细胞

（4）嗜酸性粒细胞：呈圆形或不规则形，胞体大小 10～15 μm，胞质量少，可见大小不等、分布不均的橘红色颗粒，可覆盖于胞核上，有时颗粒溢出，形成泡沫感胞质，胞核不规则，核分叶多不明显，见图11-2-10。增多见于急、慢性前列腺炎，过敏反应，也可见于肿瘤、结核及寄生虫感染等疾病。

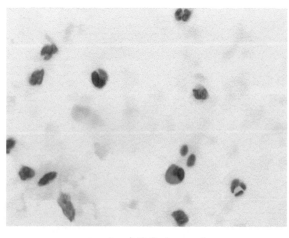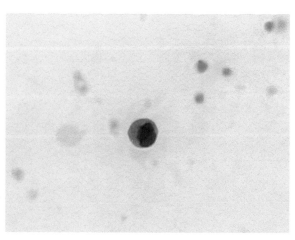

A. 瑞-吉染色（×400）　　　　　　　　　　B. 巴氏染色（×400）

图 11-2-10　嗜酸性粒细胞

（5）嗜碱性粒细胞：嗜碱性颗粒内含有组胺、肝素等活性物质，当颗粒逸出细胞时，可释放出这些活性物质，从而引起变态反应。

6. 巨噬细胞 / 吞噬细胞　巨噬细胞是由被激活的单核细胞吞噬异物后转变而来的一类细胞，见图 11-2-11。巨噬细胞的主要功能是通过吞噬作用来清除异物，根据吞噬的物质不同，巨噬细胞可吞噬非脂类细胞，如吞噬红细胞、白细胞、精子或异常颗粒成分等，苏丹Ⅲ染色不着色，见图 11-2-12。

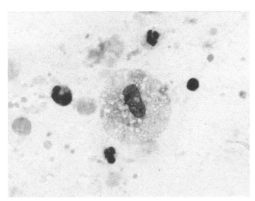

A. 瑞 - 吉染色（×1000）　　　　　　B. 巴氏染色（×1000）

图 11-2-11　巨噬细胞

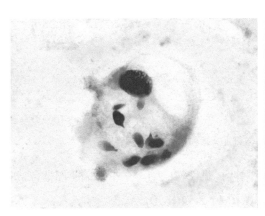
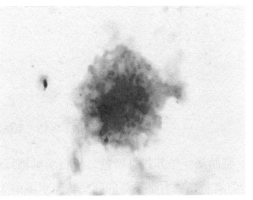

A. 吞噬精子（瑞 - 吉染色，×1000）　　B. 吞噬脂肪和磷脂（苏丹黑染色，×1000）

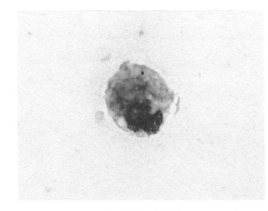
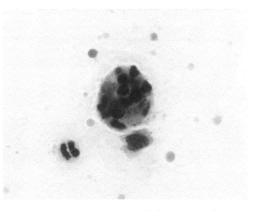

C. 吞噬红细胞（瑞 - 吉染色，×1000）　　D. 吞噬白细胞（巴氏染色，×1000）

图 11-2-12　吞噬细胞的吞噬现象

7. 脂肪颗粒细胞/颗粒细胞　巨噬细胞吞噬脂肪颗粒后形成脂肪颗粒细胞，经苏丹Ⅲ染色，胞质中脂肪颗粒呈橘红色阳性反应，称之脂肪颗粒细胞，见图11-2-13A、B。而且颗粒细胞的胞质中吞噬蓝色的颗粒，相差镜观察蓝色颗粒清晰，苏丹Ⅲ染色阴性，见图11-2-13C、D。

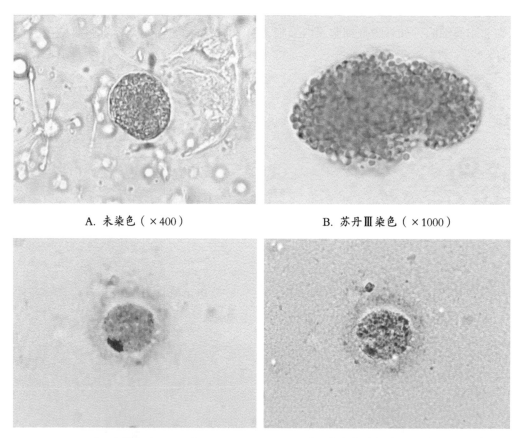

A. 未染色（×400）　　　　　　　　B. 苏丹Ⅲ染色（×1000）

C. 瑞-吉染色（×1000）　　　　D. 瑞-吉染色（相差显微镜，×1000）

图11-2-13　脂肪颗粒细胞/颗粒细胞

8. 脂肪滴　经苏丹Ⅲ染色，脂肪滴呈橘红色阳性，见图11-2-14A、B。瑞-吉染色或巴氏染色，脂肪滴呈白色大小不等的圆滴状（水溶解），见图11-2-14C、D。

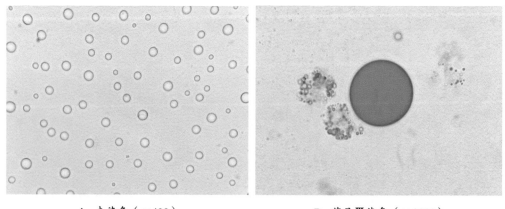

A. 未染色（×400）　　　　　　　　B. 苏丹Ⅲ染色（×1000）

图11-2-14　脂肪滴

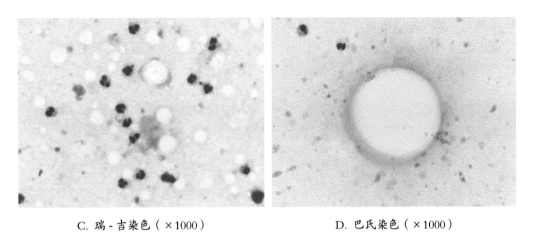

C. 瑞 - 吉染色（×1000）　　　　　D. 巴氏染色（×1000）

图 11-2-14　脂肪滴（续）

9. 泡沫细胞　巨噬细胞吞噬脂肪颗粒后形成脂肪颗粒细胞，胞体较大，瑞 - 吉染色、巴氏染色后，胞质中含脂肪颗粒即刻溶解形成空泡，胞质呈泡沫感，见图 11-2-15。

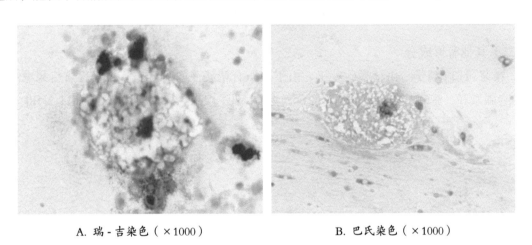

A. 瑞 - 吉染色（×1000）　　　　　B. 巴氏染色（×1000）

图 11-2-15　泡沫细胞

10. 线索细胞　为鳞状上皮细胞黏附大量加德纳菌或厌氧菌形成，细胞边缘锯齿状，核模糊不清，细胞上覆盖大量杆菌，表面粗糙，见图 11-2-16。

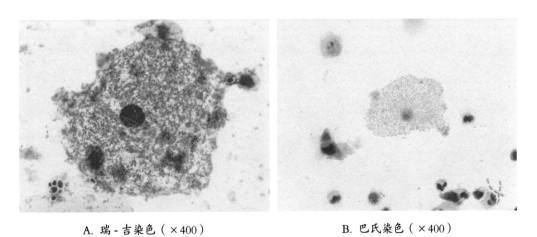

A. 瑞 - 吉染色（×400）　　　　　B. 巴氏染色（×400）

图 11-2-16　线索细胞

11. 多核巨细胞 胞体巨大，圆形、椭圆形或不规则形，胞质均匀、淡染，退化时可呈细小空泡状，胞核小，圆形或椭圆形，几个到几十个不等，可散在或成堆重叠，染色质粗，可见小核仁。胞质上可黏附中性粒细胞、单核细胞和精子，见图11-2-17。

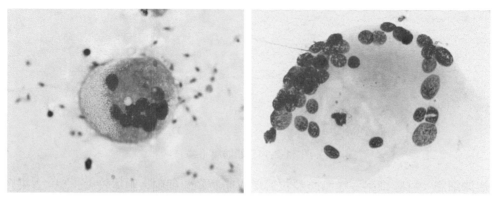

A. 瑞-吉染色（×400）   B. 瑞-吉染色（×400）

图 11-2-17　多核巨细胞

（二）其他有形成分

1. 精浆蛋白/精子 由精囊腺分泌，由于挤压有精囊液同时排出。精浆里含有果糖、蛋白质、前列腺素和一些酶类物质，是精子的营养物质，见图11-2-18A-E。精子见图11-2-18F。

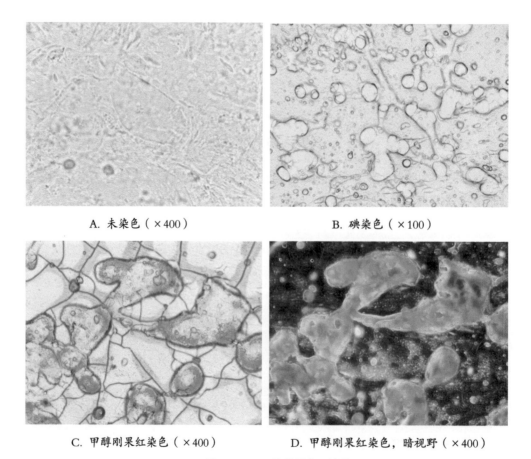

A. 未染色（×400）   B. 碘染色（×100）

C. 甲醇刚果红染色（×400）   D. 甲醇刚果红染色，暗视野（×400）

图 11-2-18　精浆蛋白/精子

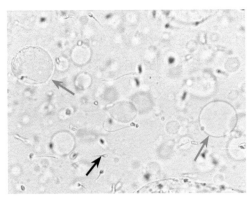

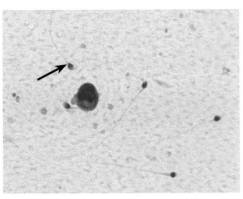

E. 湿片，黑箭示精子，红箭示精浆蛋白（×400）　　F. 巴氏染色，黑箭示精子（×400）

图 11-2-18　精浆蛋白 / 精子（续）

2. 凋亡细胞　胞质呈泡沫改变，核固缩、核碎裂、核膜核仁消失，但胞膜结构仍然完整，无内容物外溢，见图 11-2-19。

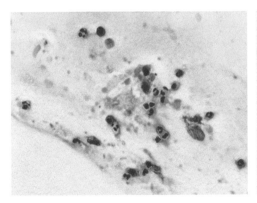

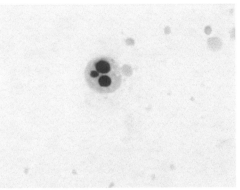

A. 瑞 - 吉染色（×1000）　　　　　　　　　B. 巴氏染色（×1000）

图 11-2-19　凋亡细胞

3. 黏液丝　黏液丝增多与前列腺分泌有关，前列腺炎是原因之一；内分泌、前列腺抗原等也有关，有待进一步研究。增多见于急、慢性前列腺炎患者，见图 11-2-20。

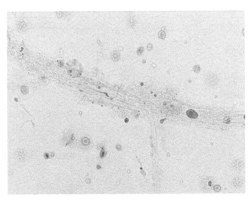

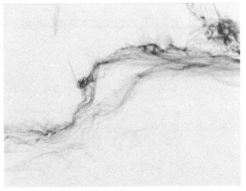

A. 碘染色（×400）　　　　　　　　　　　B. 巴氏染色（×1000）

图 11-2-20　黏液丝

4. 卵磷脂小体 又称磷脂酰胆碱小体和前列腺小体，圆形或卵圆形、大小不均，形似血小板，但略大，折光性稍强，形似脂滴，应注意与红细胞和血小板区分，见图 11-2-21A、B。前列腺炎时，数量减少，成簇分布或分布不均；炎症较严重时卵磷脂小体可被巨噬细胞吞噬而消失，见图 11-2-21C、D。

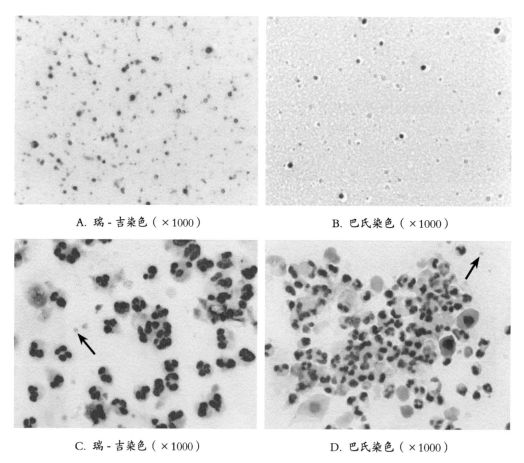

A. 瑞 - 吉染色（×1000） B. 巴氏染色（×1000）

C. 瑞 - 吉染色（×1000） D. 巴氏染色（×1000）

图 11-2-21 磷脂酰胆碱小体

5. 病原微生物 可见球菌、杆菌、真菌、支原体和衣原体等，见图 11-2-22。

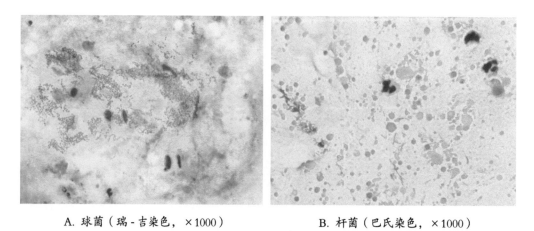

A. 球菌（瑞 - 吉染色，×1000） B. 杆菌（巴氏染色，×1000）

图 11-2-22 常见病原微生物

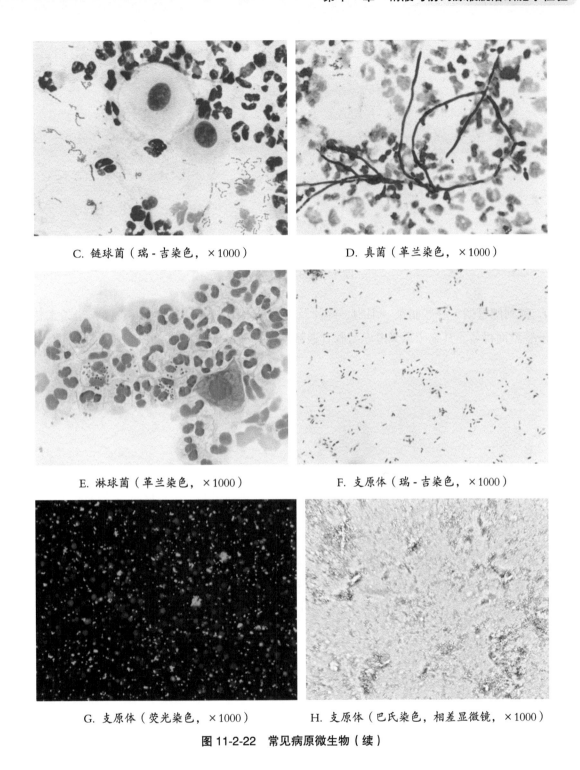

C. 链球菌（瑞 - 吉染色，×1000）

D. 真菌（革兰染色，×1000）

E. 淋球菌（革兰染色，×1000）

F. 支原体（瑞 - 吉染色，×1000）

G. 支原体（荧光染色，×1000）

H. 支原体（巴氏染色，相差显微镜，×1000）

图 11-2-22　常见病原微生物（续）

6. 淀粉样体　体积大，约为白细胞 10 倍，圆形或卵圆形，形似淀粉颗粒，淀粉样体中央常含有碳酸钙沉淀物或胆固醇结晶等，具有同心圆线纹的层状结构，犹如树木的年轮，数量多少不一，呈微黄色或褐色，见图 11-2-23。由于淀粉样体内易储存细菌，因此前列腺结石的间断性排菌引起慢性前列腺炎反复发作和尿路感染反复发作，也是导致慢性前列腺炎不易治愈和反复发作原因之一。

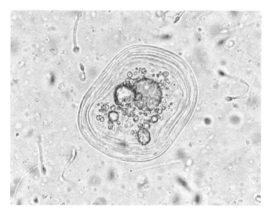

A. 未染色（×400）　　　　　　B. 碘染色（×400）

图11-2-23　淀粉样小体

7. 前列腺管型　一些脂类、细胞、碎片及黏液等聚集在一起，形状不规则，呈条索状，类似尿液管型而得名。其临床意义考虑与腺管通畅性差有关，见图11-2-24。

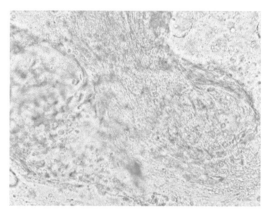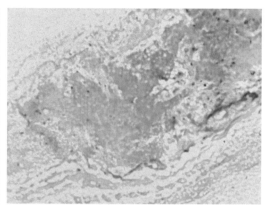

A. 未染色（×400）　　　　　　B. 巴氏染色（×400）

图11-2-24　前列腺管型

8. 结晶　见图11-2-25。

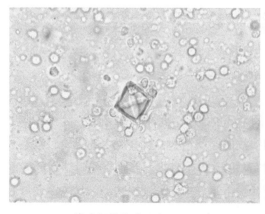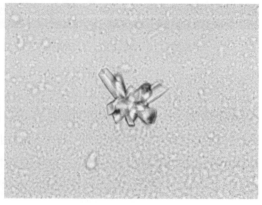

A. 草酸钙结晶（湿片，×400）　　　B. 硫酸钙结晶（湿片，×400）

图11-2-25　常见结晶

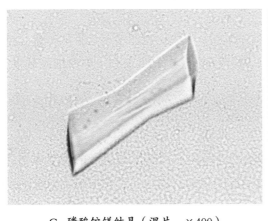

C. 磷酸铵镁结晶（湿片，×400）

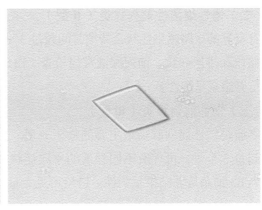

D. 尿酸结晶（湿片，×400）

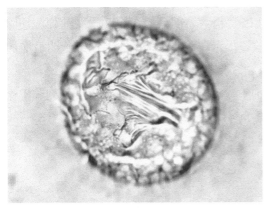

E. 淀粉样体内胆固醇结晶（苏丹黑染色，×1000）

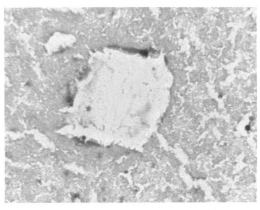

F. 胆固醇结晶（巴氏染色，×1000）

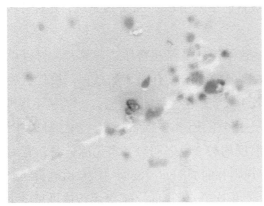

G. 橙色血质（瑞-吉染色，×1000）

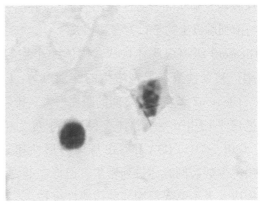

H. 橙色血质（巴氏染色，×1000）

图 11-2-25　常见结晶（续）

三、前列腺非肿瘤性疾病脱落细胞学

（一）急性前列腺炎（Ⅰ型）

起病急，可表现为突发的发热性疾病，局部疼痛急性发作，伴有不同程度的下尿路刺激征及全身症状。尿液中白细胞数量增多，血液和（或）尿液中的细菌培养呈阳性。镜检可见大量的白细胞、红细胞、脓细胞、脂质巨噬细胞。

（二）慢性细菌性前列腺炎（Ⅱ型）

有反复的尿路感染症状，持续时间超过 3 个月，尿频、尿急、夜尿增多、排尿等待、排尿中断等储尿和排尿症状，前列腺液常规检查（EPS）/ 精液 / 维生素 B3（VB3）中白细胞数量升高，细菌培养结果呈阳性。

（三）慢性前列腺炎（Ⅲ型）

疼痛是慢性前列腺炎最主要的临床表现。主要为长期、反复的骨盆区域疼痛或不适，持续时间超过 3 个月，可伴有不同程度的排尿症状和性功能障碍，严重影响患者的生活质量；EPS/精液 /VB3 细菌培养结果呈阴性。镜检可见大量成团或凝聚的白细胞、颗粒细胞或脂质巨噬细胞增多。

（四）无症状性前列腺炎（Ⅳ型）

无明显症状，仅在有关前列腺方面的检查（EPS、精液、前列腺组织活检及前列腺切除标本的病理检查等）时发现炎症证据。前列腺液常规检查提示卵磷脂小体减少，白细胞明显增加。

（五）其他

真菌性前列腺炎的前列腺液涂片可见大量白细胞或红细胞、酵母菌；滴虫性前列腺炎涂片检查可见大量白细胞和（或）红细胞，检出阴道毛滴虫；支原体感染可查到支原体。

四、前列腺肿瘤的脱落细胞学

（一）前列腺癌

1. 组织病理学 前列腺癌多为腺癌。前列腺腺癌的主要组织学类型有：小腺泡性腺癌、大腺泡性腺癌、筛状癌、实性 / 小梁癌。按肿瘤分级目前多采用 Gleason 分级系统，这种分级评分方法与前列腺癌生物学行为密切相关。

Gleason1 级癌由腺体构成，腺体大小均匀一致，排列易互相挤压，背靠背，衬以单层上皮细胞，和良性或不典型增生的鉴别点为：1 % 以上的细胞具有明显的核仁，核仁直径大于 1 μm。Gleason2 级癌腺体之间的距离增大，排列较 1 级癌疏松。腺体的大小、形态较不规则。腺体分散度平均相距一个腺体直径。腺上皮为单层立方上皮。Gleason3 级癌可有 3 种腺体结构：G3A、G3B、G3C。G3A 和 G3B 腺体多形性和分散度均较 2 级癌明显。多见腺体长，宽大或形成拐角。少数病例腺体排列密集，但形态非常不规则并向周围间质浸润。G3C 由乳头状或筛状巢块构成，无不整齐浸润。肿瘤恶性度按 A、B、C 依次升高。Gleason4 级癌腺体可呈微小腺泡型、筛状或乳头型。肿瘤边界呈浸润性生长。肿瘤表现为不规则的上皮细胞形成的海绵状三维结构体。Gleason5 级癌分为 A、B 两型，G5A 很像 G3C，形成周围光滑的乳头或筛状结构，但上皮中心有灶状坏死。G5B 为浸润性生长的低分化细胞腺体结构消失，偶见腺腔，可类似小细胞肺癌。

Gleason 分级标准主要依据组织结构类型，因此这种分级系统虽然适合于组织学检查但却不适合细胞学检查。Mostofi 提出的分级系统不仅依据组织结构改变，还应依据细胞间变程度，故为细胞学分级提供依据。

高分化癌很少表现腺体和细胞的多形性，腺体呈单层上皮细胞的小腺腔，核略增大，可见到大小不同的核仁。间质和神经间隙浸润为癌的确凿证据。中分化癌最多见，腺体变异明显，可呈乳头状、筛状或扭曲状，细胞核明显增大，核仁明显。低分化癌大小不等的细胞组成巢状或条索状，细胞核明显异形性，核仁明显。

2. 细胞病理学　前列腺癌的细胞学特征：低倍镜下观察团状细胞和细胞群，细胞群边缘不光滑整齐，部分细胞边界尚可辨认，部分细胞边界不清，胞质明显嗜碱性。细胞排列紊乱，可有假腺腔形成，提示高分化腺癌的可能。胞核较正常细胞核增大，有轻度和中度不典型性，核大小的改变与癌的分级有关，恶性程度高的肿瘤细胞核更为多形性；细胞核容易发生破碎及退行性变，核分裂象少见，核仁圆形，1~2个核仁明显；楔形核、三角形核或核仁数目增多表明恶性程度高，核染色质成块或分布均匀。

高分化前列腺癌诊断指征可有微腺腔结构，这种结构常疏松排列，由数个细胞围成腺腔或围成一个中心的玫瑰花样结构，细胞核略增大而深染，核仁明显。核位于细胞的外侧形成腺腔，重叠或松散的细胞群，常伴外周游离细胞，亦是蜂窝状排列，核稍大，单个细胞存在，无基底细胞结构。中分化癌细胞常成片状排列，且有许多分散的单个细胞，微腺腔结构不是主要的，而是细胞核大小和形状各异，核大、深染含粗颗粒，大的核仁常易见。低分化癌分散，多为单个细胞，很少成簇，看不到成片的癌细胞，核异型、深染，核仁大而明显，可见裸核。

3. 前列腺癌细胞　前列腺癌细胞多成团分布，细胞边界不清，胞体大小不等，胞质量多少不一，胞核大，核仁明显，见图11-2-26。

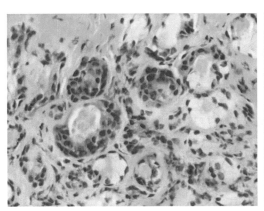
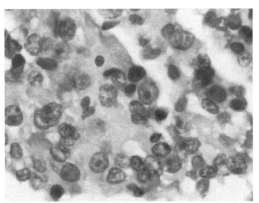

A. 低分化前列腺癌细胞（HE 染色，×400）　　B. 低分化前列腺癌细胞（HE 染色，×1000）

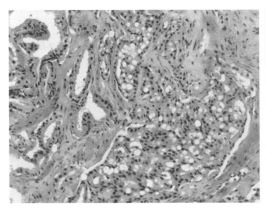
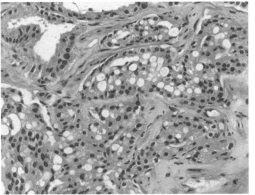

C. 中分化前列腺癌细胞（HE 染色，×200）　　D. 中分化前列腺癌细胞（HE 染色，×400）

图 11-2-26　前列腺癌

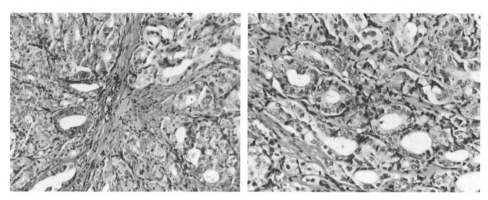

E. 高分化前列腺癌细胞（HE 染色，×200）　　F. 高分化前列腺癌细胞（HE 染色，×400）

图 11-2-26　前列腺癌（续）

（二）前列腺肉瘤

极少见，有前列腺横纹肌肉瘤、前列腺平滑肌肉瘤和前列腺纤维肉瘤等，瘤细胞形态基本同软组织各类型肿瘤。

五、病例分析

【患者资料】　患者，男，29 岁，因久坐后下腹部及会阴部坠胀不适 3 月余，前来就诊。体格检查正常，血常规检查、尿干化学检查均正常。超声提示：双肾泥沙样沉淀物，前列腺稍大伴钙化灶。

【细胞显微镜检查】　制片方法：推片；染色方法：瑞 - 吉染色、巴氏染色、甲醇刚果红染色、革兰染色。标本外观：灰白色，浑浊，黏稠，拉丝状。显微镜检查：瑞 - 吉染色镜下易见大量大小不等白色圆形和类圆形折光性强的颗粒，不易着色，相差显微镜下白色折光性强的颗粒不着色，有凸起感；易见嗜酸性粒细胞，可见中性粒细胞、巨噬细胞、单核细胞、吞噬细胞、前列腺小体；甲醇刚果红染色后排除淀粉样蛋白；巴氏染色镜下易见折光性强的颗粒；革兰染色镜下可见折光性强的颗粒。细胞学检查：有核细胞明显增多，以中性粒细胞为主，易见大量大小不等的圆形和类圆形折光性强的颗粒，易见嗜酸性粒细胞，可见巨噬细胞、单核细胞、吞噬细胞、前列腺小体和脂肪滴，见图 11-2-27。

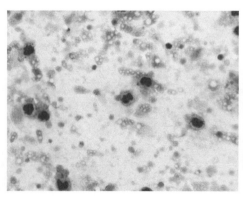
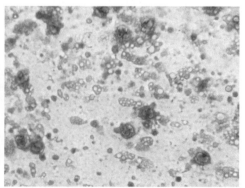

A. 瑞 - 吉染色（×1000）　　　　　　　B. 巴氏染色（相差显微镜，×1000）

图 11-2-27　前列腺液形态学分析

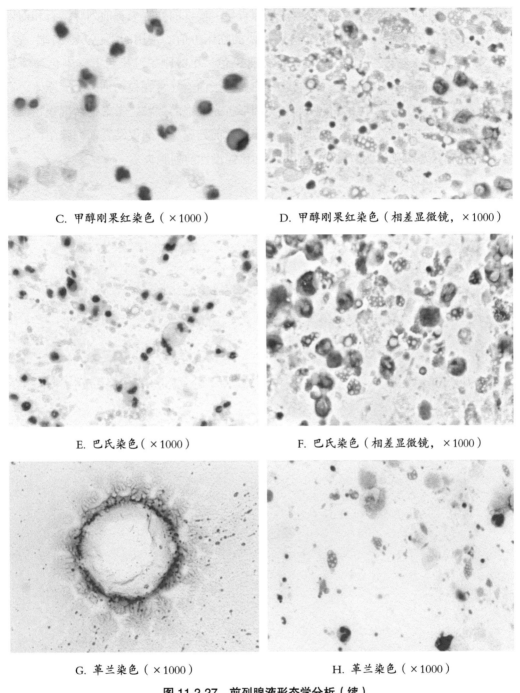

C. 甲醇刚果红染色（×1000）　　　D. 甲醇刚果红染色（相差显微镜，×1000）

E. 巴氏染色（×1000）　　　F. 巴氏染色（相差显微镜，×1000）

G. 革兰染色（×1000）　　　H. 革兰染色（×1000）

图 11-2-27　前列腺液形态学分析（续）

【报告】　片中可见大量大小不等的白色圆形、椭圆形折光性强的颗粒，易见嗜酸性粒细胞和中性粒细胞，可见巨噬细胞、单核细胞、吞噬细胞和前列腺小体。依据异常细胞形态分析，考虑前列腺钙化伴慢性前列腺炎，建议行前列腺超声检查，进一步明确诊断。

【讨论与分析】　结合病史，该患者为青年男性患者，前列腺液灰白色，浑浊，黏稠，超声提示：双肾泥沙样沉淀物，前列腺稍大伴钙化灶。结合超声结果综合判断，患者前列腺液细胞学易见大量白色大小不等的圆形和类圆形折光性强的颗粒，经特殊染色排除淀粉样蛋白，综合分析考虑为钙盐沉积。

前列腺液脱落细胞学简便、快速、价廉，是筛查急、慢性前列腺炎、前列腺结石和前列腺钙化的一种手段，在前列腺液检查的诊断中有着重要的临床价值。常用的染色方法有瑞 - 吉染色、革兰染色、Diff-Quik 快速染色、巴氏染色、苏丹 Ⅲ 染色、甲醇刚果红染色、碘染色和荧光染色等，可以鉴别各种不同的异常细胞形态和脂肪、淀粉样蛋白、异常颗粒、细菌、支原体、寄生虫等。在前列腺液中发现大量大小不等的圆形和类圆形折光性强的颗粒，考虑钙盐沉积物，易见嗜酸性粒细胞和中性粒细胞增高，提示前列腺钙化伴慢性前列腺炎，建议结合前列腺超声检查以明确诊断。后期随访该患者确诊为肾结石、前列腺钙化伴慢性前列腺炎。

（段爱军）

 思考题

1. 如何通过生精细胞和精子的形态分析评价男性的生育能力？

2. 前列腺液正常脱落细胞形态学有哪些有形成分？

3. 前列腺癌细胞病理学有什么特征？

第三篇

细针穿刺细胞学检验

第十二章　细针穿刺细胞学

学习目标

1. **掌握**：细针穿刺细胞学的定义、制片与染色、良恶性细胞的一般形态特征及鉴别要点。
2. **熟悉**：细针穿刺细胞学的适应证、禁忌证、并发症、注意事项及临床应用评价。
3. **了解**：细针穿刺细胞学操作技术。

第一节　概　述

细针穿刺细胞学（fine needle aspiration cytology，FNAC）又名细针吸取活检、细针穿刺活检或针吸细胞学，是 20 世纪中期病理组织学检查发展中兴起的一种新的检查方法，即利用细针穿刺吸取病灶部位中的细胞等成分进行涂片，观察其肿瘤与非肿瘤细胞形态改变和间质变化的一种细胞诊断学。有学者认为，FNAC 是脱落细胞学的一个分支。随着科学技术的发展，不仅可吸取患者体表可触及的肿块病变组织成分，还可通过 X 线、B 超、CT 及核素扫描等导向对深部脏器病变进行针吸，吸取微小组织成分（包括细胞、间质或其他伴随物）进行细胞形态学诊断，亦可进行活细胞的一系列相关细胞学技术研究，从而避免做剖腹探查等诊断性手术。目前，FNAC 已发展成为医学上一个重要的诊断手段。

一、适应证

1. 体表可触及的病变，如皮肤、黏膜、软组织、骨组织等肿块，淋巴结、涎腺、甲状腺、乳腺、前列腺、睾丸等器官组织。

2. 可疑的转移性病灶，如淋巴结、皮下结节、手术瘢痕下结节、伴骨质破坏性肿块。

3. 因创伤引起大出血、感染、癌瘤播散等不宜手术切除，或切取活检有困难而又必须获取形态学依据确诊的患者。

4. 经皮或借助影像学仪器设备等对胸腔、腹腔和盆腔内等各深部脏器病变的术前或术中快速诊断。

5. 手术中需要做快速诊断时，印片细胞学常可与冰冻快速切片诊断作为互补。

6. 对肿瘤放疗、化疗的监测及预后判断。

二、禁忌证

国内外大量文献显示，FNAC一般无禁忌证，但如果作粗针穿刺或深部病变的穿刺，仍需慎重选择适应证。

（1）有出血倾向的患者不适合进行深部肿块穿刺。

（2）可疑为血管病变的患者不应行穿刺活检。

（3）可疑为囊虫病的患者，严禁对包囊进行细针穿刺，其他如过敏体质的患者也应避免行穿刺术。

（4）心肺功能不全的患者严禁胸部穿刺，如严重咳嗽、肺气肿、肺动脉高压心脏病、严重低氧血症等患者。

（5）对高度敏感、顾虑深重和不能配合的患者，尽量避免行穿刺术。

三、并发症

1. 可能出现的并发症有局部感染、出血、气胸或气体栓塞等，如果严格遵守各项操作规程，通常可以避免相应并发症的发生。

2. 偶尔有患者在穿刺后有血管神经性反应，导致轻度头晕、心悸、恶心等虚脱症状，甚至晕厥。遇到这种情况，应予以安抚，并使患者取仰卧头低位，双腿垫高，通常休息10~20 min即可缓解和恢复。如经以上处理不缓解者，应立即采取相应的急救措施。

四、注意事项

（1）细针吸取细胞学是一种诊断性而非筛选性技术，需有坚实的病理活检诊断基础。同时，不仅强调细胞学诊断者对临床细胞学的兴趣和信心，更要重视自身知识的更新，不断丰富诊断经验。

（2）不应否定或过于肯定本法，下结论时应作具体分析。例如淋巴结细针吸取，转移癌阳性符合率很高，但本法对非霍奇金淋巴瘤诊断比较困难；对乳腺癌诊断阳性率很高，但对涎腺肿瘤则准确率较低，因此需分别对待。一般阳性能肯定诊断，但阴性不宜完全否定，要与病理切片诊断结合使用。

（3）FNAC诊断必须密切结合临床。

（4）操作方法和制片技术要做到标准化。一是完美和准确的针吸技术以及有诊断价值细胞学标本的获得，二是优质的涂片和染色效果。

五、临床应用评价

FNAC最大的优势在于能以形态学依据早期发现和诊断肿瘤，其操作及诊断方法简便、安全、快速、直观，是目前任何其他术前检查难以比拟的。大量资料表明，尽管FNAC有许多优点，但也存在一些局限性。

（一）优点

1. 操作简单，易于推广　除深部内脏需导向穿刺外，一般穿刺抽吸操作简单易行，无需特殊设备；患者痛苦少；无须切开，无瘢痕形成；费用相对低廉，易于被患者接受，可在各级医院内开展。

2. 操作安全 穿刺后感染率极低，极少发生副作用或意外。对深部病变以及神经、血管丰富的要害部位的取样，FNAC 具有更好的安全性和可行性。过去曾有人怀疑本法会促使癌细胞转移或沿针道扩散，但事实证明并非如此。

3. 诊断快速 取样用时短，制片、诊断亦较快，一般只需 1 h 左右，故可用于手术中的病理诊断。对于较典型的细胞学病例，可以较快得出诊断结果。

4. 利于复检 对于某些一次阴性或可疑的诊断，可及时复检和多部位取材检查，并便于随诊、动态观察和疗效观察。

5. 利于诊断 涂片细胞新鲜，无自溶变性，无人为挤压，细胞舒展，无组织切片的人为收缩，形态结构清晰，有利于镜下的准确识别和鉴别诊断；也有利于作电镜、细胞培养、免疫组织化学或分子生物学等检测，协助诊断。

6. 确诊率高 对良、恶性病变的诊断准确性接近组织学诊断。具有较丰富经验的临床细胞学诊断医生通常确诊率可高达 95%，病变分型确诊率可达 80%。在临床细胞学诊断中，FNAC 可以与病理组织学检查等诊断方法互为补充。

7. 应用广泛 几乎适用于机体的任何部位病变。通过 X 线、B 超、CT 和 MRI 等影像学定位引导，可对机体各深部器官组织进行穿刺细胞学诊断。

8. 其他 某些病变如乳腺囊肿、涎腺潴留囊肿等，穿刺具有治疗作用。

（二）局限性

1. 诊断准确率不够高 由于吸取物较少，标本中的组织形态和细胞间质结构大部分或完全丧失，因而不能反映病变类型的全貌；有些病变主要表现为组织结构异常而非细胞异常的病变。

2. 分型准确率不够高 虽然可鉴别肿瘤的良、恶性，但对肿瘤生长组织的特异性诊断和分析、判断转移灶的组织来源等尚存在局限性。

3. 出现误诊 少数病例可能出现假阴性或假阳性的情况，导致误诊。通常假阴性率大于假阳性率，主要原因与取材满意程度、制片是否得当和细胞学工作者的诊断水平等密切相关。

（钟方为　黄泽智）

第二节　标本采集与处理

一、标本采集

（一）采集器材

1. 穿刺针头 细针穿刺细胞学检查所用的针头外径小于 0.9 mm，大于 1 mm 外径者为中针。国际通用的穿刺针头外径以 Gauge（G）表示，国产针头以号码表示，号码数与针头的外径（mm）相适应。需要注意的是，针头的国际通用规格与国产的编号恰好相反，即 G 数越大，针头外径越细。

选择适当的针头，对于得到足够量的细胞标本材料非常重要。选用针头的大小、长短均视针吸部位及肿物性质而定。小的皮下肿物宜用小针头，例如乳腺、甲状腺等体表肿物，一般选用普通肌内注射用的 7、8 号（外径 0.7 ~ 0.8 mm）针头即可。深部针吸则需用较长针头（2.5 ~ 20 cm 不等）。较硬的肿物纤维组织多，细胞不易被吸出，可选用较大外径如 8 号或 9 号针头。淋巴结针吸也以外径较大针头为宜；囊肿针吸需要较大针头，以便于吸取囊肿内容物；而恶性肿瘤肿块质地较硬，但细胞量通常较丰富，同时由于血管丰富而易出血，故选用外径较小的 6、7 号针头为宜。

2. 注射器及夹持器　使用注射器的目的在于利用针筒的真空负压增大抽吸力，以增加样本的获取量。一般情况下使用 10 ml 注射器，小者可用 5 ml 注射器，大者可用 50 ml 注射器。过大的注射器操作极不方便，患者视之恐惧。过小则因负压不够，吸力过小而吸出物过少。使用注射器时，针头与针筒必须紧密连接，不可漏气。目前临床上大多使用一次性注射器，针吸操作时手持注射器即可。注射器亦可采用夹持器（又称穿刺枪）操作，目前市场上有样式众多的穿刺枪，可酌情选择。

3. 玻片　穿刺获得的样本需在玻片上涂片后方可用于细胞形态学的分析。涂片用的玻片必须干燥、洁净、无油渍。在玻片的一端应有毛玻璃区，以便记录患者的有关信息。含蛋白质的标本可直接涂片；对于缺乏蛋白质的标本，涂片前可先在玻片上涂一层黏附剂（如蛋白甘油），以防止染色时细胞脱落；如穿刺得到的样本为较多的囊性液体，可不必进行涂片，而将样本直接按照液基制片法处理。

（二）操作技术

1. 穿刺部位选择　根据穿刺部位的不同，细针穿刺可以分为浅表性和深部两种方式。对于浅表性的病变，如可以触摸到，通常可采用徒手穿刺的方式进行。在穿刺前最好有影像学检查的结果，以便对肿块的性质有所了解。对全囊性或全实性的病变，如可触摸到，可以进行徒手穿刺；而对囊实性的病变，即使可以触摸到，也应在影像学定位下进行穿刺，以免因没有穿刺到病变的实性部分而造成误诊或漏诊；对不可触摸的深部肿块，则应在影像学定位下进行穿刺。极少数情况下，深部组织的肿块可采用手术直视下的方式进行穿刺。

2. 穿刺步骤　操作者触摸肿物→消毒→固定肿物→将注射器保持无气状态，刺入肿物→拉回针栓 1 ~ 3 cm，形成负压后抽吸（针吸过程中维持负压不变）→将针尖在肿物内提插移动，并保持负压换方向 3 ~ 4 次→针吸完毕，出针前必须完全放掉负压后再拔针→取下针头，将针筒活塞拉回 1 ~ 2 cm→再套上针头→将针头内吸出物推出于玻片上→制备涂片。

（三）注意事项

（1）根据肿块的位置、大小、活动度、质地及肿块距皮肤表面的距离等来决定穿刺进针点及进针的角度。进针时，尽量采用与肿块长轴一致的角度。

（2）如用负压抽吸的方法，一般 10 ml 的针筒加负压至 2 ~ 3 ml 刻度即可。如穿刺到的样本量很少，可以考虑适当增加负压。

（3）穿刺针进入肿块并加以一定负压后，用尽量快的速度来回抽吸 10 ~ 15 次以获取样本。若肿块较大，想在一次进针后获取不同部位的样本，应将针尖退至皮下（不退出皮肤表面），改变方向后再进入肿块抽吸。应避免在抽吸过程中改变针尖方向，以减少不适及出血量。

（4）如肿块直径大于 1.5 cm，应考虑至少 2 个取样点，需 2 ~ 3 次的穿刺以确保穿刺样本的质量和代表性。

（5）影像学引导下的深部肿块的定位穿刺，要注意进针的角度以减少并发症的发生。如经皮CT定位下肺部肿块的穿刺，应尽量采用与胸壁垂直的方向进针，以避免气胸的发生。

二、涂片制备与染色

（一）涂片制备

1. **直接涂片**　将标本推出到载玻片的一端，直接用针头（不要用针尖）将标本轻轻摊开，均匀涂布。

2. **血膜式制片法**　将标本滴于载玻片一端，左手平持载玻片，右手持推片从标本前方后移至接触标本，保持推片与载玻片呈 30°～45°，匀速、平稳地向前推进，制成膜片。

3. **压片法**　将标本挤到载玻片的中央，另取一张载玻片与之接合，稍用力轻压，将标本压开后，双手快速将两张载玻片向左右或前后相反方向拉开（但不能上下拉开，以免造成细胞变形），即制成两张标本片。

（二）固定与染色

1. **固定**　一般穿刺涂片制备好后应立即放入 95% 乙醇固定液中，带湿固定 15～30 min，再进行巴氏或 HE 染色；迪夫快速染色法使用干燥固定或甲醇固定。若标本为液体或血液较多，应待涂片干燥后再固定。

2. **染色**　常用的有迪夫快速染色法、巴氏染色和 HE 染色等。具体操作详见第二章第四节的"标本的染色"。

（黄作良　钟方为）

第三节　细针穿刺细胞涂片中细胞的一般形态学特征

一、不同组织来源的良性细胞及形态特征

（一）导管及腺泡上皮

细针穿刺细胞来源于乳腺、前列腺、胰腺和涎腺等器官，都有导管或腺泡组织、管腔和管壁的腺体样结构，细胞形态特征如下：

1. 细胞聚合性强，成片或团块状。

2. 细胞团边缘清楚，呈蜂窝状，均匀分布，细胞排列极向一致，核居中。

3. 细胞团内可见腺体开口，偶尔可见半个腺体。

4. 细胞核大小、形状一致，排列整齐，核间距较均一，无镶嵌式排列。

5. 核仁缺如或见小核仁，染色质细，分布均匀，可见染色质中心粒。

6. 细胞团的边缘常可见肌上皮细胞，核小，呈梭形，深染。也可单个散在分布。

（二）结缔组织

一般仅指固有结缔组织，由细胞和大量细胞间质构成。细针穿刺所获的结缔组织常呈疏松或致密的片状或团块状，其间质一般较少，为梭形的成纤维细胞或纤维状的胶原纤维。片状的结缔

组织内成纤维细胞常被胶原纤维所包绕，成纤维细胞的胶质较少，胞核呈梭形，可有小核仁。

（三）复层上皮

复层上皮包括鳞状上皮或移行上皮，细针穿刺所获的复层上皮细胞常呈单个或小群落，边缘清楚，细胞大小不一。胞核大小均一，染色质呈细颗粒状，核仁一般不见。表层鳞状上皮细胞胞核多固缩。表层移行上皮细胞可呈多核，单个胞核较大，可有核仁。

（四）成团的良性细胞特点

1. 成熟的良性细胞　细胞排列规则，核与核之间的距离相近，状似铺砖式结构，而且细胞边缘清楚，具有极性排列。

2. 幼稚阶段的良性细胞　细胞排列规则，但细胞之间的界限不清，尚没有完全分化成熟。

二、细针穿刺细胞学涂片中肿瘤细胞的一般形态学特征

（一）良性上皮肿瘤的细胞特征

1. 同型性瘤　由于肿瘤细胞分化程度高，良性上皮肿瘤与发源组织相似，在组织结构上称同型性瘤，主要区别为细胞数量多，核稍大而深染。

2. 极性　因黏附力较好，常成群或成片，很少分离形成单个细胞的趋势。

3. 细胞群排列　较规则，分布较均匀，细胞及胞核大小较一致。

4. 细胞核　染色质细，分布均匀，核仁不大。

5. 肌上皮细胞　有些器官的腺瘤，常可见到肌上皮细胞呈梭形或具有逗号样深染的核，胞质少。这种肌上皮细胞的存在是诊断良性肿瘤的一个重要依据。

（二）恶性上皮肿瘤——癌的细胞特征

1. 细胞的数量　细针穿刺吸出的细胞较多，以及涂片中细胞数量多，是诊断恶性肿瘤的一个重要参考指标。凡是肿瘤细胞多，间质少的所谓"软癌"，可以吸出大量的细胞。肿瘤间质多而实质少的，即所谓"硬癌"，吸出的细胞数量较少。某些良性肿瘤，如乳腺的纤维腺瘤、胰岛细胞等亦可以吸出多量的细胞。

2. 细胞的分布　癌细胞互相连接，形成具有一定结构的癌细胞巢。

（1）只有在多数单个散在的具有恶性特征的细胞中，存在大小不一的细胞群的条件下，才能诊断为癌。

（2）若只有单个散在的恶性细胞，而没有细胞群，多为肉瘤。

（3）若只有细胞群，而很少或没有单个散在的细胞，即使细胞或细胞核有一定异型性，亦不能轻易诊断为癌，尤其是某些内分泌器官，如肾上腺、甲状腺、甲状旁腺等应特别慎重。

3. 细胞的特殊排列方式和结构

（1）球形细胞群：是一个边界清楚的圆球形，群内细胞呈多层排列，相当于组织学上的腺样结构。

（2）不规则的细胞群：既常见于腺癌，亦可见于鳞癌，相当于组织学上的片状或梁状排列。

（3）大细胞群：涂片中主要由几十个甚至几百个细胞构成的大细胞群，说明组织内间质较少，而癌细胞巢大，见图12-3-1。常见于乳腺的浸润性导管癌、髓样癌、卵巢乳头状囊腺癌、肝细胞癌等。

（4）小细胞群：说明癌巢主要是索状或小巢状结构，有较多的间质，见图12-3-2。如乳腺的浸润性小叶癌、弥漫浸润型胃癌等。

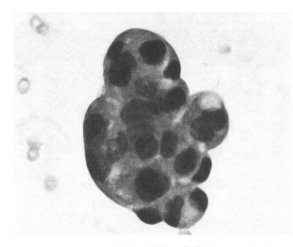 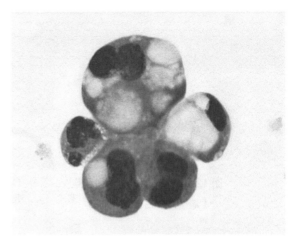

图12-3-1 大细胞群（瑞 - 吉染色，×1000） 　　　图12-3-2 小细胞群（瑞 - 吉染色，×1000）

（5）乳头状排列：是指细胞排列紧密，互相重叠呈立体结构，见图12-3-3。有时在细胞群边缘的细胞呈栅状排列。细胞群的外形可呈分支状、卵圆形等，常见于乳头状肿瘤。

（6）列兵式或脊柱骨样排列：多见于肺小细胞癌未分化癌、乳腺的浸润性小叶癌，见图12-3-4、图12-3-5、图12-3-6。

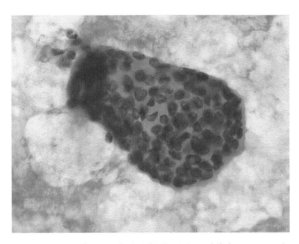 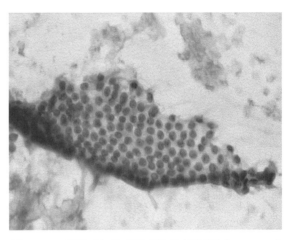

图12-3-3 甲状腺细胞乳头状排列（巴氏染色，×400） 　　图12-3-4 甲状腺细胞列兵式排列（巴氏染色，×400）

（7）角化珠：是角化鳞癌的形态特点。

（8）印戒样细胞：该类细胞大小不一，胞质丰富，胞质中含较多空泡和黏液泡，多数细胞核被挤到了细胞一侧，使其外形酷似一枚戒指，见图12-3-7。印戒样细胞有良性和恶性，退行性变间皮细胞也可呈印戒样改变，应注意鉴别，避免混淆。

（9）砂粒体：为同心性分层钙化结构，常由肿瘤细胞环绕，见图12-3-8。见于甲状腺癌（乳头状癌、髓样癌、未分化癌、转移癌）、卵巢癌、神经内分泌癌、间皮瘤、软组织腺泡状肉瘤等，但亦见于良性肿瘤或正常组织中，故不能单纯根据砂粒体作诊断。

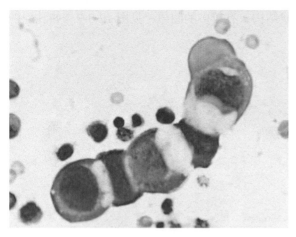

图 12-3-5　脊柱骨样排列细胞
（瑞 - 吉染色，×1000）

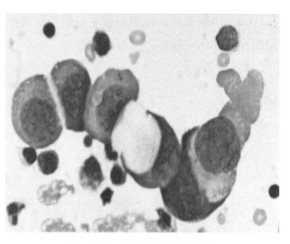

图 12-3-6　脊柱骨样排列细胞
（瑞 - 吉染色，×1000）

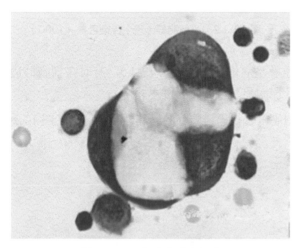

图 12-3-7　印戒样肿瘤细胞
（瑞 - 吉染色，×1000）

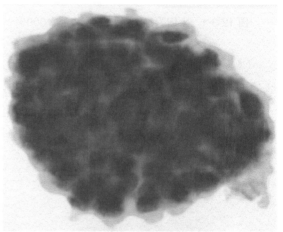

图 12-3-8　甲状腺砂粒体
（巴氏染色，×400）

（10）假包涵体：甲状腺乳头状癌的核通常具有假包涵体，以及明显的纵向核沟。假包涵体是细胞胞质向核内塌陷，轮廓清晰、稍偏位，呈嗜酸性、圆形，另一侧的染色质被压缩成月牙形，见图 12-3-9、图 12-3-10、图 12-3-11、图 12-3-12。

（11）胶样癌细胞外有大量黏液，形成黏液湖，成团的癌细胞漂浮在黏液中，称胶样癌。

4. 细胞的坏死　体积较大的肿瘤因血液供应不足，常发生坏死。因此针吸细胞涂片中出现大量坏死细胞时，应考虑恶性肿瘤的可能性。大多数肿瘤坏死是凝固性坏死，在涂片中可见到大量坏死的细胞轮廓和细胞碎片，有时还可见到核固缩的细胞。

（1）细胞核的改变：是细胞坏死的主要形态标志，包括核浓缩、核碎裂、核溶解。

（2）细胞质的改变：由于胞质发生凝固或溶解，HE 染色呈深红色颗粒状，如肝细胞坏死出现的嗜酸性小体。

（3）间质的改变：由于各种溶解酶的作用，基质崩解、胶原纤维肿胀、断裂或液化，与坏死的细胞融合成一片，呈红染的颗粒状无结构物质。

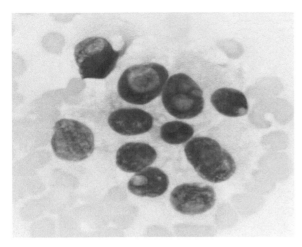

图 12-3-9 甲状腺假包涵体

（瑞 - 吉染色，×1000）

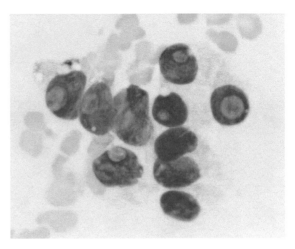

图 12-3-10 甲状腺假包涵体

（瑞 - 吉染色，×1000）

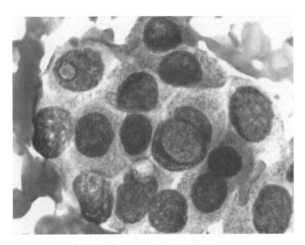

图 12-3-11 甲状腺假包涵体

（瑞 - 吉染色，×1000）

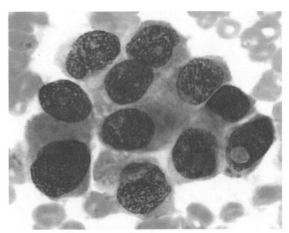

图 12-3-12 甲状腺假包涵体

（瑞 - 吉染色，×1000）

（三）肉瘤的细胞特征

间叶组织（纤维组织、脂肪、肌肉、骨、软骨等）来源的恶性肿瘤称肉瘤（sarcoma），如背部脂肪肉瘤、股骨骨肉瘤。

肉瘤的细胞特征是肿瘤细胞呈弥漫性分散排列，肿瘤细胞与间质混杂存在，因此细胞涂片中只有单个散在的肿瘤细胞，很少形成具有一定结构的、呈镶嵌排列的细胞群。这是肉瘤与癌在细胞学上最重要的鉴别点，见图 12-3-13、图 12-3-14、图 12-3-15、图 12-3-16。

软组织肉瘤的细胞形态变异较大，一般而言，梭状细胞肉瘤细胞单个或成团不规则排列，核形态不一，呈多形性。其他类型的肉瘤可见某些特殊形态，如骨肉瘤可见骨样组织、脂肪肉瘤细胞内含脂肪、横纹肌肉瘤可见细胞互相交叉的现象。

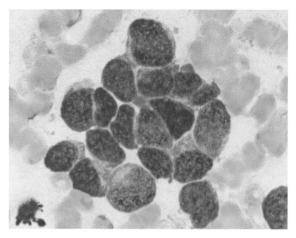

图 12-3-13 淋巴结肺小细胞癌
（瑞 - 吉染色，×1000）

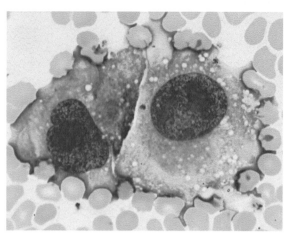

图 12-3-14 胸腔积液横纹肌肉瘤
（瑞 - 吉染色，×1000）

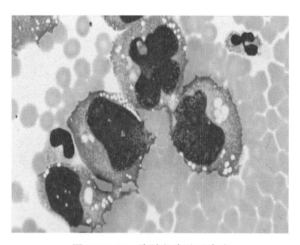

图 12-3-15 胸腔积液髓系肉瘤
（瑞 - 吉染色，×1000）

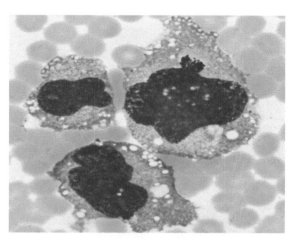

图 12-3-16 胸腔积液髓系肉瘤
（瑞 - 吉染色，×1000）

三、良、恶性细胞的形态鉴别

（一）良性肿瘤与恶性肿瘤细胞的形态鉴别要点

恶性肿瘤细胞均由相应的正常细胞癌变而来，所以两者在形态上都有细胞质、细胞核、染色质和核仁，这是共性。但两者细胞的大小与形态、排列方式、细胞核的大小与形态、染色等均有不同，这就有可能将肿瘤细胞与正常细胞区别开来，这也是细胞学诊断的依据。因此，掌握良性肿瘤与恶性肿瘤细胞形态的鉴别是非常重要的，详见表 12-3-1。

表 12-3-1 良性肿瘤与恶性肿瘤细胞的形态鉴别要点

特征	良性肿瘤	恶性肿瘤
细胞	细胞成分少，分化好，与发生组织类似	细胞恶性增殖，分化差，与发生组织截然不同
大小形态	大小一致，形态较规则，排列整齐	大小差异悬殊，形态奇形怪状，排列紊乱、拥挤、重合、融合、杂乱无序

特征	良性肿瘤	恶性肿瘤
胞核	大小一致，形态较规则，较少畸形，一个核，偶见多核	核增大、异形、双核、母子核、镜形核、多核、裸核等畸形
核染色质	均匀一致，呈粗颗粒状，小块粒，分布均匀，着色较淡	丰富，分布异常，多呈沟回、粗网状、浓集块状，着色不均，明显深染
核仁	较小，数目少，形态规则，着色较淡	巨大，肥厚，数目较多，形态极不规则，着色深
核分裂象	少，有丝分裂常呈双极，排列规则	病理性核分裂象，染色体排列紊乱
胞质	量较多，核质比例较正常，呈蓝色、浅蓝色，着色均匀，偶见空泡	量较少甚至消失，核质比失调，呈深蓝色、暗蓝色，着色不均，鳞癌有角化呈粉红色，多见空泡
染色体	数目、形态、结构无变异	可见变异，异倍体或某些染色体易位、缺失、倒位、重复、环形等
超微结构	细胞器、膜结构、细胞连接等大致正常差异不大	恶性度越高，超微结构越偏离正常，低度恶性肿瘤超微结构无严格诊断标准

（二）癌细胞与肉瘤细胞的形态鉴别要点

癌细胞与肉瘤细胞的形态鉴别要点详见表 12-3-2。

表 12-3-2　癌细胞与肉瘤细胞的形态鉴别要点

特征	癌细胞	肉瘤细胞
细胞特点	成堆、成群分布，大小不一，排列紊乱，形态不规则，也可见散在分布	均匀，分散或大片状排列
特殊结构	腺泡状、乳头状、桑葚状、镶嵌状	一般无，可呈菊花瓣状（神经母细胞瘤）
浆质体（圆形蓝色小体）	无	有
细胞大小	大小差异显著，多巨大	大小相差不大
细胞形态	奇形怪状，退化脂肪变性明显，可见戒指样细胞、花边细胞	少见脂肪空泡
细胞质	深蓝，暗蓝，着色不均，胞质含量随肿瘤类型不同而异，鳞癌可角化	灰蓝，蓝色，着色较均匀，一般胞质多呈狭窄环核带
细胞核	不规则核分裂，多极性核分裂多见，核染色质浓密不均，呈沟回块状，巨多核型多见	有丝分裂，分叶状分裂易见，核染色质呈细致网状结构，或颗粒状结构，巨多核型少见
核仁	数目显著增多，增大，核仁深染，异常形态多见	常见 1~2 个核仁，多呈圆或椭圆形，较规则，个别深染
吞噬现象	易见	极少见

注：癌细胞与肉瘤细胞的其他鉴别要点详见第五章第一节。

（孙宏华　张军格　雷庚伟　赵成艳）

思考题

1. 何谓 FNAC？试述 FNAC 的优、缺点。
2. 试述 FNAC 的适应证、禁忌证。
3. 试述细针穿刺细胞学标本采集的注意事项。
4. 癌细胞的特殊排列方式有哪些？
5. 试述良性肿瘤与恶性肿瘤细胞、癌细胞与肉瘤细胞的形态鉴别要点。

第十三章　器官组织细针穿刺细胞学检验

第一节　淋巴结细针穿刺细胞学

一、概述

细针穿刺细胞学检查（FNAC）对淋巴结转移性恶性肿瘤的诊断具有较高的敏感性和特异性；在评估恶性肿瘤有无复发和分期方面，具有成本低、微创等特点；在区分良性反应性的淋巴结疾病和恶性淋巴瘤方面有重要作用。因无法观察淋巴结的组织学结构，所以完全基于细胞学形态来区分淋巴瘤的具体类型具有一定局限性。随着免疫表型、流式细胞分析和分子检测技术的发展，淋巴结 FNAC 联合相关技术来诊断淋巴结疾病就更加精准。

（一）标本采集

1. 淋巴结穿刺的适应证

（1）感染：急慢性感染、病毒感染、真菌感染、结核菌感染、寄生虫（黑热病、疟疾、丝虫病）等。

（2）肿瘤：原发性肿瘤如各种类型淋巴瘤、转移性肿瘤如各种转移癌与转移性肉瘤等。

（3）不明原因的淋巴结肿大、肝脾肿大、胸骨压痛、不明原因的高热或低热伴淋巴结肿大等。

（4）其他：各种组织细胞增多症、白血病等。

2. 穿刺部位与方法

（1）穿刺部位选择

①有大小同时肿大的淋巴结：一般首选淋巴结肿大明显的部位，因该部位细胞增殖旺盛，易查到特殊异常的细胞。②不同时期出现淋巴结肿大：若怀疑肿瘤转移或原发恶性肿瘤时，应首选新出现肿大的淋巴结。因该部位无组织坏死，属新转移灶，可代表近期疾病的发展动态改变。

③多个部位淋巴结肿大：一般先选择锁骨上窝淋巴结，其次选择颈部淋巴结，再选择腋下淋巴结，最后选择腹股沟淋巴结。一般情况下，尽量不要穿刺腹股沟的淋巴结，因该处常有反复感染所致慢性特异性炎症变化，可掩盖特异性病变，给诊断造成困难或错误。④有溃疡面淋巴结或无溃疡面淋巴结肿大：首选无溃疡部位与无感染部位，这可避免附近感染所致淋巴结肿大而掩盖肿瘤的本质。⑤不同原发病灶淋巴结肿大：首先了解患者病痛的部位，再做选择。若怀疑子宫颈癌、卵巢癌、前列腺癌、阴茎癌时，腹股沟淋巴结肿大明显，应首选腹股沟淋巴结穿刺，较其他部位穿刺的诊断率高；若怀疑乳腺癌时，应首选腋下淋巴结；若怀疑霍奇金病时，应首选颈部肿大的淋巴结。⑥放疗或手术瘢痕淋巴结：尽量不做穿刺，因该部位纤维组织增生，无法诊断。⑦凡是近期在该处穿刺过或手术摘除淋巴结：一定不能在同一部位再做穿刺，否则因第一次穿刺即使无菌感染，也可造成非特异性炎症反应，给诊断带来假性炎症反应干扰。⑧活动和粘连淋巴结：应选择粘连肿大的淋巴结穿刺为好。⑨淋巴结穿刺必须在用药前或放疗前进行，这时不受治疗因素影响，细胞较典型，诊断的准确率较高。

根据淋巴结的生长部位，可将淋巴结分为浅表淋巴结和深部淋巴结。对增大的浅表淋巴结，触准并固定，直接针吸穿刺。对深部淋巴结，可利用超声内镜引导下的细针穿刺（endoscopic ultrasonography-guided fine needle aspiration，EUS-FNA）和经支气管超声内镜引导下的细针穿刺技术（endoscopic ultrasound-guided fine needle aspiration of the bronchi，EBUS-FNA）进行检查。

（2）穿刺方法：详见第十二章第二节。

①询问病史，了解病情，检查淋巴结肿大部位、大小、硬度、压痛和粘连等情况。②患者取合适位置（坐位或卧位），充分暴露穿刺部位。③消毒、穿刺。

（二）制片与染色

淋巴结 FNAC 标本制片方法主要有传统涂片（直接手工涂片法）和液基制片技术。

淋巴结 FNAC 标本常规染色方法主要有巴氏染色、苏木素-伊红（HE）染色和瑞-吉染色法等。

二、正常淋巴结的细胞学形态

1. 原始淋巴细胞（lymphoblast）又称淋巴母细胞，直径 10~18 μm，圆形或椭圆形，核圆形或椭圆形，核占细胞的 4/5，居中或稍偏位，染色质细腻，分布均匀，可见 1~2 个小核仁，胞质少，蓝色或天蓝色，常可见核周淡染区，无颗粒。

2. 幼稚淋巴细胞（prolymphoblast）又称前原淋巴细胞，一般较原始淋巴细胞大。核圆，核仁缩小或消失，胞质量稍多，呈透明淡蓝色，有时可见少量粗大嗜天青颗粒，分布不均。

3. 淋巴细胞（lymphocyte）有大小两种，大淋巴细胞直径 12~14 μm，核圆形，有时呈肾形，可有切迹，核染色质粗，常无核仁，但有时可见核仁痕迹，胞质较多，淡蓝、透明，多可见粗大紫红色颗粒。小淋巴细胞直径 6~10 μm，核染色质致密，胞质染蓝色，量极少。

4. 中心细胞（裂细胞）分为小裂细胞（small cleaved cell，SCC）和大裂细胞（large cleaved cell，LCC）。SCC 是淋巴细胞转化的第一阶段细胞，大小约为小淋巴细胞的 1~2 倍，核圆形，或有深浅不等的裂隙，核着色较淡，染色质粗，无明显核仁，胞质少，呈浅蓝色。LCC 大小比 SCC 稍大，胞质少量至中等量，胞质、染色质、核膜的特点与 SCC 相似。

5. 中心母细胞（无裂细胞）分为小无裂细胞（small noncleaved cell，SNCC）和大无裂细胞（large noncleaved cell，LNCC）。SNCC 细胞大小约为小淋巴细胞的 2～3 倍，核圆形，染色质细颗粒状，可见 1～3 个小核仁，胞质着色较 LCC 深，常见空泡。LNCC 大小与 SNCC 相似或稍大，形态类似 LCC，核仁不明显，胞质稍多，染色淡蓝色至深蓝色不等。

6. 免疫母细胞（immunoblasts，IMB）与 SNCC 相似，分裂活跃。细胞较大，胞质丰富、嗜碱性，核较大，可见 1～2 个核仁，位于核中央。B 免疫母细胞，胞质丰富，深蓝色。T 免疫母细胞，胞质略少，淡蓝色或透明。

7. 套细胞（mantle cell）细胞体积小，胞质稀少，核圆形或不规则形，染色质凝集、深染，核仁不明显。

8. 浆细胞（plasma cell，PC）细胞直径 8～15 μm，圆形或椭圆形，核明显缩小，较圆，占细胞 1/3 以下，偏位于细胞一侧，核染色质浓密成块，无核仁，核的外侧常有明显的淡染区，胞质丰富，胞质内常有小空泡，偶见少量嗜天青颗粒。浆细胞是 B 细胞的终末细胞，主要在淋巴结髓质区。但在慢性炎症时浆细胞也可增生分裂。

9. 浆细胞样淋巴细胞（plasmacytoid lymphocytes）属 B 细胞系列。细胞大小不一，大的类似浆母细胞，小的类似小圆形细胞，染色质粗糙、致密，胞质较丰富、深蓝色。常见于反应性增生的早期，晚期少见。

10. 巨噬细胞　组织细胞吞噬异物或细胞碎片后称为巨噬细胞或吞噬细胞。组织细胞直径 15～50 μm，边缘不规则，呈泡沫状或纤维状伪足，胞质丰富，呈蓝色、淡粉色或多色性，含嗜苯胺蓝颗粒或色素颗粒，核圆形、椭圆形、肾形，染色质淡紫红色，粗糙呈网状，核仁蓝染，大而明显。

11. 树突细胞

（1）滤泡树突细胞（follicular dentritic cell，FDC）：位于淋巴滤泡生发中心的 B 细胞区。细胞体积较大，直径 10～15 μm，胞质淡染，可见星状突起，核卵圆形，染色质细腻，核仁明显。

（2）指突状树突细胞（interdigitating dentritic cell，IDC）　位于 T 细胞区。胞质较丰富、淡染或透明，表面有指状突起，核圆形，染色质细腻，可见小核仁。

（3）成纤维细胞性树突细胞（fibroblastic denteitic cell，FBDC）　位于髓质淋巴窦，能形成网状纤维，无吞噬功能。细胞长梭形，胞质淡染，核长梭形或椭圆形，染色质粗网状。

三、淋巴结非肿瘤性病变细胞学形态特征

1. 急性淋巴结炎（acute lymphadenitis）多继发于化脓性细菌沿淋巴管侵入淋巴结或局部的感染灶蔓延至淋巴结，引起的淋巴结急性化脓性感染性疾病。引发急性淋巴结炎的细菌以金黄色葡萄球菌为主，其次是溶血性链球菌。临床表现为局部淋巴结肿大，伴有红、肿、热、痛，白细胞总数及中性粒细胞计数增高。细针穿刺标本为血性或脓血性，少数可为灰黄色脓汁。细针穿刺涂片中见大量中性粒细胞，部分病例可见大量坏死性物质和数量不等的巨噬细胞。

2. 亚急性坏死性淋巴结炎（subacute necrotizing lymphadenitis，SNL）又称组织细胞坏死性淋巴结炎、菊池（Kikuchi-Fujimoto）病，是一种炎性免疫反应性疾病。其病因尚未清楚，可能与病毒或变态反应有关。青年女性患者多见。临床表现为长期淋巴结肿大、发热，可伴有白细胞减

少、肝脾大、皮疹等。细针穿刺涂片中大量反应性增生的组织细胞，可见部分吞噬细胞碎片的巨噬细胞，另见较多细胞核碎裂、固缩、溶解等坏死性物质，无中性粒细胞浸润。该疾病属自限性疾病，一般抗生素治疗无效，绝大多数患者在 1~3 个月内自愈。

3. 慢性淋巴结炎

（1）淋巴结反应性增生是淋巴结良性反应性增生性疾病。根据增生细胞的主要成分可分为 B 细胞为主型、T 细胞为主型、组织细胞为主型。一般病史较长，可达 3 个月以上或数年。临床表现为淋巴结持续肿大，局部皮肤无红热，无明显触痛，白细胞计数基本正常。细针穿刺涂片中见较多成熟淋巴细胞，不同类型主要增生的细胞有所差异，可见少量组织细胞和巨噬细胞，中性粒细胞、嗜酸性粒细胞及坏死性物质少见。

（2）血管滤泡性淋巴组织增生（Castleman's disease，CD）是一种罕见的淋巴组织异常增生性疾病，首先由 Castleman 于 1954 年报道，故又称为 Castleman's disease。临床根据肿大淋巴结分布和器官受累的情况不同，将 CD 分为单中心型和多中心型。前者仅累及单个淋巴结区域，相关症状较轻，实验室检查多无异常；后者则累及多个淋巴结区域，可出现全身症状，如发热、贫血、肝脾大等，可伴有血小板减少、血沉增快、C 反应蛋白增高、免疫球蛋白升高和白介素 -6 升高等。细针穿刺涂片可大致分为透明血管型、浆细胞型和混合型 3 种类型。透明血管型可见异常增生的淋巴细胞、滤泡树突状细胞和血管内皮细胞。浆细胞型可见异常增生的淋巴细胞和浆细胞、吞噬细胞碎片的巨噬细胞，核分裂象易见。混合型兼具前两者的形态学表现。

4. 特异性淋巴结炎

（1）淋巴结结核：又称结核性淋巴结炎，是一种由结核杆菌引起的感染性疾病。多见于儿童和青年，常累及多个组织器官，表现为单个或多个淋巴结肿大，部分呈串珠样。部分患者脓液培养结核分枝杆菌阳性。细针穿刺涂片中发现干酪样坏死、上皮样细胞或朗格汉斯巨细胞，即可支持诊断为结核。

（2）结节病（sarcoidosis）：又称肉瘤样病，是一种多个组织器官受累的非干酪样坏死性肉芽肿性疾病。其病因和发病机制尚未清楚，可能与免疫、遗传、感染和环境等因素有关。常累及肺门、纵隔淋巴结，青年女性多见。细针穿刺涂片中无干酪样坏死，可见上皮样细胞和朗格汉斯巨细胞，见图 13-1-1、图 13-1-2（纵隔淋巴结 FNA 液基细胞学）。

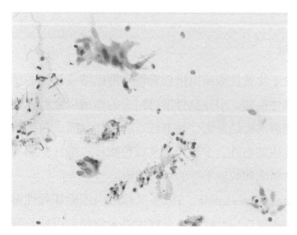

图 13-1-1　结节病（巴氏染色，×400）

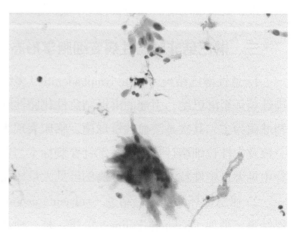

图 13-1-2　结节病（巴氏染色，×400）

（3）猫抓病（cat scratch disease）：又称良性淋巴网织细胞增多症，是被猫抓伤或咬伤后感染巴尔通体（Bartonella，一种革兰阴性球杆菌）引起的感染性疾病，为一种自限性疾病，皮肤病变及局部淋巴结肿大是其主要特征。常见于青少年，免疫功能正常者在 2～3 个月内可自愈。穿刺吸出物多为油脂性黄色黏稠物。细针穿刺涂片中见大量上皮样细胞、各转化阶段的淋巴细胞、中性粒细胞和少量多核巨细胞。背景可见坏死性物质和细胞碎片，并可见巨噬细胞。利用 Warthin-Starry 银染色，可在巨噬细胞胞质中找到呈黑色颗粒状或短杆状的巴尔通体，有利于猫抓病的确诊。

（4）真菌性淋巴结炎（fungal lymphadenitis）：又称淋巴结的真菌病。引起真菌性淋巴结炎的病原菌种类包括：隐球菌、球孢子菌、组织胞质菌、芽生菌等。各种真菌病引起的淋巴结病理改变相似，为结核样肉芽肿或慢性化脓性炎症。细针穿刺涂片中见各类病原菌、上皮样细胞、多核巨细胞、淋巴细胞、中性粒细胞等，背景可伴有坏死样物质、细胞碎片或吞噬菌体的巨噬细胞。当涂片中不能准确识别病原菌时，可利用乌洛托品银染（Gomori 银染）或 PAS-Gridlley 染色显示病原微生物，来帮助诊断。

四、恶性淋巴瘤

恶性淋巴瘤（malignant lymphoma，ML）是淋巴细胞及其前体细胞克隆性增生而形成的一类恶性肿瘤，约占我国所有恶性肿瘤的 3%～4%。发生肿瘤性增殖的细胞有 B 细胞、T 细胞和自然杀伤细胞（natural killer cell，NKC）及其前体细胞等。根据肿瘤细胞的特点和肿瘤组织的结构成分，可分为霍奇金淋巴瘤（Hodgkin lymphoma，HL）和非霍奇金淋巴瘤（non-Hodgkin lymphoma，NHL）。

细针穿刺细胞学涂片中肿瘤细胞形态学可表现为单一性（细胞大小、形态较一致）、异质性（不同细胞群的细胞形态有差异）和多形性。细胞涂片中出现单一性的淋巴细胞有三种情况：小而单一的淋巴细胞，提示小淋巴细胞性淋巴瘤的可能；中等大小淋巴细胞，提示伯基特淋巴瘤、淋巴母细胞性淋巴瘤和套细胞淋巴瘤的可能；大淋巴细胞提示弥漫性大 B 细胞淋巴瘤和 T 细胞淋巴瘤的可能。细胞涂片中出现异质性淋巴细胞常提示反应性淋巴结，但一些淋巴瘤细胞也可表现为异质性，如以小淋巴细胞为主的异质性淋巴细胞可见于低级别滤泡性淋巴瘤和边缘区淋巴瘤；以大淋巴细胞为主的异质性淋巴细胞可见于中、高级滤泡性淋巴瘤、弥漫大 B 细胞淋巴瘤和T 细胞淋巴瘤。细胞涂片中出现多形性淋巴细胞常见于间变性淋巴瘤和霍奇金淋巴瘤。

（一）霍奇金淋巴瘤

霍奇金淋巴瘤，又称霍奇金病，占所有淋巴瘤的 10%～20%，1832 年英国医生霍奇金（Thomas Hodgkin）首先报道并详细描述了此病。男性略多于女性，青少年时期和 40 岁左右是两个发病高峰期。临床症状可出现淋巴结肿大、低热、盗汗、乏力、消瘦、胃纳差、全身皮肤红疹或瘙痒等。病情进展快慢不一，与病理类型及临床分期密切相关，急性型最快 2～3 个月即死亡，缓慢型可持续 15 年以上。患者的死亡原因主要为内脏受累和继发性感染。

2001 年 WHO 分类将 HL 分为经典型霍奇金淋巴瘤（classic Hodgkin lymphoma，CHL）和结节性淋巴细胞为主型霍奇金淋巴瘤（NLPHL）。其中 CHL 又分为四个亚型：淋巴细胞为主型、结节硬化型（1 和 2 级）（NSHL）、混合细胞型（MCHL）和淋巴细胞消减型（LDHL）。

1. 经典型霍奇金淋巴瘤（CHL）

（1）CHL 占所有 HL 的 95%，最常侵犯淋巴结，其次为纵隔、腋窝和腹主动脉淋巴结。目前 85% 以上的患者可通过放疗和化疗治愈。98% 以上的病例在镜影细胞（Reed-Sternberg cell，R-S）中可检测到 Ig 基因克隆性重排，极少数病例可检测到 T 细胞受体（T cell receptors，TCR）基因克隆性重排。仅靠细针穿刺细胞学涂片很难区分 CHL 的具体分型，各亚型细胞学涂片中的细胞成分数量占比差异可见表 13-1-1。

表 13-1-1 各亚型霍奇金淋巴瘤的细胞成分

类型	R-S 细胞	淋巴细胞	嗜酸性细胞	组织细胞	浆细胞
淋巴细胞为主型	+	+++	-	+ ~ +++	-
结节硬化型	++	+ ~ +++	+	+ ~ +++	+
混合细胞型	++	++	++	++	+
淋巴细胞消减型	+++	- ~ +	+ ~ ++	- ~ +	+

（2）细针穿刺涂片中，背景可见混杂的炎症细胞，包括淋巴细胞、浆细胞和嗜酸性粒细胞；可见数量不等的特征性 R-S 细胞；肉芽肿也是其重要的形态学特征。

（3）典型的 R-S 细胞，又称镜影细胞，细胞体积大，直径 100 ~ 200 μm，圆形、椭圆形或不规则形；胞质丰富，蓝色、浅蓝色或嗜多色，可见少量空泡；有 2 个巨大的核，呈椭圆形或肾形，两核相对形如"镜影"；染色质网状、条索状或颗粒状，分布均匀，各有 1 个大而明显的核仁，见图 13-1-3、图 13-1-4。

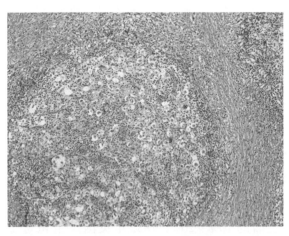
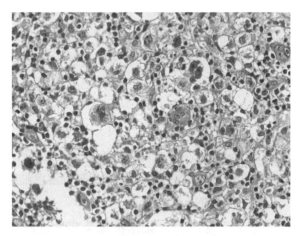

图 13-1-3 颈部淋巴结活检（HE 染色，×100）　　图 13-1-4 颈部淋巴结活检（HE 染色，×400）

（4）变异性 R-S 细胞有 2 种，包括：①腔隙型 R-S 细胞，核周围出现苍白的腔隙，胞质较少，核呈分叶状，核仁较小。②多形型 R-S 细胞，细胞核形态奇异，核的大小及分叶数目不一致，可有单核、三核或多核，有的形似"爆米花样"，核仁可巨大或小而不明显。

2. 结节性淋巴细胞为主型霍奇金淋巴瘤（nodular lymphocyte predominant Hodgkin lymphoma，NLPHL）

NLPHL 约占 HL 的 5%，多见于中青年男性。常侵犯颈部、腋窝和腹股沟淋巴结，纵隔淋巴结和骨髓受累者罕见。疾病进展缓慢，较 CHL 更易复发，但预后较好。细胞学诊断 NLPHL 非常困难，甚至是不可能的。涂片中背景可见混杂的淋巴细胞，包括大量小 T 淋巴细胞和小 B 淋巴细胞；肿瘤细胞以淋巴细胞为主型细胞，其细胞大，胞质少，核大，常呈重叠或分叶状，又称"爆米花"样细胞。

（二）非霍奇金淋巴瘤

非霍奇金淋巴瘤（NHL）占所有淋巴瘤的 80% ~ 90%，多发生于浅表淋巴结，最多见于颈部淋巴结，其次为腋窝和腹股沟淋巴结，也可累及纵隔、肠系膜和腹膜后等深部淋巴结。临床表现有局部淋巴结肿大、压迫、浸润或出血等，部分患者可有发热、盗汗、体重减轻等全身症状。

NHL 分为 B 细胞淋巴瘤、T 细胞淋巴瘤和 NK 细胞淋巴瘤。在某些 NHL，淋巴瘤与淋巴细胞白血病有重叠，二者为同一疾病的不同发展阶段，形成一个连续的谱系。细针穿刺细胞涂片中肿瘤细胞成分较单一，多以一种淋巴瘤细胞为主。

1. 前体 B 和 T 细胞肿瘤淋巴母细胞淋巴瘤（lymphoblastic lymphoma，LBL）是前体淋巴细胞来源的高侵袭性 NHL，约占 NHL 的 2%。LBL 与急性淋巴细胞白血病（acute lymphoblastic leukemia，ALL）为同一疾病的不同时期。LBL 可分为前体 B 淋巴母细胞淋巴瘤（B-LBL）和前体 T 淋巴母细胞淋巴瘤（T-LBL）。涂片中 B-LBL 和 T-LBL 的原始淋巴细胞增殖的形态学特征相似。瘤细胞呈单一性，细胞中等大小，核质比高，胞质内可见空泡。核圆形或卵圆形、分叶状、折叠，染色质呈细颗粒状或透明，有时可见核仁和大量核分裂象。

2. 成熟 B 细胞肿瘤

（1）小淋巴细胞性淋巴瘤/慢性淋巴细胞性白血病（small lymphocytic lymphoma/chronic lymphocytic leukaemia，SLL/CLL）：SLL 占 NHL 的 6.7%，通常发生于老年人，男女比例为 2∶1。SLL 与 CLL 为同一疾病的不同时期。SLL 几乎无法治愈，多数病例表现为惰性或无临床症状，部分患者可进展为弥漫性大 B 细胞淋巴瘤。涂片中细胞较丰富，瘤细胞以单一的小圆形淋巴瘤细胞为主，比正常淋巴细胞稍大。核圆形，染色质呈块状，核仁不明显，核分裂象罕见，无浆样细胞或浆细胞，无含吞噬小体的巨噬细胞和滤泡树突细胞。

（2）淋巴浆细胞淋巴瘤（lymphoplasmacytic lymphoma，LPL）：是一种罕见的低度恶性的由小 B 细胞、浆细胞样淋巴细胞和浆细胞组成的肿瘤，占结内淋巴瘤的 1.5%，好发于老年人。涂片中瘤细胞主要为小淋巴细胞和分化较差的淋巴细胞，另见大量浆细胞样淋巴细胞、浆细胞和少许免疫母细胞。浆细胞样淋巴细胞核偏位，染色质粗颗粒状，核仁不明显，部分胞质中可见 PAS 阳性球状包含物，少数可见 Russell 小体。这些浆细胞可有核内包涵体（Dutcher 小体）。

（3）套细胞淋巴瘤（mantle cell lymphoma，MCL）：占 NHL 的 3% ~ 10%，发生于中、老年人，中位年龄约 60 岁，男女比例至少 2∶1。患者多数无法治愈，中位生存期为 3 ~ 5 年。遗传学改变可见 Igh（Ig 重链）和 Cyclin D1 基因易位 t（11；14）（q13；q32）。涂片中以单一性小或中等淋巴细胞为主，胞质少，核圆形或轻度不规则，染色质较小淋巴细胞性淋巴瘤更细腻，核仁不明显，无免疫母细胞。

（4）淋巴结边缘区淋巴瘤（nodal marginal zone lymphoma，NMZL）：是原发于淋巴结滤泡边缘区的小 B 细胞淋巴瘤，不伴结外边缘区 B 细胞淋巴瘤或脾边缘区淋巴瘤。NMZL 少见，约占所有淋巴瘤的 1.8%。好发于成年人，发病高峰约在 60 岁左右。涂片中瘤细胞由异质性的小淋巴细胞组成，有边缘区细胞、单核样淋巴细胞、小淋巴细胞、浆细胞或浆细胞样淋巴细胞以及散在的免疫母细胞和中心母细胞。

（5）滤泡性淋巴瘤（follicular lymphoma，FL）：占所有淋巴瘤的20%，主要发生于成人，中位年龄59岁，20岁以下罕见，男女比例约为1∶1.7。遗传学改变为t（14；18）（q32；q21）易位和BCL-2基因重排。涂片中可见主要由中心细胞和中心母细胞构成的异质性淋巴细胞群。低级别滤泡性淋巴瘤以小裂中心细胞为主，为小到中等大的细胞，核形不规则、扭曲或核膜有切迹，染色质粗颗粒状，核仁小且不明显；高级别滤泡性淋巴瘤可见较多中心母细胞，为大细胞，核圆形，染色质呈空泡状，有1~3个核仁。有时可见肿瘤性滤泡中心，星空现象缺乏或不明显。

（6）弥漫性大B细胞淋巴瘤（diffuse large B-cell lymphoma，DLBCL）：占NHL的30%~40%，多发生于老年人，中位年龄60~70岁，男性比女性稍多。非特殊类型弥漫性大B细胞淋巴瘤最常见的形态学亚型包括中心母细胞型、免疫母细胞型和间变型。涂片中瘤细胞核约为小淋巴细胞核的2倍。普通型弥漫性大B细胞淋巴瘤涂片中肿瘤细胞为单一、异型的大淋巴细胞群，可见中心母细胞、免疫母细胞或两者混合细胞，可见胞质内包涵体及含吞噬小体的巨噬细胞。间变型表现为非常大的淋巴样细胞，细胞核多形性明显，常由中心母细胞、免疫母细胞和间变细胞混合组成，而不是单一的细胞群，见图13-1-5、图13-1-6（淋巴结FNA液基细胞学）。

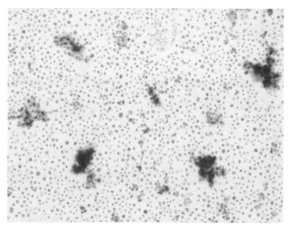 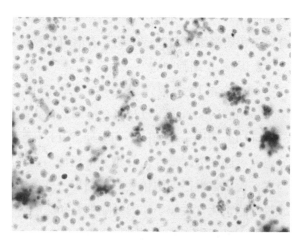

图13-1-5　弥漫性大B细胞淋巴瘤　　　　　　图13-1-6　弥漫性大B细胞淋巴瘤
（巴氏染色，×200）　　　　　　　　　　（巴氏染色，×400）

（7）Burkitt淋巴瘤（Burkitt lymphoma，BL）：是一种高度侵袭性的淋巴瘤，在我国多发生于儿童和青少年，男性多见。遗传学改变常见myc基因易位，但并不具有特异性。BL可分为3种临床变异型，包括地方型、散发型和免疫缺陷相关型。地方型BL大多数与EB病毒感染有关。BL涂片中瘤细胞呈单一、中等大小的淋巴细胞群，肿瘤细胞大小为小淋巴细胞的1.5~2倍。胞质强嗜碱性，内见明显空泡。核圆形，染色质粗颗粒状，可见2~5个核仁，多为中位。常伴巨噬细胞、坏死碎屑和核分裂象。

（8）骨外浆细胞瘤（extraosseous plasmacytoma）：是发生在骨以外其他组织的浆细胞瘤，占所有浆细胞肿瘤的3%~5%，2/3患者为男性。15%的病例可转化为浆细胞骨髓瘤。涂片中细胞为大量失黏附性的浆细胞，胞质丰富，核圆形、偏位，染色质粗颗粒状，可见双核或核周空晕，有Russell小体、Dutch小体。

3. 成熟 T 细胞和 NK 细胞肿瘤

（1）外周 T 细胞淋巴瘤，非特殊类型（peripheral T-cell lymphoma, unspecified, PTCL, NOS）：是高度侵袭性淋巴瘤，多见于成人，男女比例约 1 : 1。任何部位都可受累，但淋巴结受累最常见。大多数病例有 TCR 基因克隆性重排。涂片中瘤细胞单一、中等到较大，核呈多形性，核膜不规则，染色质多或泡状，核仁明显，核分裂象多见。另见有小淋巴细胞、嗜酸性粒细胞、浆细胞和大 B 细胞混杂的炎性背景。

（2）间变性大细胞淋巴瘤（anaplastic large cell lymphoma, ALCL）：约占成人 NHL 的 3%，占儿童淋巴瘤的 10% ~ 30%。涂片中以大细胞为主，胞质嗜酸性，核形态不规则，可见标志性大细胞核偏向一侧呈肾形或马蹄形，可见核周空晕。可见 R-S 样细胞、核分裂象。罕见吞噬红细胞的巨噬细胞。

（3）成人 T 细胞白血病 / 淋巴瘤（adult T-cell leukaemia/lymphoma, ATLL）：此病发生于成年人，中位年龄 55 岁，男女比例约为 1.5 : 1。大多数患者表现为广泛的淋巴结、外周血累及。涂片中瘤细胞呈中等大小至大细胞，核呈明显多形性，染色质粗颗粒状，核仁明显。可见 R-S 样细胞。肿瘤细胞常呈多叶状，在外周血中命名为"花"细胞，这些细胞可有深染的嗜碱性胞质，外周血涂片中吉姆萨染色易于观察。

（4）蕈样肉芽肿（mycosis fungoides）是一种成熟的 T 细胞淋巴瘤，占所有 NHL 的 0.5%。原发于皮肤，表现为皮肤的斑片 / 斑块，淋巴结亦可受累。好发于成年人 / 老年人，男女比例约为 2 : 1。涂片中瘤细胞小至中等大，核形态不规则，核仁大。典型的小淋巴瘤细胞胞核有曲折，染色质呈脑回样。少数大细胞也具有脑回样核，但不明显。背景可见小淋巴细胞和嗜酸性粒细胞的炎性浸润。

（5）结外 NK/T 细胞淋巴瘤，鼻型（extranodal NK/T-cell lymphoma, nasal type）：主要发生在结外，鼻腔是最常见的原发部位。鼻腔受累患者主要表现为鼻塞和鼻出血，也可见广泛的面部中线的破坏（致死性中线肉芽肿）。涂片中细胞形态多样性，可以是小、中、大或间变细胞。胞质中等量，内可见嗜天青颗粒。核膜不规则，核仁小或不明显，见图 13-1-7、图 13-1-8、图 13-1-9、图 13-1-10（淋巴结 FNA 液基细胞学）。

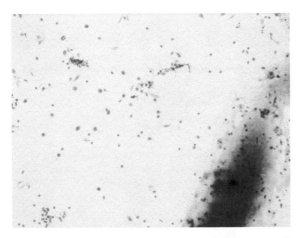
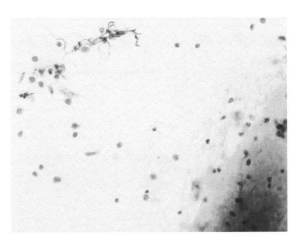

图 13-1-7　结外 NK/T 细胞淋巴瘤（巴氏染色，×200）　图 13-1-8　结外 NK/T 细胞淋巴瘤（巴氏染色，×400）

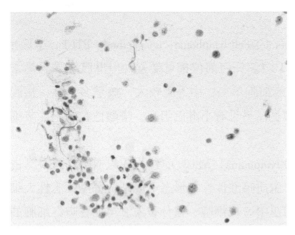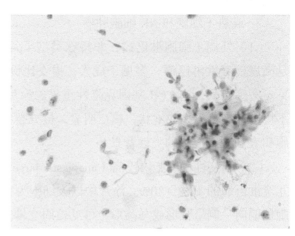

图 13-1-9　结外 NK/T 细胞淋巴瘤（巴氏染色，×200）　　13-1-10　结外 NK/T 细胞淋巴瘤（巴氏染色，×400）

　　恶性淋巴瘤的临床诊断往往需要淋巴结组织病理学检查，并结合免疫组化、基因等才能明确。淋巴结细针穿刺细胞学诊断恶性淋巴瘤非常困难，需结合患者临床病史及影像学检查等，并且细胞形态学排除常见淋巴结转移癌后，镜下见恶性淋巴瘤的细胞学特征，可以在诊断报告中提示：见恶性肿瘤细胞，倾向淋巴造血系统肿瘤。

五、淋巴结转移性恶性肿瘤的细针穿刺细胞学

　　淋巴结是恶性肿瘤最常见的转移部位，其中以转移性上皮细胞恶性肿瘤最常见。任何器官或解剖部位恶性肿瘤的引流淋巴结常是最先发生淋巴结转移的部位。因此，发生转移性恶性肿瘤的淋巴结位置和肿瘤的类型往往能提示恶性肿瘤的原发部位。

（一）淋巴结转移癌涂片所见

1. 鳞状细胞癌

（1）非角化型鳞状细胞癌细针穿刺涂片中细胞散在或呈合胞体样排列，肿瘤细胞圆形或卵圆形，胞质厚实且界限清楚；核增大明显，核质比重度失常，核大小不一、形态不规则、深染、多居中，核膜不规则，染色质粗颗粒状、分布不均，核仁明显，背景有时可见肿瘤性素质，如坏死性碎屑成分，见图 13-1-11、图 13-1-12（纵隔淋巴结 FNA 液基细胞学）。

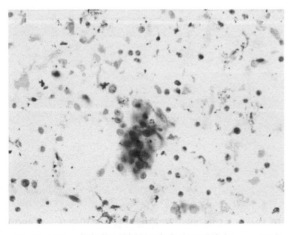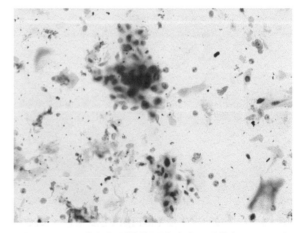

图 13-1-11　非角化型鳞状细胞癌（巴氏染色，×400）　　图 13-1-12　非角化型鳞状细胞癌（巴氏染色，×400）

（2）角化型鳞状细胞癌细针穿刺涂片中细胞多散在或松散聚集排列，肿瘤细胞大小和形态差异性明显，胞质可有角化、嗜橘红或嗜红染色；核大小形态多样性、深染，核膜不规则，染色质块状或固缩状、分布不均，核仁有时可见、较非角化型鳞状细胞癌少得多，背景可见肿瘤性素质，见图 13-1-13、图 13-1-14（纵隔淋巴结 FNA 液基细胞学）。

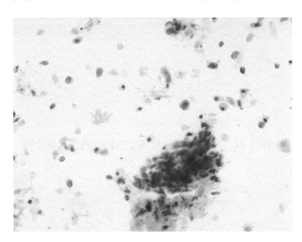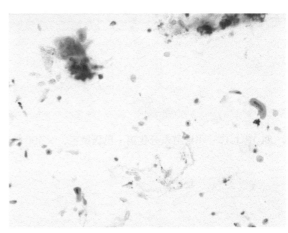

图 13-1-13　角化型鳞状细胞癌（巴氏染色，×400）　　图 13-1-14　角化型鳞状细胞癌（巴氏染色，×400）

2. 腺癌细针穿刺涂片中细胞相互重叠呈三维立体结构，也可单个散在排列。肿瘤细胞圆形或卵圆形，胞质内可见大小不等的空泡；核圆形或卵圆形、常偏位，核膜不规则，染色质粗颗粒状、分布不均，核仁明显、可见双核或多核，见图 13-1-15、图 13-1-16（纵隔淋巴结 FNA 液基细胞学）。

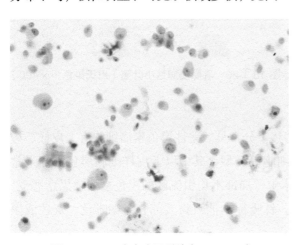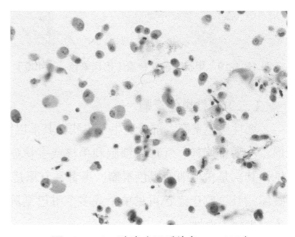

图 13-1-15　腺癌（巴氏染色，×400）　　　　　图 13-1-16　腺癌（巴氏染色，×400）

3. 小细胞未分化癌细针穿刺涂片中细胞单个散在分布或呈结构松散的细胞群，常见镶嵌样排列结构。肿瘤细胞小而均一，体积约为淋巴细胞的 2 倍。肿瘤细胞胞质极少，有时可呈裸核样；核深染、形态不规则，有时呈墨水滴状，染色质增粗且分布不均、呈"椒盐样"，核仁不明显，见图 13-1-17、图 13-1-18（纵隔淋巴结 FNA 液基细胞学）。

4. 其他如甲状腺乳头状癌，肿瘤细胞核增大、淡染，呈"磨玻璃样"，核膜不规则，核仁明显，可见核沟及核内假包涵体，见图 13-1-19（颈部淋巴结 FNA 液基细胞学）。如乳腺浸润性小叶癌，肿瘤细胞异型性明显，核增大，核膜不规则，核仁明显，可见双核，见图 13-1-20（腋窝淋巴结 FNA 液基细胞学）。

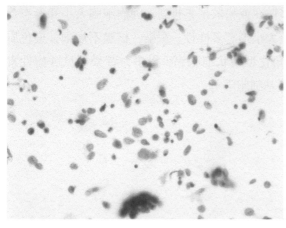

图 13-1-17　小细胞未分化癌（巴氏染色，×400）

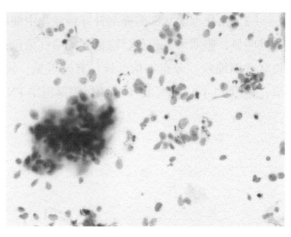

13-1-18　小细胞未分化癌（巴氏染色，×400）

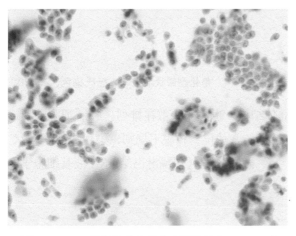

图 13-1-19　甲状腺乳头状癌（巴氏染色，×400）

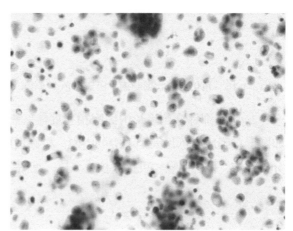

图 13-1-20　乳腺浸润性小叶癌（巴氏染色，×400）

（二）恶性黑色素瘤

恶性黑色素瘤大部分发生于皮肤，其淋巴结转移十分常见。恶性黑色素瘤细胞有上皮样、梭形、小痣细胞样、气球样细胞和单核或多核瘤巨细胞等类型，其中以上皮样细胞黑色素瘤最常见，其次是梭形细胞黑色素瘤。患者常有黑痣手术史、局部不均引流区的黑色素瘤或黑痣恶变、破溃病灶，临床症状可见单个或多个淋巴结肿大。针吸标本抽吸物大部分为咖啡色、灰色或黑色，少数为血性。

1. 上皮样细胞黑色素瘤的肿瘤细胞数量较多、弥漫分布，细胞大小不一致，低柱状或椭圆形。胞质量中等，内可见数量不等的黑色素颗粒，其大小、粗细不均。核圆形或椭圆形，核偏位，染色质细颗粒状，可见明显大核仁。黑色素颗粒也可分布于核表面。

2. 梭形细胞黑色素瘤的肿瘤细胞形态为梭形，似成纤维细胞。胞质丰富，内含黑色素颗粒。核较小、椭圆形，可见双核，染色质细颗粒状，可见 1～2 个核仁，有时可见瘤巨细胞。

六、病例分析

【患者资料】　患者，女，75 岁，因体检发现肺部占位 4 月余入院。患者近半月偶有干咳，运动时气喘，另伴有头晕、头痛及视物模糊。查肿瘤标志物癌胚抗原 161 ng/ml（正常＜4.7 ng/ml）；

CT 检查示右肺门占位，右侧锁骨区、纵隔及两肺门区多发淋巴结肿大，伴有心包积液。

【细针穿刺细胞学显微镜检查】　制片方法：液基细胞学。染色方法：巴氏染色。显微镜检查：肿瘤细胞呈三维立体的细胞团，也可见单个散在排列。核增大、深染，核偏位，核膜不规则，染色质增粗且分布不均，核仁明显，可见双核或多核。背景另见沙砾体样钙化，见图 13-1-21、图 13-1-22。

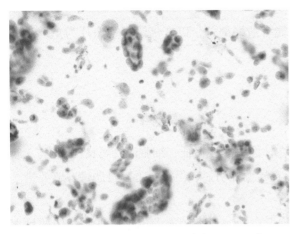

图 13-1-21　肿瘤细胞（巴氏染色，×400）　　　　图 13-1-22　肿瘤细胞（巴氏染色，×400）

【报告】　纵隔淋巴结穿刺：找到恶性肿瘤细胞，倾向腺癌。

【讨论与分析】　巴氏染色涂片中见较多拥挤的三维立体细胞团及散在异型细胞，核增大、偏位，核仁明显，可见双核，另见沙砾体样钙化。根据细胞形态考虑为恶性肿瘤细胞，符合腺癌的细胞学特征。

结合病史，患者癌胚抗原明显升高，影像学检查示肺部占位且伴有多发淋巴结肿大，均可以进一步支持恶性肿瘤的诊断。随访此例患者肺活检组织学结果为腺癌。

（周晋星　黄泽智）

第二节　甲状腺细针穿刺细胞学

一、概述

（一）标本采集与制片

1. 标本采集　因甲状腺血供丰富，穿刺易出血，更适合细针穿刺。穿刺时患者可采取端坐姿势。用左手示指和中指的掌面固定肿物，右手持注射器针刺，进针角度应与气管成正切，使针不会刺入气管。抽吸过程负压不要太大，不宜反复抽吸，尽量快速完成穿刺，拔针后延长穿刺点按压时间。过小或位置较深触摸不清的结节可在超声引导下完成穿刺。

2. 制片与染色　针吸后将针头内的吸出物推挤至载玻片上，将标本摊开，制成涂片。吸出物非常少时，需反复推挤，尽可能使标本不被丢失。或用液基保存液冲洗针头及针筒，反复数次，将标本转移至保存瓶内，用液基制片法制片。涂片制备好后应及时固定，瑞-吉染色需自然干燥，常规 HE 或巴氏染色需用 95% 乙醇固定。

（二）吸取物外观检查

1. 稠胶状液 胶质浓稠，片状分布，多见于结节性甲状腺肿。

2. 稀胶状液 胶质稀薄，片状分布，多见于弥漫性毒性甲状腺肿。

3. 咖啡色液 浅棕色或褐色，深浅不一，多见于结节性甲状腺肿或乳头状癌囊性变。

4. 稠糊状液 稠厚量多，多见于桥本甲状腺炎或肿瘤。

（三）显微镜检查与结果报告

1. 显微镜检查必须按顺序检查整张涂片，不能有遗漏部分，以低倍镜观察涂片为主，当发现有异常细胞时，再转换高倍镜或油镜明确性质。

2. 结果报告

（1）改良巴氏五级分类报告法

Ⅰ级：涂片内无非典型细胞或异常细胞。

Ⅱ级：涂片内有非典型细胞或细胞有轻度异型性，但无恶性特征，细胞改变属良性范围。

Ⅲ级：有可疑癌（恶性）细胞。涂片内细胞形态异型性明显，但难于肯定良恶性，需要进一步检查证实或近期复查核实。

Ⅳ级：高度可疑癌（恶性）细胞。涂片内细胞形态尚欠典型，或考虑是癌细胞，但数目太少，需要作其他检查确定。

Ⅴ级：有癌（恶性）细胞。涂片内细胞形态典型且数量较多。如有可能，进一步区分其组织学类型。

（2）甲状腺细胞病理学 Bethesda 报告系统：见下表。

表 13-2-1　甲状腺细胞病理学 Bethesda 报告系统推荐的诊断总体分类

Ⅰ. 标本无法诊断或不满意
　　仅有囊液
　　标本几乎无细胞
　　其他（血液遮盖、凝固假象等）

Ⅱ. 良性病变
　　符合良性滤泡性结节（包括腺瘤样结节、胶质结节等）
　　符合淋巴细胞性（Hashimoto's）甲状腺炎（在恰当的临床背景下）
　　符合肉芽肿性（亚急性）甲状腺炎
　　其他

Ⅲ. 意义不明确的细胞非典型性病变，或意义不明确的滤泡性病变

Ⅳ. 滤泡性肿瘤或可疑滤泡性肿瘤
　　如为 Hürthle 细胞（嗜酸细胞）型，需注明

Ⅴ. 可疑恶性肿瘤
　　可疑乳头状癌
　　可疑髓样癌
　　可疑转移性癌
　　可疑淋巴瘤
　　其他

Ⅵ.恶性肿瘤
　　甲状腺乳头状癌
　　低分化癌
　　甲状腺髓样癌
　　未分化（间变性）癌
　　鳞状细胞癌
　　混合性癌（注明成分）
　　转移性癌
　　非霍奇金淋巴瘤
　　其他

二、甲状腺细针穿刺正常细胞学

（一）滤泡细胞

滤泡细胞（follicular cell）或称主细胞，主要功能是合成甲状腺球蛋白。滤泡细胞多单层片状排列，细胞大小一致，类似蜂巢，也可见融合状，胞质界限不清，呈淡蓝紫色。核呈圆形或卵圆形，亦可见到梭状或柱状，染色质颗粒状，核仁不明显，有时能见到裸核细胞。滤泡细胞有时可排列成微滤泡，即少于15个滤泡细胞包围而成，圆弧形排列至少2/3圈，中间可见少量胶质，见图13-2-1。

（二）嗜酸细胞

嗜酸细胞（oxyphilic cell）或称赫特细胞，是退化的滤泡上皮细胞。嗜酸细胞体积较大，界限清晰，核大，大小不等，可见双核和多核，染色质颗粒状，可见明显核仁，胞质细颗粒状，浓厚深染，见图13-2-2。

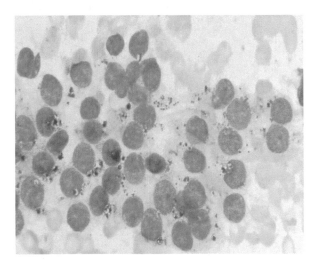

图13-2-1　滤泡细胞（瑞-吉染色，×1000）

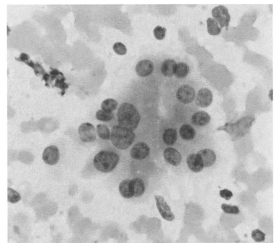

图13-2-2　嗜酸细胞（瑞-吉染色，×1000）

（三）C细胞

C细胞（parafollicular cell）或称滤泡旁细胞，是分泌降钙素的细胞，散布在结缔组织内或滤泡细胞群中。细胞不规则，椭圆形。核较大，多呈圆形，染色质颗粒状，有时可见小核仁。胞质粉红色，内含嗜酸性细小颗粒。

三、甲状腺非肿瘤性疾病细针穿刺细胞学

（一）急性甲状腺炎

急性甲状腺炎（acute suppurative thyroiditis）又称化脓性甲状腺炎，呈急性化脓性炎症改变，可见大量的中性粒细胞和退变的滤泡细胞。恢复期可出现较多巨噬细胞和淋巴细胞，见图13-2-3、图13-2-4。

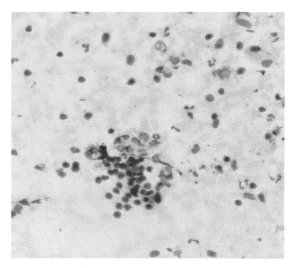

图 13-2-3　滤泡上皮细胞、淋巴细胞和上皮样细胞
（瑞 - 吉染色，×400）

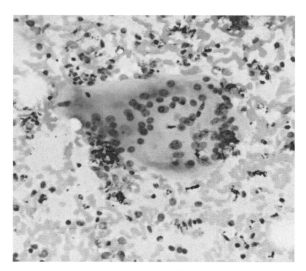

图 13-2-4　淋巴细胞、上皮样细胞和多核巨细胞
（瑞 - 吉染色，×400）

（二）亚急性甲状腺炎

亚急性甲状腺炎（subacute thyroiditis）又称肉芽肿性甲状腺炎，本病典型的镜下特征是细胞繁杂多样，如滤泡上皮细胞、多核巨细胞、上皮样细胞及少量的巨噬细胞、淋巴细胞、中性粒细胞。滤泡细胞常有变性，胞质内可见到含铁血黄素颗粒。上皮样细胞核与组织细胞相似，椭圆形或圆形，染色质细致淡染，见图13-2-5、图13-2-6。

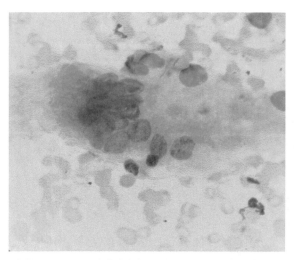

图 13-2-5　多核巨细胞（瑞 - 吉染色，×1000）

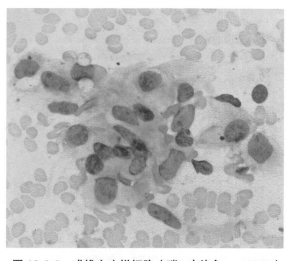

图 13-2-6　成堆上皮样细胞（瑞 - 吉染色，×1000）

（三）桥本甲状腺炎

桥本甲状腺炎（Hashimoto thyroiditis）又称慢性淋巴细胞性甲状腺炎，是一种自身免疫性疾病，典型细胞特征是见到大量淋巴细胞及赫特细胞、浆细胞。淋巴细胞以成熟小淋巴细胞为主，可见散在转化大淋巴细胞。赫特细胞成片或散在分布，胞质丰富。部分患者纤维化病变显著，淋巴细胞可以变少，见图13-2-7、图13-2-8。

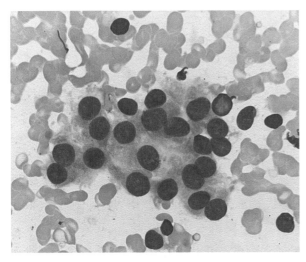

图13-2-7　多核巨细胞（瑞-吉染色，×1000）

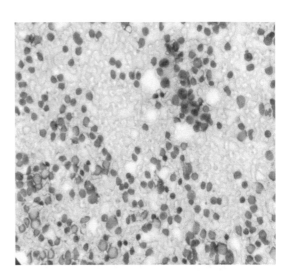

图13-2-8　大量淋巴细胞（瑞-吉染色，×400）

（四）甲状腺功能亢进

甲状腺功能亢进（Graves disease）特征是滤泡细胞增生明显，胶质较少，滤泡细胞平面松散排列，核可增大，胞质泡沫状。滤泡细胞核增大，大小不一，胞质偏红，边缘有火焰状突出，有时可有空泡，称火焰细胞。

四、甲状腺肿瘤细针穿刺细胞学

（一）良性肿瘤

1. 嗜酸细胞腺瘤（oncocytic adenoma）　赫特细胞增生明显，大小较一致，成团、成片或散在，细胞界限清楚，细胞核大小较一致，染色质嗜酸性颗粒状，常见双核，核仁小，可有少量胶质。

2. 滤泡性腺瘤（follicular adenoma）　通常可见到多量的滤泡细胞，细胞较密集重叠，核较大，染色质颗粒状，均匀分布，核仁多不明显，胞质界限不清，呈融合状。胶质多少不定，有时可见微滤泡，见图13-2-9、图13-2-10。

滤泡性腺瘤和滤泡癌在细针穿刺细胞学中鉴别诊断非常困难，统称为滤泡性肿瘤，其中以滤泡性腺瘤常见。嗜酸细胞肿瘤是指半数以上细胞为嗜酸细胞的滤泡性肿瘤，与滤泡性肿瘤一样，包括嗜酸腺瘤和嗜酸细胞癌，细胞学鉴别诊断也相对困难。

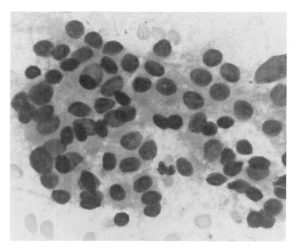

图 13-2-9　滤泡性腺瘤（瑞 - 吉染色，×1000）

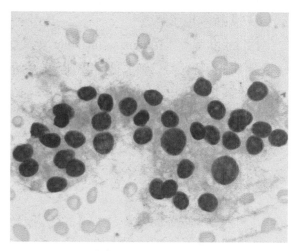

图 13-2-10　滤泡性腺瘤（瑞 - 吉染色，×1000）

（二）甲状腺癌

1. **滤泡癌（follicular carcinoma）**　恶性度较高，细胞数量多，密集重叠明显，微滤泡多见，大小差异明显，滤泡细胞呈合体状、蜂窝状、花环状等方式排列。细胞核增大，卵圆形或圆形，核仁多明显，染色质粗颗粒状，浓染，胞质淡染。

2. **乳头状癌（papillary carcinoma）**　细胞量通常较多，可出现组织断片，偶可见到纤维血管轴心，断片呈乳头状、大片单层合胞体、旋涡片层状。细胞核增大，可拉长，呈卵圆或不规则形，大小差异明显，染色质细粉状，小核仁偏于一侧，可见纵行核沟和核内假包涵体，包涵体呈大小不一的圆形。可见到赫特细胞、多核巨细胞及砂粒体，稠厚"泡泡糖"样或稀薄黏液状胶质。部分病例胞质囊性变性，出现退变空泡，核质比增大，应仔细观察排除囊性乳头状癌。乳头状癌滤泡亚型可见滤泡癌细胞排列特征，但核特征符合乳头状癌，见图 13-2-11、图 13-2-12、图 13-2-13、图 13-2-14。

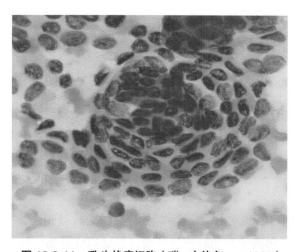

图 13-2-11　乳头状癌细胞（瑞 - 吉染色，×1000）

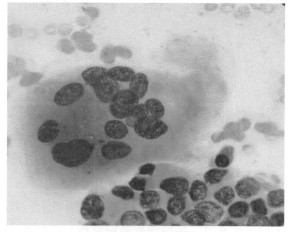

图 13-2-12　乳头状癌细胞（瑞 - 吉染色，×1000）

3. **髓样癌（medullary carcinoma）**　又称滤泡旁细胞癌，细胞排列松散，黏附性较差，细胞形态变化较多，圆形、梭形或多角形。核圆形、类圆形或梭形，略偏位，染色质颗粒状，核仁不明显。胞质内有时可见到降钙素颗粒染成粉红色。背景中可见粉染的淀粉样蛋白存在。

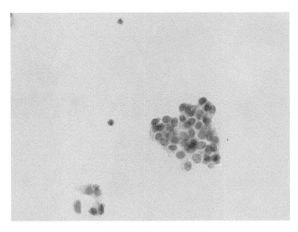

图 13-2-13　假包涵体（巴氏染色，×400）

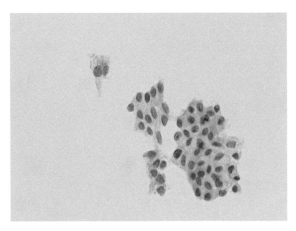

图 13-2-14　癌细胞核拉长（巴氏染色，×400）

4. 未分化癌（undifferentiated carcinoma）　又称间变性癌，根据瘤细胞形态特点分为三型：梭形细胞型、巨细胞型和鳞样分化型。其中巨细胞型甲状腺常迅速肿大，癌细胞巨大，大小差异明显，形态多样。核形不规则，染色质粗块状，多见明显核仁。胞质量较多，偶见空泡。背景大量中性粒细胞甚至脓细胞浸润，可见较多细胞坏死碎片。

五、病例分析

【**患者资料**】　患者，女，46 岁，健康体检时发现甲状腺结节，遂来医院进一步检查。超声：甲状腺右侧叶内径约 49 mm×17 mm×16 mm，形态正常，回声不均匀，可见非均质回声，大小约 9.9 mm×7.7 mm×6 mm，纵横径比小于 1，边界清，形态不规则，呈融合状，其内可见多个强回声。于超声引导下穿刺，细胞学涂片送检细胞室。

【**细针穿刺细胞学显微镜检查**】　制片方法：直接涂片。染色方法：瑞 - 吉染色。显微镜检查：细胞量多，成大片合胞体或小堆分布，细胞拥挤重叠呈合胞体状。细胞核明显增大，拉长或成角。染色质颗粒状，可见大小不一的核内假包涵体，见图 13-2-15、图 13-2-16、图 13-2-17、图 13-2-18。

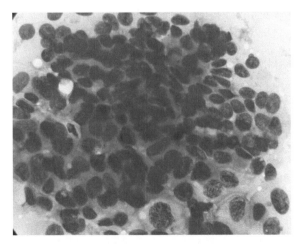

图 13-2-15　大片细胞团（瑞 - 吉染色，×1000）

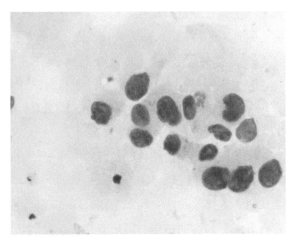

图 13-2-16　细胞分散，核畸形（瑞 - 吉染色，×1000）

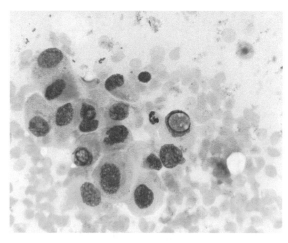 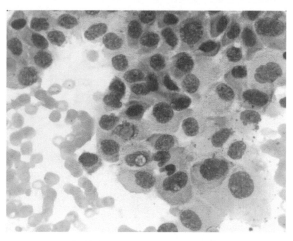

图 13-2-17　多个假包涵体（瑞 - 吉染色，×1000）　　图 13-2-18　核拉长，假包涵体（瑞 - 吉染色，×1000）

【报告】　甲状腺右叶肿物：见甲状腺乳头状癌细胞（TBSRTC Ⅵ）。

【讨论与分析】　涂片中可见大量成片细胞，细胞拥挤重叠。细胞核增大、不规则，大小差异明显，染色质颗粒状，可见核内假包涵体，呈大小不一的圆形。

根据细胞学形态特点及影像学资料，本例为甲状腺乳头状癌，细胞学诊断采用甲状腺细胞病理学 Bethesda 报告系统，诊断为Ⅵ级。术后组织病理诊断：甲状腺乳头状癌，淋巴结（0/4）未见转移癌。

（孙玉鸿）

第三节　乳头溢液及乳腺细针穿刺细胞学

一、乳头溢液的细胞学检查

（一）概述

1. 乳头溢液的性质与意义

（1）血性溢液：红色或褐色，也可呈淡红色。多见导管内乳头状瘤和乳腺癌，乳腺导管扩张症也常伴乳头溢液。

（2）浆液性溢液：淡黄色稀薄液体，可见于导管内乳头状瘤及乳腺增生症。

（3）水样溢液：无色透明的清亮液体，可见于乳腺癌。

（4）乳汁样溢液：乳白色液体，与乳汁相似，多见于口服避孕药。

（5）黏稠液：浅褐色或淡黄色黏稠液体，多见于乳腺导管扩张症。

（6）脓液：黄色脓性黏稠液体，多见于乳腺炎和乳腺导管扩张症。

2. 乳头溢液标本采集方法

（1）直接涂片法：用双手由乳腺外周向乳头方向按摩，有乳腺肿块患者可自肿块远方向其导管在乳头开口方向挤压，可反复多次，见乳头溢出液体，可将溢出液直接滴于载玻片一端，用推片轻轻推开，制成涂片。如果溢液较多，可收集于试管中，离心去上清液，取下层沉淀物涂片。

（2）细针穿刺吸取法：皮肤常规消毒后，仔细触摸肿物，确定其位置、大小及皮下深度，确定进针方向及深度。充分固定肿物后将细针刺入肿物，回吸注射器，利用负压吸取肿物内成分，根据吸出物的性状和量选择合适的方式制成涂片。

（3）刮取法：在溃疡、瘘管开口处，先擦去表面的坏死物，再用消毒的玻片刮取患处细胞制成涂片。

（二）乳头溢液细胞学特点

细胞在液体中浸泡，因此发生形态改变，细胞变性明显，胞体增大，核增大，出现固缩退变或肿胀退变。可见不规则核或者核固缩、核碎裂、核溶解，染色质可固缩成块或疏松淡染。胞质淡染空泡化或者消失。

（三）良性病变涂片所见

1. **良性导管上皮细胞** 细胞呈圆形或卵圆形，大小较一致，多成群成团，排列呈蜂窝状，染色质细颗粒状，核仁不明显，胞质丰富。

2. **大汗腺样细胞** 细胞体积增大，呈铺砖样排列。核圆形，可大小不一或有轻度异型性，核质较匀细，核仁明显，胞质丰富，瑞 - 吉染色呈灰蓝色。

3. **泡沫细胞** 细胞体积较大，多圆形，胞质量丰富，含大量空泡呈泡沫状。核圆形或类圆形，较小，居中或略偏位。染色质颗粒状，偶见核仁。

4. **鳞状上皮细胞** 可见表层鳞状上皮细胞。

5. **各种炎症细胞** 可见到中性粒细胞、淋巴细胞、单核细胞、组织细胞、多核巨细胞等。

6. **钙化物质** 乳头溢液可出现钙化物质，常见于导管扩张、导管内乳头状癌或导管内癌。

（四）恶性细胞特点

1. **一般特点** 细胞黏附性差，细胞量较多，可单个散在或呈大小不等的细胞团，细胞拥挤重叠。细胞体积增大，大小不均，异型性明显，核质比明显增加。细胞核增大，核型变化大，出现多种形态的不规则核，核染色质增粗深染，核仁多个、明显，可出现巨大裸核细胞。

2. **几种特殊的细胞团**

（1）圆形细胞团：细胞团呈圆形，边缘光滑，内部细胞排列相对紊乱，可见明显异型性。

（2）半月形核细胞团：细胞团边缘的胞核呈半月形，又称"封入"现象。

（3）阅兵式（串状）细胞团：细胞单列排成一排，细胞核可有镶嵌感。

（4）玫瑰花环状：细胞围成花环状，胞核靠近花环边缘。

（5）气球样细胞团：细胞核围绕黏液大泡，呈半月形靠于细胞团周边。

（6）腺泡样细胞团：细胞核偏心，大小形状不一，中心胞质拉长。

（7）假角化珠形成：细胞核拉长呈半月形，细胞旋涡状或葱皮样排列成球形细胞团。

（8）不规则细胞团：细胞无规则排列成团，细胞团形状不规则。

（9）乳头细胞团：细胞拥挤，边缘整齐排列成指状、乳头状。

（10）排列紧密的细胞团：细胞排列紧密，互相重叠。

乳头溢液良、恶性涂片比较见表13-3-1。

表 13-3-1　乳头溢液良、恶性涂片比较

	良性溢液	恶性溢液
细胞团		
大小	大	小
形状	规则大片状、排列紧密	不规则片状、细胞重叠，排列松散
大汗腺样细胞	常见	少见
特殊排列	少见	常见
细胞		
细胞异型性	不明显	明显
核异型性	不明显，大小相差 2 倍以内	明显，大小相差 2 倍以上
染色质	均匀、细颗粒状	不均匀、粗颗粒状
核仁	不明显	明显，多个或红染
特殊单个细胞	不常见	常见
不定形物质	不常见	较常见
涂片背景		
红细胞	少	多
炎细胞	可见、量不定	常见
坏死	少见	常见

3. 单个细胞的特殊形态

（1）细胞核直径明显增加，超过 20 μm。

（2）细胞核大，单个细胞核偏于细胞一侧。

（3）核仁明显，多个或红染。

（4）大量深染裸核，大小不一，形状不规则。

（5）易见病理性核分裂象。

（6）染色质粗颗粒状，染色加深，分布不均。

（7）可见多核瘤巨细胞，核大小不一，形态各异。

（8）可见印戒细胞或封入细胞等特殊形态。

（五）乳腺常见疾病细胞学特点

1. 内分泌障碍　多为乳汁状、浆液性或水样液，常伴有内分泌系统肿瘤或停经等表现，临床表现为异常泌乳综合征。

2. 炎症　急性炎症可见大量退变中性粒细胞及炎性渗出物，慢性炎症多见淋巴细胞、组织细胞、中性粒细胞及多核巨细胞。导管上皮细胞可有轻度异型性。

3. 导管扩张症　导管扩张，分泌物淤滞，从而导致炎症性改变，最终形成浆细胞性乳腺炎。可见大量充满脂类的泡沫细胞、中性粒细胞、淋巴细胞、浆细胞、鳞状上皮细胞、大汗腺样细

胞，也可见导管上皮细胞成小片分布。

　　4. 导管内乳头状瘤　溢液多为血性。细胞呈大片分布，排列呈乳头状、分支状，细胞间黏附性好。细胞团周边细胞核常被压扁，包围在细胞团外表层，无胞质空泡。中心的细胞大小不等，胞质有空泡。细胞核圆形或卵圆形，形状一致，染色质细颗粒状。有时细胞可大小不等，出现异型性，见图 13-3-1、图 13-3-2。

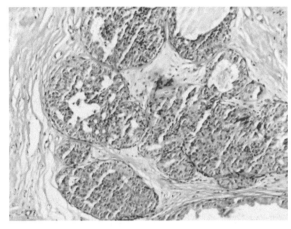
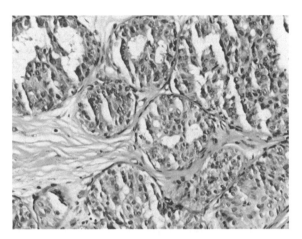

图 13-3-1　导管内乳头状瘤（HE，×200）　　　　图 13-3-2　导管内乳头状瘤（HE，×400）

　　5. 导管内癌　细胞量多，黏附性差、松散，细胞成团或成片，或散在单个。细胞团细胞重叠、镶嵌、拥挤。胞核异型性明显，明显增大、不规则、核膜厚、染色质粗颗粒状或团块状，分布不均。胞质量多少不一，透明或泡沫状或有大空泡。细胞常有变性改变，核浓缩、结构均质化。背景常见较多坏死物。

　　6. 浸润性导管癌　细胞体积增大，大小不等，弥散分布。胞核大小、形状不规则，深染明显，常伴有大量红细胞及坏死组织碎片。

　　7. 佩吉特病（Paget's disease）　乳头表面糜烂发红，如侵犯大导管，可出现溢液。背景见较多炎性渗出物，大量中性粒细胞、组织细胞、鳞状上皮细胞及其他炎症性细胞。可见到一种特殊的细胞：胞体大，近圆形，胞核深染，胞质丰富、淡染、空泡状，称为佩吉特细胞。

　　8. 其他类型癌　乳腺癌任何组织类型都可产生乳头溢液，但非常少见。

二、乳腺肿物的细针穿刺细胞学检查

（一）概述

1. 应用范围及适应证

　　乳腺位于体表，易发生多种病变，形成肿块容易被发现。临床需要明确肿块的性质，如良性还是恶性、病变的类型等，以便制定治疗方案。如果没有不适合穿刺的其他疾病，临床能够触及的肿物均适合细针穿刺。

　　（1）用于普查，可早期发现乳腺癌。

　　（2）因乳腺癌或怀疑癌的患者，针吸确定癌细胞后即行根治术，可代替冰冻切片。临床怀疑癌而细胞学诊断为良性或可疑者仍需冰冻切片。

　　（3）区别炎症性病变与肿瘤性疾病，便于确定治疗方案。

（4）囊肿病与癌的鉴别诊断。

（5）针吸诊断为良性病变，但细胞异质性较明显的，建议手术治疗。

2. 应用评价　乳腺细针穿刺对判断肿块良、恶性质具有独特价值，如操作简便、快速、费用低廉，阳性率较高（70%～90%）、准确性较好，损伤轻微、诊断性治疗囊肿等；可用于普查，发现早期乳腺癌。但存在假阳性（10%～20%）或因取材不当导致假阴性结果，因此，尚不能完全代替冰冻切片。

3. 影响细胞学诊断的因素

（1）假阴性的主要原因：①肿瘤早期，肿物过小，针吸技术不易掌握。乳腺癌直径<1 cm时，阳性率较低，特别是导管癌与增生性癌变的成功率就更低。②肿瘤早期，细胞异型性小，形态不典型，高分化的肿瘤与良性细胞近似，不易区分。③针吸的熟练操作是细胞学诊断的关键，未能吸出足够的肿瘤成分或者穿刺抽吸的位置恰好是肿物当中的良性部分，针吸部位不准是假阴性的重要原因。如恶性病变伴发囊肿的病例抽吸了囊性部分，使肿物缩小，误认为单纯囊肿，而漏掉了肿瘤部分。④细胞的辨认能力不够。

（2）假阳性的主要原因：炎症性病变细胞变化可非常明显，出现形态异常被误认为恶性细胞。乳腺纤维腺瘤的细胞异型性较明显，与可疑癌细胞相似。乳腺结核病，增生的间叶细胞与异型上皮细胞难以区别，易出现假阳性。

（二）细针穿刺技术与标本制备

1. 器具　针头（6～8号）及注射器（5 ml或10 ml）、消毒物品、固定液、细胞保存液、载玻片等。

2. 穿刺操作　核对临床信息→与患者充分沟通，了解病史消除紧张情绪→触摸肿物→固定肿物→消毒→针刺→针吸（包括改变方向取材）→拔针并按压止血。

3. 涂片与染色

（1）直接涂片：将穿刺针内的吸出物推出，置玻片一端，迅速用针摊开或用推片推成薄膜。干燥固定适合瑞-吉染色；潮干状态放入95%乙醇溶液固定15 min以上，适合巴氏染色或HE染色。

（2）液基制片：将穿刺针内的吸出物推入细胞保存液中，轻轻混匀。使用制片机将液基保存的标本制备成薄片，采用95%乙醇固定，然后用巴氏染色或HE染色。

4. 细针穿刺感觉及吸出物性状　根据经验，乳腺不同病变在针刺时操作者有不同的针感，乳腺囊肿有刺空感，乳腺增生性病变有橡皮感，乳腺癌有穿沙感等。

（三）乳腺细针穿刺涂片常见细胞形态

1. 导管上皮细胞　散在或成片分布，形态和大小较一致，核圆形或类圆形，染色质均匀细致，核仁不明显，多成群，蜂窝状排列，见图13-3-3。

2. 双极裸核细胞　细胞呈裸核样，大小一致，无胞质，多分散存在。核小呈短梭形或椭圆形，染色质均匀细致，见图13-3-4。

3. 大汗腺样细胞　细胞体积增大，胞质丰富，多成团成片分布。核较小，圆形居中或略偏位，染色质较细，见图13-3-5、图13-3-6。

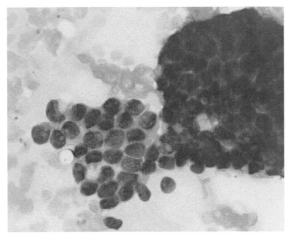

图 13-3-3 导管上皮细胞（瑞 - 吉染色，×1000）

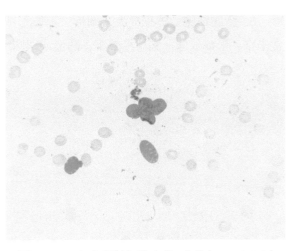

图 13-3-4 双极裸核细胞（瑞 - 吉染色，×1000）

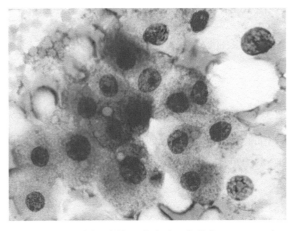

图 13-3-5 大汗腺样细胞（瑞 - 吉染色，×1000）

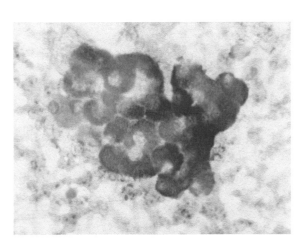

图 13-3-6 大汗腺样细胞（糖原染色，×1000）

4. 泡沫细胞 细胞体积大，近似圆形，胞质丰富，含有大量大小不等的细小空泡，呈泡沫状。细胞核较小，圆形或卵圆形，偶可呈肾形，居中或偏位，染色质细致，偶见小核仁，见图13-3-7、图 13-3-8、图 13-3-9。

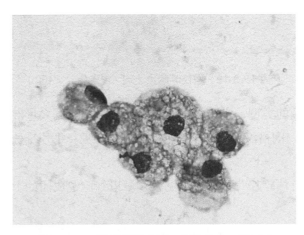

图 13-3-7 泡沫细胞（瑞 - 吉染色，×1000）

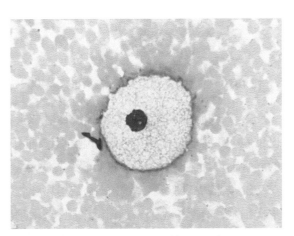

图 13-3-8 泡沫细胞（HE 染色，×1000）

5. 脂肪细胞 体积极大，圆形、卵圆形或不规则形，多成团或散在。细胞膜清楚，胞质非常丰富，形如气球。细胞核较小，圆形或卵圆形，位于细胞一侧，见图 13-3-10。

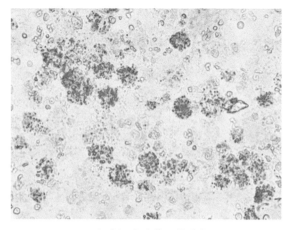

图 13-3-9 泡沫细胞（苏丹Ⅲ染色，×400）

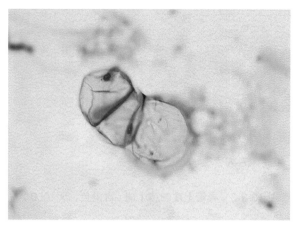

图 13-3-10 脂肪细胞（瑞-吉染色，×1000）

6. 其他 可见到红细胞、中性粒细胞、淋巴细胞、浆细胞、组织细胞、单核细胞、多核巨细胞、上皮样细胞、鳞状上皮细胞等。

（四）乳腺常见非肿瘤性肿物的细胞学

1. 非特异性乳腺炎 包括急性乳腺炎和慢性乳腺炎。急性乳腺炎常形成乳腺脓肿，针吸物呈黄色黏稠的脓性物，可见到大量中性粒细胞及坏死细胞碎片。如病程较长，可见到大量组织细胞、巨噬细胞、淋巴细胞等，则考虑诊断为慢性乳腺炎，见图 13-3-11、图 13-3-12。

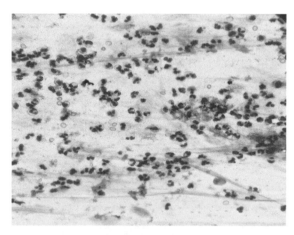

图 13-3-11 急性乳腺炎（瑞-吉染色，×400）

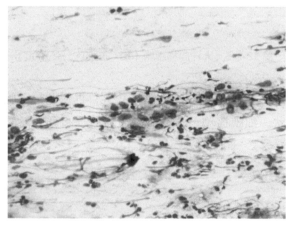

图 13-3-12 慢性乳腺炎（瑞-吉染色，×400）

2. 浆细胞性乳腺炎 是一种慢性乳腺炎常见的类型，实质是乳腺导管扩张症。可见大量淋巴细胞、浆细胞，同时中性粒细胞、上皮样细胞、朗格汉斯巨细胞、泡沫细胞也常见。小片排列的导管上皮细胞有时可见，可有轻度异型性。

3. 结核性乳腺炎 大片的无结构坏死物质及核碎片背景下，可见较多淋巴细胞及成团的上皮样细胞，有时可见朗格汉斯巨细胞和浆细胞。

4. 乳腺增生症 导管上皮细胞圆形或卵圆形，紧密排列成小团片或小腺泡样，互不拥挤，细胞核较小，大小较一致，常可见双极裸核细胞。涂片背景为少量蛋白液体染成的淡红色无结构物，可见脂性空泡、少量红细胞。

5. 乳腺囊肿　肿块针吸常能吸出淡黄色清亮液体，量多少不等，液体吸出后，肿物缩小或消失。涂片可见大量泡沫细胞，有时亦可见乳头状或大汗腺样细胞。临床可见囊肿病与乳腺癌并发的病例，因此当针吸出液体后，肿物不完全消失或无明显肿物缩小者，对其囊壁残留肿块部分必须再次针吸，同时注意密切随访，见图 13-3-13、图 13-3-14。

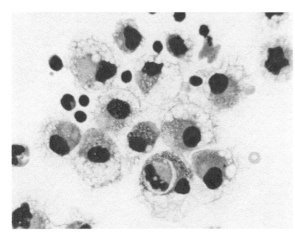

图 13-3-13　泡沫细胞（乳腺囊肿）
（瑞 - 吉染色，×1000）

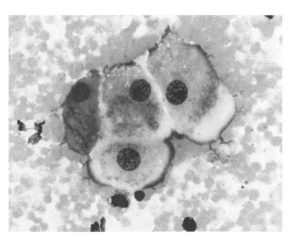

图 13-3-14　大汗腺样细胞（乳腺囊肿）
（瑞 - 吉染色，×1000）

6. 积乳囊肿　通常发生于哺乳期或哺乳后的妇女，导管阻塞扩张而积乳。吸出物为浓厚乳汁样液体，或呈牙膏状，或呈黄褐色浓稠物。可见脂性蛋白物质及大量泡沫细胞，见图 13-3-15、图 13-3-16。

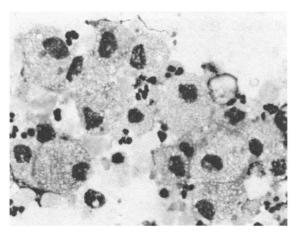

图 13-3-15　泡沫细胞（积乳囊肿）（HE 染色，×1000）

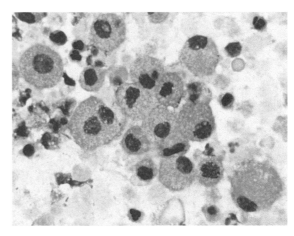

图 13-3-16　泡沫细胞（积乳囊肿）（瑞 - 吉染色，×1000）

7. 纤维腺瘤　临床多为圆形肿物，界限清楚，质稍硬，活动度大，直径通常为 1 ~ 5 cm。涂片细胞数量较多。多呈排列紧密的大团，指状、乳头状、分枝状或鹿角状，细胞团边缘排列整齐。小片细胞单层平铺蜂窝状，排列均整规则。细胞核圆形或卵圆形，可稍增大，核染色质细而均一。双极裸核细胞多见，分散在涂片背景中。疏松的间质细胞团多有黏液变性，染成灰红色，见图 13-3-17 至图 13-3-20。

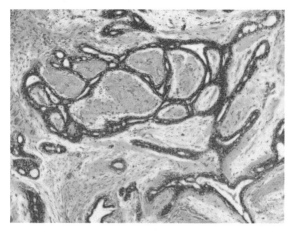

图 13-3-17　纤维腺瘤（HE，×100）

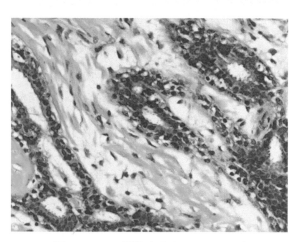

图 13-3-18　纤维腺瘤（HE，×400）

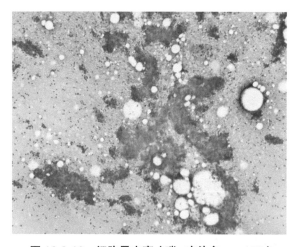

图 13-3-19　细胞量丰富（瑞 - 吉染色，×100）

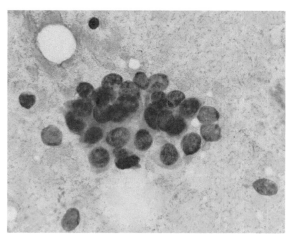

图 13-3-20　轻度异型性细胞团（瑞 - 吉染色，×1000）

8. 导管内乳头状瘤　细胞常黏着成团或大片分布，可呈乳头状排列，细胞团边界清楚整齐，细胞连接紧密，较少见到单个细胞。胞核可有轻度异型性，可见小核仁，多为血性背景，亦可见到泡沫细胞及双极裸核细胞，见图 13-3-21、图 13-3-22。

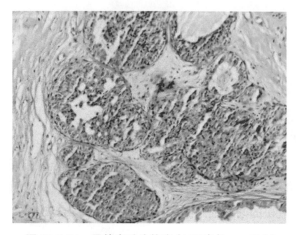

图 13-3-21　导管内乳头状瘤（HE 染色，×100）

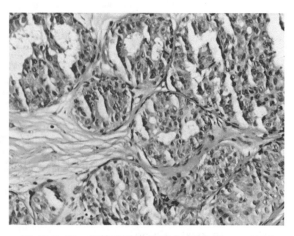

图 13-3-22　导管内乳头状瘤（HE 染色，×400）

9. 脂肪瘤　吸出物呈油脂状，可见大量成团的脂肪细胞，几乎不见导管上皮或其他细胞，见图 13-3-23。

10. 男性乳房发育　患者多为老年男性，肿块位于乳晕下，多有压痛。细胞形态似女性乳腺增生症，导管上皮细胞可出现一定的异型性，胞核稍大，染色稍深，可见小核仁，但多成片分布，散在细胞较少，见图 13-3-24。

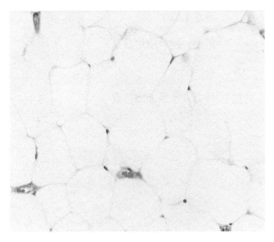

图 13-3-23　脂肪瘤细胞（HE 染色，×400）

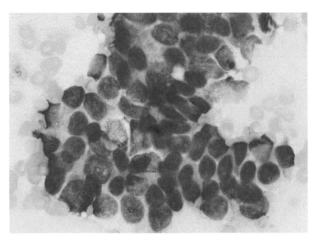

图 13-3-24　男性乳房发育（瑞 - 吉染色，×1000）

（五）乳腺癌细胞学形态特点

（1）细胞量多数非常丰富，涂片布满癌细胞。

（2）细胞分布弥漫，排列紊乱，小片或散在细胞多见，成团成片的细胞互相重叠，呈融合状。双极裸核细胞几乎不见。

（3）细胞核明显增大，直径可达 20 μm 以上，核膜增厚，不规则，核质比明显增加。核位置不规则，失去正常的极性位置，相互拥挤、重叠。有时可见多核瘤巨细胞。

（4）细胞核明显大小不等，相差常在 2 倍以上，细胞核多形性明显，类圆形或不规则形，核膜增厚，厚薄不均。

（5）细胞核深染，染色质粗大聚集呈网状或块状。核染色质深浅不一，明暗不一，易见异常核分裂象。

（6）核仁明显增大，数目增多，多形性。

（7）胞质量多少不一，结构致密，也可呈泡沫状胞质。部分小叶癌细胞质中见伊红小体（magenta 小体），界限清楚，染红色，周围有透亮空晕。

（8）阅兵式（串状）细胞团，腺泡状、菊团状排列等常见，见图 13-3-25、图 13-3-26。

三种常见乳腺肿物细胞形态特点比较见下表：

表 13-3-2　三种常见乳腺肿物细胞形态特点比较（乳腺增生症、纤维腺瘤、乳腺癌）

细胞特点	乳腺增生症	纤维腺瘤	乳腺癌
涂片细胞量	- ~ ++	+ ~ +++	++ ~ ++++
细胞排列	散在或小团	呈团，排列均匀	散在成团、排列杂乱，有重叠现象
细胞异型性	- ~ +	+ ~ ++	++ ~ ++++

续表

细胞特点	乳腺增生症	纤维腺瘤	乳腺癌
细胞体积	一般	稍大	大或特大（20μm以上）
细胞大小差别	不明显	较明显	明显，2倍以上
核仁大小	小	中	大（5μm以上）
核仁数目	0~2	5个以下	可5个以上
核染色质	细而匀	较细	粗大，网状或块状
核分裂象	-	-	+
其他特点	涂片背景常见有红细胞及蛋白液体	细胞团中常有双极裸核细胞	具有其他癌细胞特点

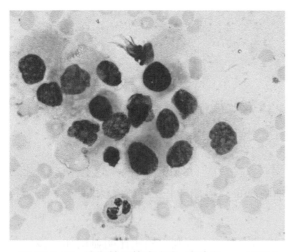

图 13-3-25　浸润性导管癌（瑞-吉染色，×1000）

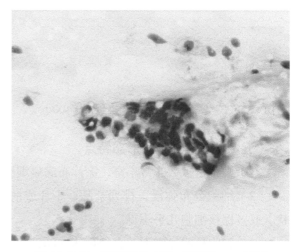

图 13-3-26　黏液腺癌（瑞-吉染色，×400）

三、病例分析

【**患者资料**】　患者，女，44岁，因左乳肿物来院就诊。乳腺检查：左乳内上象限10点位置可触及肿物，1.0cm×1.5cm，稍硬，活动度好，皮肤无改变，同侧腋下淋巴结未触及。为明确诊断遂行细针穿刺细胞学检查。

【**细针穿刺细胞学显微镜检查**】　制片方法：直接涂片。染色方法：瑞-吉染色。显微镜检查：细胞量丰富，分布弥漫，排列紊乱，细胞拥挤重叠、合体融合，可见腺腔排列。细胞核明显大小不等，染色质增粗，核仁增大。可见单个癌细胞体积增大，核畸形，泡沫状胞质，见图13-3-27至图13-3-30。

【**报告**】　左乳腺肿物：见癌细胞。

【**讨论与分析**】　穿刺前触及肿物界限较清楚，稍硬，活动度好，未见橘皮样外观，穿刺有穿沙感，涂片肉眼见较多成分。涂片中细胞量多，黏附性差，或拥挤重叠成团或散在。细胞核明显增大，大小不等，核质比增大。染色质增粗，易见多个核仁，胞质嗜碱性，含较多退变空泡。可见瘤巨细胞，异型性明显。

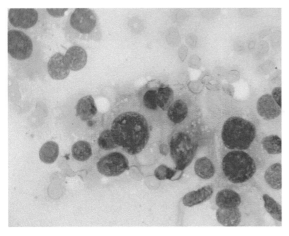

图13-3-27　细胞融合，核大小不等（瑞 - 吉染色，×1000）

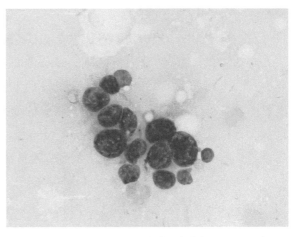

图13-3-28　核仁明显（瑞 - 吉染色，×1000）

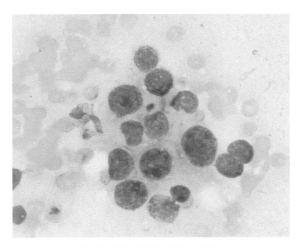

图13-3-29　染色质粗颗粒状（瑞 - 吉染色，×1000）

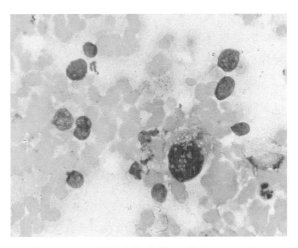

图13-3-30　退变空泡（瑞 - 吉染色，×1000）

根据细胞学形态特点及临床，本例诊断为乳腺癌，细胞学诊断：见癌细胞。术后组织病理诊断：浸润性导管癌Ⅲ级，脉管内见癌栓，左乳前哨淋巴结（0/5）未见转移癌。

（孙玉鸿　黄泽智）

第四节　胰腺细针穿刺细胞学

一、概述

（一）标本采集

1. 胰腺穿刺的适应证与禁忌证

（1）适应证：超声或其他检查发现的胰腺实性、囊性或囊实性肿块；疑有弥漫性肿瘤，且超声能清楚显示者。

（2）禁忌证：①合并急性胰腺炎或慢性胰腺炎急性发作者；②有严重出血倾向者；③伴有中等量以上腹水者；④全身器官衰竭、腹胀明显和不合作者。

2. 穿刺部位与方法

（1）穿刺部位：根据胰腺病变的位置（胰头、胰体或胰尾），决定穿刺部位。

（2）穿刺方法：超声内镜检查（endoscopic ultrasonography，EUS）及 FNAC 是近 20 年内镜领域的最大进展之一，EUS 引导的细针穿刺（EUS-FNA）日益成为准确和安全的消化道和非消化道恶性肿瘤的诊断和分期手段。因此，胰腺的细针穿刺绝大部分是利用 EUS-FNA 技术进行的，目前较为常用的方法为胃肠超声镜超声定位穿刺。根据胰腺病变的位置，决定胃肠超声镜的放置位置。通常胰头部的病变选择经十二指肠降段或球部进针，部分病变大者可选胃窦部进针；胰体部及尾部的病变通常选择经胃体或胃体底处进针；贲门交接处可穿刺淋巴结及肝左叶转移性病灶。由于超声是实时成像，因此，可看到穿刺过程中穿刺针的实时情况。与经腹壁穿刺相比，胃肠超声镜可放置于较为接近胰腺的部位，可看清较小的病变。

（二）制片与染色

胰腺细针穿刺样本的制片方法包括传统涂片（直接手工涂片法）和液基细胞学制片技术。液基细胞学制片方法主要有膜式薄层细胞学制片（thinprep cytology test，TCT）和沉降式液基细胞学制片（liquid-based cytology test，LCT）。

胰腺细针穿刺涂片的常规染色方法主要有巴氏染色、苏木素 - 伊红染色（HE）、瑞 - 吉染色、甲苯胺蓝染色和迪夫快速（Diff-Quik）染色等。

（三）应用价值

1. 胰腺细针穿刺的主要目的是对胰腺肿块作出诊断，细针穿刺有助于判断肿块是否为肿瘤，如果明确为肿瘤，可进一步评估其性质及类型。

2. 根据细针穿刺的结果来确定患者是否需要手术治疗及手术的方式和范围；影像学或临床诊断考虑为胰腺癌但无法手术的患者，细针穿刺的诊断结果可以为其化疗或放疗方案提供参考依据。

3. 对诊断较困难的胰腺病变，如胰腺囊性病变，细针穿刺细胞学辅以穿刺液的化学分析，可帮助确定肿块是否为黏液性囊肿（通常只有黏液性囊肿才会恶变，临床可能要对其进行手术治疗）。

二、正常胰腺的细胞学形态

（一）胰腺导管上皮细胞

胰腺细针穿刺中导管上皮细胞很少单个出现，常呈簇状或片状的二维细胞团，细胞团大小不等。通常细胞排列紧密，黏附性较强。细胞团中央的细胞呈立方形，单层平铺，蜂窝状排列，边缘的细胞常呈柱状、栅栏状排列，表面有胞质整齐的腔缘。核位于细胞基底部，极向存在。导管上皮细胞边界清晰，核圆形或椭圆形，大小形态较一致，单层均匀平铺，很少见到核重叠，染色质分布均匀，呈细颗粒状，有的可以见到一个不明显的核仁，见图 13-4-1、图 13-4-2。

（二）胰腺腺泡上皮细胞

胰腺腺泡上皮细胞是胰腺穿刺中常见的细胞，常呈滤泡状或小葡萄串样成簇排列，也可见多角形细胞单个出现。腺泡上皮细胞边界不清，有丰富的颗粒状胞质。细胞核的大小与红细胞相似，呈圆形或不规则形，大小较一致，一般偏向细胞的一侧。染色质分布均匀，呈细颗粒状，核仁明显，见图 13-4-3、图 13-4-4。

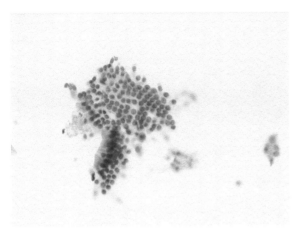

图 13-4-1　胰腺导管上皮细胞（巴氏染色，×400）

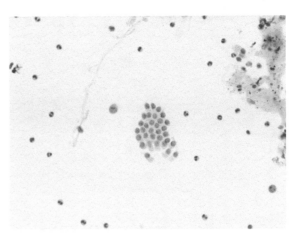

图 13-4-2　胰腺导管上皮细胞（巴氏染色，×400）

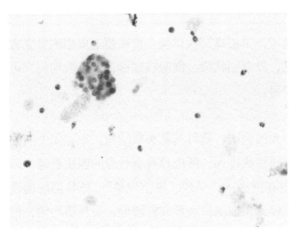

图 13-4-3　胰腺腺泡细胞（巴氏染色，×400）

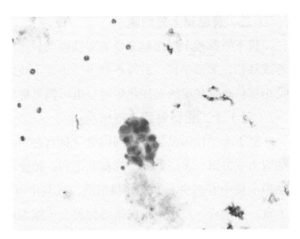

图 13-4-4　胰腺腺泡细胞（巴氏染色，×400）

（三）胰岛细胞

正常胰岛细胞在穿刺样本中较少见，在慢性胰腺炎晚期，腺泡萎缩，胰岛相对集中，可见穿刺物中的胰岛细胞。胰岛细胞松散排列呈球状或椭圆状的细胞团。细胞边界不清，胞质丰富，无颗粒。细胞核圆形或椭圆形，居中或偏位。染色质与典型的内分泌细胞相同，均匀细颗粒，呈椒盐状，常可见一小核仁。

（四）间质成分

胰腺细针穿刺涂片中常见的间质成分主要有纤维结缔组织和神经组织。

三、穿刺过程中污染的细胞

EUS-FNA 经消化道取材，穿刺样本中可出现一些邻近器官或组织污染的细胞，如食管上皮细胞、胃黏膜上皮细胞或十二指肠上皮细胞。

（一）食管黏膜上皮细胞

食管鳞状上皮的污染多为表层或中层鳞状上皮细胞，与宫颈的中、表层鳞状上皮形态相似，片状平铺，细胞体积大，多角形，胞质丰富，巴氏染色呈粉红色或淡绿色，核大小与导管上皮相似，淡染，见图 13-4-5。

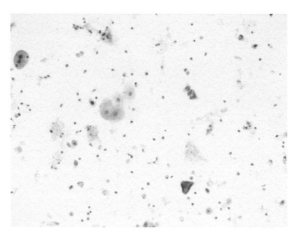

图 13-4-5　鳞状上皮细胞（巴氏染色，×200）

（二）胃黏膜上皮细胞

镜下胃黏膜上皮细胞多呈黏附性强的较大细胞团，单层蜂窝状排列。胃黏膜上皮细胞呈立方形或柱状，胞质丰富，腔缘不如十二指肠上皮常见，没有刷状缘。细胞核圆形，染色质均匀，可见小核仁。胃黏膜肠上皮化生时，也可偶见杯状细胞。

（三）十二指肠黏膜上皮细胞

镜下十二指肠黏膜上皮细胞常呈具有黏附性的大细胞团，偶可见乳头状结构。细胞团中间的细胞为立方形，单层平铺、蜂窝状排列；边缘细胞栅栏状排列，形成具有刷状缘的胞质腔缘。因黏膜上皮中有多少不等的杯状细胞，故其中可见散在透亮区，呈现"星空现象"。杯状细胞胞质丰富，空泡样，核小。十二指肠黏膜上皮细胞胞质较少，细胞核圆形或椭圆形，染色质均匀，核仁较小，见图 13-4-6。

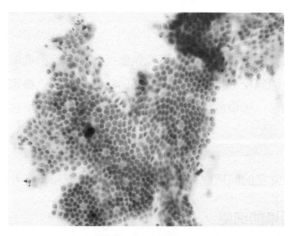

图 13-4-6　十二指肠黏膜上皮细胞（巴氏染色，×400）

四、胰腺炎细胞形态特征

（一）急性胰腺炎

急性胰腺炎（acute pancreatitis，AP）细针穿刺样本中可见大量中性粒细胞、组织细胞、脂肪坏死、坏死的碎屑及钙化。急性胰腺炎的诊断主要依靠临床表现及血清酶学实验室检查等，影像学很少呈肿块改变，所以一般不必要进行细胞学检查或活检。

（二）慢性胰腺炎

慢性胰腺炎（chronic pancreatitis，CP）可由急性胰腺炎反复发作形成，或与胆道结石、炎症、慢性酒精中毒、饮食失调、蛋白质及脂肪代谢紊乱有关。慢性胰腺炎可引起胰管狭窄、闭塞、钙化，相邻胰管不规则扩张及扩大的纤维化灶，影像学可表现为肿块，往往与肿瘤难以区别，可通过 EUS-FNA 进行鉴别诊断。

慢性胰腺炎常伴有明显的纤维化，FNA 涂片中上皮细胞数量较少，以导管上皮细胞为主。在病程早期，可见大量的淋巴细胞和浆细胞；病程后期，炎症细胞减少，镜下可见纤维化组织。正常胰腺组织穿刺很少见到胰岛细胞，但慢性胰腺炎后期，由于腺泡萎缩，胰岛相对集中，FNA涂片中可见到成片的胰岛细胞，有时周围可见纤维组织包绕。胰岛细胞丰富时需要与胰腺高分化神经内分泌肿瘤细胞鉴别，胰岛细胞呈黏附紧密的细胞团，后者的细胞数量更加丰富，排列更松散。

急性或慢性胰腺炎穿刺样本镜下可见胰腺导管上皮细胞和腺泡上皮细胞，这些上皮细胞可呈明显的反应性改变，如细胞增大、核质比增高、核仁明显。有时甚至可能出现一些非典型的特征，如细胞核明显增大、拥挤重叠及出现核分裂象，这时需要与高分化胰腺导管腺癌相鉴别。

五、实性胰腺肿瘤

（一）胰腺导管腺癌

胰腺导管腺癌（pancreatic ductal adenocarcinoma，PDAC）是胰腺最常见的恶性肿瘤，占所有胰腺恶性肿瘤的 85%~90%。胰腺导管腺癌常见于老年人，40 岁以下非常少见，略好发于男性。患者无特异性症状，可有上腹疼痛、黄疸和体重减轻等。胰腺导管腺癌好发于胰头部位，一般为实性肿块，影像学表现呈低密度影。

1. **高分化胰腺导管腺癌**　细针穿刺涂片中见大量导管上皮细胞，腺泡上皮细胞和胰岛细胞少见，背景可见凝固型坏死。细胞形态学表现为：肿瘤细胞黏附性较好，呈单层平铺蜂窝状的大细胞团，细胞排列紊乱，偶可见单个散在异型细胞。胞质少。核增大（一般超过正常导管上皮细胞核的 2 倍以上或大于 2 个红细胞直径），核大小不一，核拥挤、重叠或三维排列，核膜不规则，染色质增粗且分布不均，核仁较明显（如果出现紫红色的大核仁、多核仁或形状不规则的核仁多提示恶性），可见核分裂象，见图 13-4-7、图 13-4-8（高-中分化，胰腺 FNA 液基细胞学）。高分化胰腺导管腺癌的细胞学诊断较困难，需要与一些非肿瘤性病变如慢性胰腺炎相鉴别。高分化胰腺导管腺癌与慢性胰腺炎的鉴别见表 13-4-1。

表 13-4-1　高分化胰腺导管腺癌与慢性胰腺炎的鉴别诊断

高分化胰腺导管腺癌	慢性胰腺炎
细胞丰富、成分单一、主要由异型的导管上皮组成	细胞量少，成分复杂，常混有腺泡、胰岛等成分
细胞排列不规则，可见单个散在异型细胞	细胞蜂窝状排列，黏附性好，少有单个散在的细胞
核大小不一，拥挤重叠，极向紊乱，染色质增粗且分布不均	核可轻度大小不一，轻度重叠，极向存在，染色质可轻度粗糙

续表

高分化胰腺导管腺癌	慢性胰腺炎
核膜不规则，核分裂易见，可见病理性核分裂	核膜光滑，核分裂少见，可有生理性核分裂
背景可见凝固型坏死	背景可见脂肪坏死、炎性纤维组织

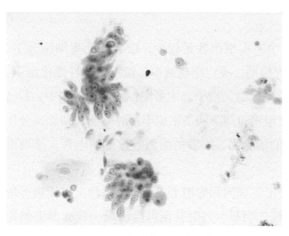
图 13-4-7　胰腺导管腺癌（巴氏染色，×400）

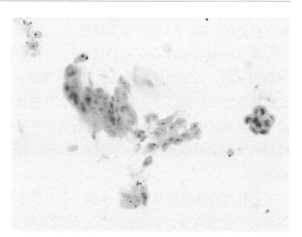
图 13-4-8　胰腺导管腺癌（巴氏染色，×400）

2. 中分化及低分化胰腺导管腺癌　较高分化胰腺导管腺癌异型性更加明显。肿瘤细胞黏附性差，呈排列拥挤的三维细胞团，见腺腔样、滤泡样结构，细胞极向明显紊乱甚至消失，单个散在排列的肿瘤细胞易见。核大小明显不一致，同一肿瘤细胞团中的核大小可相差3倍以上，核增大明显、拥挤、重叠，核深染，染色质增粗明显且分布不均，核膜增厚、不规则，有时可见巨核、多核或怪异核瘤细胞，核仁明显，核分裂象易见。背景可见细胞坏死性碎屑和较多黏液，见图 13-4-9 至图 13-4-12（中 - 低分化，胰腺 FNA 液基细胞学）。

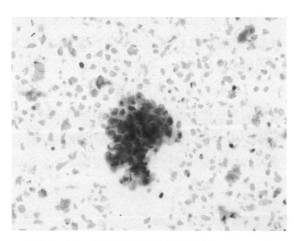
图 13-4-9　胰腺导管腺癌（巴氏染色，×400）

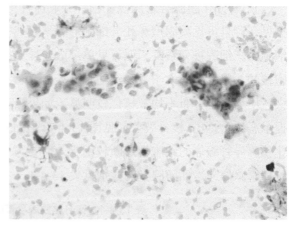
图 13-4-10　胰腺导管腺癌（巴氏染色，×400）

3. 变异型胰腺导管癌　变异型胰腺导管癌占全部胰腺导管癌的 10%～15%，其临床处理与普通型大多相似，但预后相差较大。变异型胰腺导管癌主要包括腺鳞癌、间变性未分化癌、伴有破骨样巨细胞的未分化癌、胶样癌（黏液性非囊性癌）、印戒细胞癌。这些均需要注意与转移癌相鉴别。

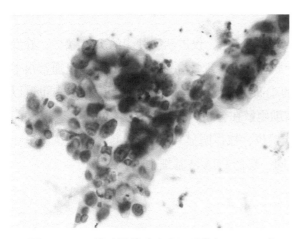

图 13-4-11　胰腺导管腺癌（巴氏染色，×400）

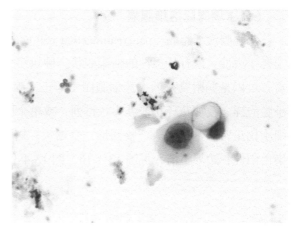

图 13-4-12　胰腺导管腺癌（巴氏染色，×400）

（二）胰腺神经内分泌肿瘤

胰腺神经内分泌肿瘤（neuroendocrine neoplasms）占胰腺肿瘤的 2% 左右，中老年人群多见，没有明显的性别倾向。可发生于胰腺的任何部位，但好发于胰体尾部。影像学检查呈边界清晰、质地均匀的肿块，部分肿块可呈囊实性。细针穿刺涂片中背景较干净，通常细胞数量丰富，多为松散的细胞簇或单个散在排列，也可见乳头状、玫瑰花球状、菊形团样或腺泡样排列。肿瘤细胞大小形态较一致，圆形或卵圆形。胞质多少不等，有时胞质疏松细颗粒状；有时胞质致密、核偏位，似浆细胞；有时胞质少，甚至细胞呈裸核，似淋巴细胞。核染色质粗细混杂、呈特征性"椒盐状"，核膜光滑，偶见双核或多核，核仁不明显，见图 13-4-13、图 13-4-14、图 13-4-15（均为胰腺 FNA 液基细胞学）。

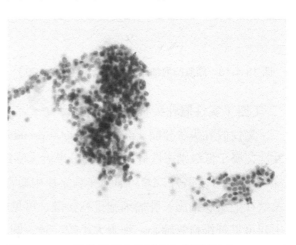

图 13-4-13　胰腺神经内分泌肿瘤（巴氏染色，×400）

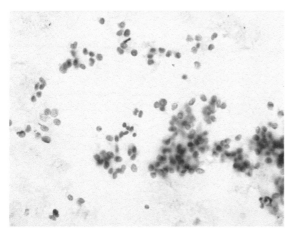

图 13-4-14　胰腺神经内分泌肿瘤（巴氏染色，×400）

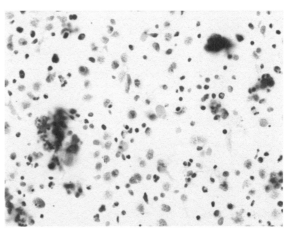

图 13-4-15　胰腺神经内分泌肿瘤（巴氏染色，×400）

（三）胰腺腺泡细胞癌

胰腺腺泡细胞癌（pancreatic acinar cell carcinoma）很少见，仅占胰腺肿瘤的 1%～2%，好发于老年男性，没有特异性的临床症状，肿块多位于胰头部位。细针穿刺涂片中细胞数量通常很丰富，可以是黏附紧密的大片细胞团（与正常腺泡的小而单一的葡萄串样细胞簇相区别），也可以呈腺泡样、玫瑰花环状或乳头状排列，或单个肿瘤细胞散在分布，背景导管上皮细胞少见。肿瘤细胞比正常腺泡细胞大，核圆形，核增大，居中或偏位，核仁明显。有丰富的颗粒样胞质，PAS 染色阳性，边界不清，见图 13-4-16、图 13-4-17（同一病例 FNA 液基细胞学）。

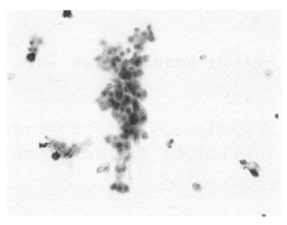 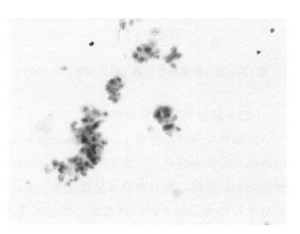

图 13-4-16　胰腺腺泡细胞癌（巴氏染色，×400）　　　图 13-4-17　胰腺腺泡细胞癌（巴氏染色，×400）

（四）实性假乳头状肿瘤

实性假乳头状肿瘤（pancreatic solid pseudopapillary tumor）较少见，好发于 20～30 岁的年轻女性，属于低级别恶性肿瘤，大部分患者无临床症状或仅有轻微的上腹部不适，肿块位于胰腺头部、体部、尾部各占 1/3。细针穿刺涂片中通常肿瘤细胞数量丰富，背景较干净，偶见细胞坏死及散在的组织细胞。肿瘤细胞排列松散，可见较多乳头状或分支乳头状、鹿角状、梁状细胞簇，中间可见纤维血管轴心。细胞大小较一致，圆形、卵圆形或柱状。胞质少量或中等、细颗粒样，有的胞质内可见均质透明的圆形小体。核圆形或椭圆形，常见纵行核沟，染色质细颗粒状，核仁小，见图 13-4-18 至图 13-4-21（同一病例 FNA 液基细胞学）。

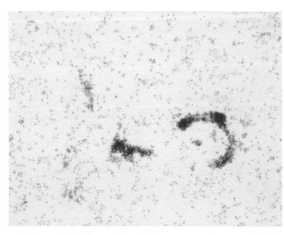 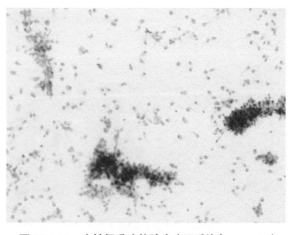

图 13-4-18　实性假乳头状肿瘤（巴氏染色，×100）　　　图 13-4-19　实性假乳头状肿瘤（巴氏染色，×200）

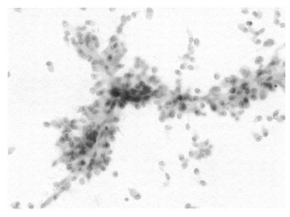

图 13-4-20　实性假乳头状肿瘤（巴氏染色，×400）

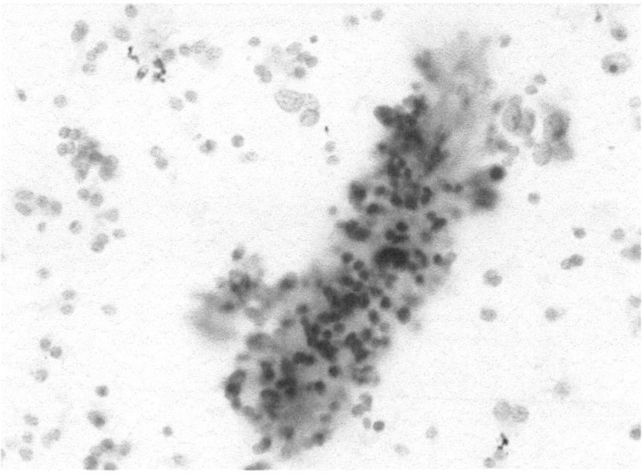

图 13-4-21　实性假乳头状肿瘤（巴氏染色，×400）

六、囊性胰腺肿瘤

（一）胰腺假性囊肿

胰腺假性囊肿（pancreatic pseudocyst）是一种常见的胰腺非肿瘤性囊性病变，占胰腺囊性肿块的 75%~90%，多继发于胰腺炎、胰腺外伤或手术，10% 的急性胰腺炎患者会发展为假性囊肿。假性囊肿多见于胰腺体、尾部，穿刺抽吸液为淡黄色或棕黄色的浑浊液体。细针穿刺涂片中通常细胞丰富，成分复杂，可见来自囊壁的纤维组织细胞、急慢性炎症细胞、无定形的细胞碎屑、组织细胞、吞噬含铁血黄素的巨噬细胞和金黄色的类胆红素碎片，一般没有胰腺上皮细胞，见图 13-4-22、图 13-4-23（同一病例胰腺 EUS-FNA 液基细胞学）；图 13-4-24、图 13-4-25（同一病例手术切除后的标本行石蜡切片）。

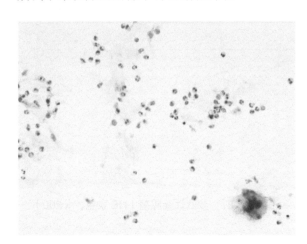

图 13-4-22　胰腺假性囊肿（巴氏染色，×400）

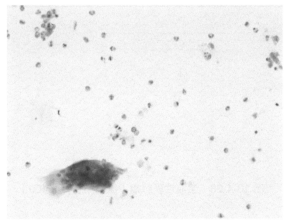

图 13-4-23　胰腺假性囊肿（巴氏染色，×400）

（二）胰腺浆液性囊腺瘤

胰腺浆液性囊腺瘤（pancreatic serous cystadenoma）是较少见的胰腺良性肿瘤，占所有外分泌胰腺肿瘤的 2%，好发于胰体尾部，常见于老年女性。穿刺抽吸液一般为清亮稀薄或是血性的液体。细针穿刺涂片中背景干净，无黏液或细胞坏死碎屑。通常细胞数量较少，单层平铺，呈小团状或滤泡样排列。肿瘤细胞柱状或立方状，大小较一致，细胞界限清晰；胞质丰富、透明或空泡

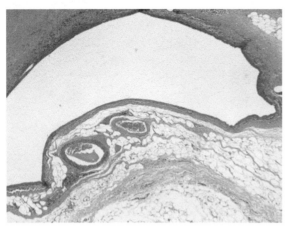

图 13-4-24　胰腺假性囊肿（HE 染色，×40）

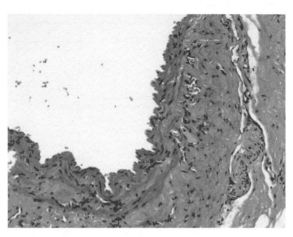

图 13-4-25　胰腺假性囊肿（HE 染色，×200）

样（富含糖原），PAS 染色阳性，经淀粉酶处理后阳性反应消失；核圆形，染色质分布均匀，无明显核仁。

　　由于胰腺浆液性囊腺瘤的 EUS-FNA 抽吸液涂片中细胞数量少，很多病例没有浆液性上皮细胞，此时细胞学较难做出明确诊断，并且需要注意如有胃肠上皮细胞污染时，不能误认为浆液性囊腺瘤；当涂片中见较多吞噬含铁血黄素的巨噬细胞，但背景干净，不能误认为是假性囊肿，见图 13-4-26（EUS-FNA 液基细胞学制片）、图 13-4-27（胰腺体尾部浆液性囊腺瘤手术切除标本行石蜡切片，与图 13-4-26 为同一病例）。

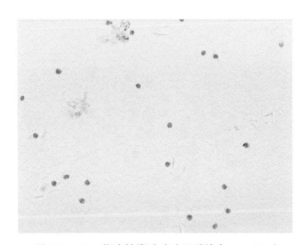

图 13-4-26　浆液性囊腺瘤（巴氏染色，×400）

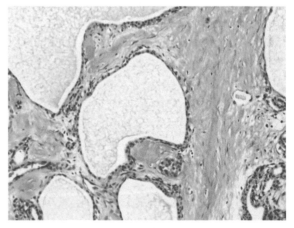

图 13-4-27　浆液性囊腺瘤（HE 染色，×200）

（三）胰腺黏液性囊性肿瘤

　　胰腺黏液性囊性肿瘤（mucinous cystic neoplasm，MCN）约占胰腺原发性肿瘤 10%，好发于胰体尾部，多发生于女性，平均年龄 40 ~ 50 岁。穿刺抽吸液一般为稠厚黏滞的黏液，半透明或暗红色，胶冻样，很难吸入或吸出。细针穿刺涂片中背景可见大量成片的厚胶样黏液，巴氏染色呈淡蓝色或淡紫蓝色，HE 染色呈淡粉红色或淡紫蓝色，黏液特殊染色呈阳性。需与普通胃肠道的黏液区别，后者黏液较稀薄，边界不清，其中常混有炎症细胞、组织细胞或小片上皮细胞，背景碎屑较多，看起来较脏。肿瘤细胞数量中等，黏附性较好，常呈单层蜂窝状排列的大细胞团，也可见乳头状结构或细胞单个散在分布。细胞大小较一致，呈柱状、界限清晰；胞质丰富，内可见黏液空泡；核圆形，可见小核仁，见图 13-4-28（EUS-FNA 液基细胞学制片）、图 13-4-29、图 13-4-30（胰腺体尾部胰腺黏液性囊性肿瘤手术切除标本行石蜡切片，与图 13-4-28 为同一病例）。

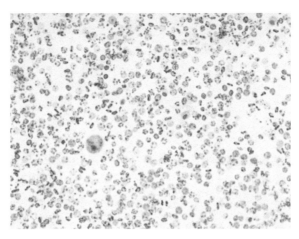

图 13-4-28　胰腺黏液性囊性肿瘤（巴氏染色，×400）

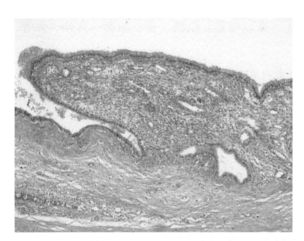
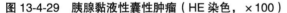
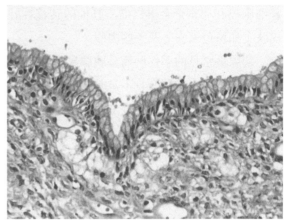

图 13-4-29　胰腺黏液性囊性肿瘤（HE 染色，×100）　　图 13-4-30　胰腺黏液性囊性肿瘤（HE 染色，×400）

　　MCN 包括良性、交界性和恶性。肿瘤细胞可有不同程度的异型性，细胞增大、核挤压重叠。当肿瘤细胞异型性明显，核大小不一、核仁明显，单个散在肿瘤细胞较多，出现凝固性坏死和较多核分裂象时应考虑到癌变的可能。

（四）导管内乳头状黏液性肿瘤

　　导管内乳头状黏液性肿瘤（intraductal papillary mucinous neoplasm，IPMN）好发于胰头部，常见于老年男性，平均年龄 60 岁。IPMN 也分为良性、交界性和恶性。IPMN 与 MCN 的区别在于前者上皮下缺乏卵巢样间质，但间质成分通常在 FNA 涂片中看不到。IPMN 的穿刺抽吸液一般为稠厚的胶样黏液，可透明或暗红色。细针穿刺涂片中可见大量细胞外黏液，较黏稠，上皮细胞数量一般较多，可见单层平铺蜂窝状结构、乳头状结构或单个细胞散在排列。肿瘤细胞可有不同程度的异型性，高度异型肿瘤细胞需要考虑到癌变的可能，见图 13-4-31、图 13-4-32，石蜡切片中可见局灶伴高级别上皮内瘤变（癌变）。

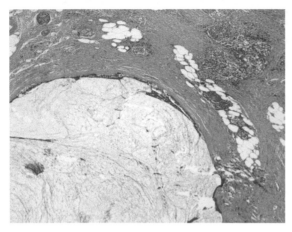

图 13-4-31　导管内乳头状黏液性肿瘤
（HE 染色，×40）

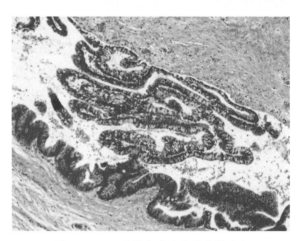

图 13-4-32　导管内乳头状黏液性肿瘤
（HE 染色，×200）

七、胰腺的继发性肿瘤

胰腺的继发性肿瘤占胰腺肿瘤的 5% ~ 10%。最常见的胰腺继发性肿瘤包括肺癌、乳腺癌、肾细胞癌和非霍奇金淋巴瘤。其他的转移性肿瘤还可来自卵巢、结肠、胃、胆囊、宫颈、食管、皮肤（如黑色素瘤）及一些肉瘤。

胰腺最常见的恶性肿瘤是胰腺导管腺癌，当患者有恶性肿瘤病史、胰腺多灶性肿块或细胞形态学与导管癌不相符合且不是其他胰腺常见肿瘤时，需要考虑到胰腺继发性肿瘤的可能，应采用一些辅助诊断技术，如免疫细胞化学技术协助诊断。

八、病例分析

【患者资料】　患者，男，64 岁，因上腹部疼痛 1 月入院。患者 1 个多月前无明显诱因出现腹部疼痛，以上腹为主，呈钝痛，休息或改变体位不能缓解症状，近 3 个月体重减轻 5 kg。肿瘤标志物检查：CA19-9 为 617.9 U/ml（正常值＜39.00 U/ml）。超声胃镜检查示：胰头钩突部见片状不规则低回声区，大小 3.5 cm×2.6 cm，内部回声不均匀，边界不清晰，后方胆胰管扩张，胰管最大直径 0.6 cm，胆管直径 1.5 cm，内见少许结石影，胰周见散在肿大淋巴结。

【细针穿刺细胞学显微镜检查】　制片方法：液基细胞学。染色方法：巴氏染色。显微镜检查：镜下见肿瘤细胞呈排列拥挤的三维细胞团，细胞极向紊乱，也可单个散在排列。与正常导管上皮细胞相比，肿瘤细胞核增大明显、拥挤、重叠，核深染，大小不一致，核膜增厚、不规则，核仁明显，核分裂象易见。背景可见细胞坏死性碎屑，见图 13-4-33、图 13-4-34。

【报告】　胰腺穿刺物：见恶性肿瘤细胞，倾向腺癌。

【讨论与分析】　巴氏染色涂片中可见大量排列拥挤的三维细胞团，细胞异型性明显，核仁明显，核分裂象多见，背景可见凝固性坏死。根据细胞形态考虑为恶性肿瘤细胞，符合腺癌的细胞学特征。

结合病史，患者上腹部钝痛 1 月，休息或改变体位不能缓解，近 3 个月体重减轻 5 kg；糖类抗原 CA19-9 数值明显升高；超声胃镜检查见胰头钩突部片状不规则低回声占位性病变，胰周见

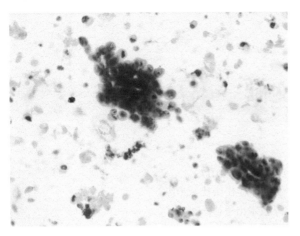

图 13-4-33　肿瘤细胞（巴氏染色，×400）

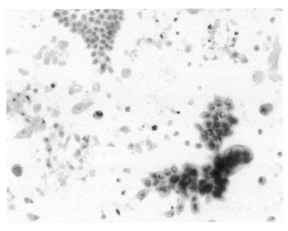

图 13-4-34　肿瘤细胞（巴氏染色，×400）

散在肿大淋巴结。检查结果均进一步支持恶性肿瘤的诊断。病例随访该患者的胰腺组织学结果证实为胰腺导管腺癌（中 - 低分化）。

（周晋星　钱　芳）

 思考题

1. 试述经典型霍奇金淋巴瘤的细针穿刺细胞学形态特征。
2. 试述淋巴结转移性鳞癌、腺癌及小细胞癌的细针穿刺细胞形态学特征。
3. 亚急性甲状腺炎的细胞学特点有哪些？
4. 甲状腺乳头状癌的细胞学特点有哪些？
5. 乳腺细针穿刺涂片常见细胞形态特点有哪些？
6. 试比较乳腺增生症、纤维腺瘤、乳腺癌细胞学特点。
7. 试述高分化胰腺导管腺癌与慢性胰腺炎的鉴别诊断要点。
8. 试述胰腺神经内分泌肿瘤、胰腺腺泡细胞癌、实性假乳头状肿瘤的细针穿刺细胞形态特征。

参考文献

1. 龚道元，胥文春，曾涛 . 临床基础检验学 . 北京：人民卫生出版社，2017.
2. 龚道元，张时民，黄道连 . 临床基础检验形态学 . 北京：人民卫生出版社，2019.
3. 段爱军，吴茅，闫立志 . 体液细胞学图谱 . 长沙：湖南科学技术出版社，2020.
4. 闫立志 . 尿液有形成分图谱新解及病例分析 . 长沙：湖南科学技术出版社，2020.
5. 许文荣，林东红 . 临床基础检验学技术 . 北京：人民卫生出版社，2015.
6. 陈杰 . 病理学 .3 版 . 北京：人民卫生出版社，2019.
7. 王永才，刘永娥，安月等 . 最新脱落细胞病理诊断学图谱 .2 版 . 北京：人民军医出版社，2015.
8. 刘树，范秀 . 细胞病理学 . 北京：中国协和医科大学出版社，2011.
9. 梁英锐 . 脱落细胞学检验 . 北京：人民卫生出版社，1990.
10. 许绍强 . 脑脊液细胞学图谱及临床诊断思路 . 北京：人民卫生出版社，2020.
11. 赛叶·阿里，艾德蒙·赛巴斯 . 刘红刚，刘东戈，余小蒙等译 . 甲状腺细胞病理学 Bethesda 报告系统：定义、标准和注释 . 北京：北京科学技术出版社，2020.
12. 瑞图·内雅，戴维·C·威尔伯主 . 陈小槐译 . 子宫颈细胞学 Bethesda 报告系统：定义、标准和注释 . 北京：北京科学技术出版社，2018.
13. 赵澄泉，樊芳，沈儒龙等 . 非妇科脱落细胞学 . 北京：北京科学技术出版社，2016.
14. 曹跃华，杨敏，陈隆文等 . 细胞病理学诊断图谱及实验技术 . 北京：北京科学技术出版社，2012.
15. 张晓杰 . 细胞病理学 . 北京：人民卫生出版社，2009.
16. 赵澄泉，利郎·潘特诺威茨，杨敏 . 细针穿刺细胞病理学 . 北京：北京科学技术出版社，2014.
17. 曹兴午，徐晨，李宏军，等 . 精液脱落细胞学与睾丸组织病理学 .2 版 . 北京：北京大学医学出版社，2017.
18. 魏于全，赫捷 .2 版 . 肿瘤学 . 北京：人民卫生出版社，2020
19. 卢兴国，马顺高，康可上 . 体液脱落细胞学图谱 . 北京：人民卫生出版社，2011.
20. 王前，郑磊，孙德华 . 临床体液及排泄物形态学检查图谱 . 北京：科学出版社，2021.
21. 麦克莱农，程亮 . 黄文斌，肖立译 . 泌尿生殖系统病理学图谱 . 北京：北京科学技术出版社，2016.
22. 吴茅 . 浆膜腔积液细胞图谱新解及病例分析 . 北京：人民卫生出版社，2018.
23. 马博文 . 浆膜腔积液细胞病理学诊断 .2 版 . 北京：人民卫生出版社，2014.
24. 黄宇烽，印洪林 . 精液细胞学与超微结构图谱 . 上海：第二军医大学出版社，2002.
25. 赵蕊，周羡梅，朱元莉 . 子宫颈细胞与组织病理 . 北京：北京大学医学出版社，2008.
26. 赵澄泉，周先荣，随龙等 . 宫颈癌筛查及临床处理 . 北京：北京科学技术出版社，2017.
27. 陆金春，李铮，夏术介 . 中国男性生育力规范化评估专家共识 . 北京：中国医药科技出版社，2018.
28. 赵广明，杨立顺 . 实用精液细胞学精子形态学及相关疾病显微图谱 . 天津：天津科学技术出版社，2011.
29. 马博文 . 子宫颈细胞病理学诊断图谱 . 北京：人民军医出版社，2008.

中英文专业词汇索引